Autism Spectrum Disorders
from Theory to Practice

Assessment and Intervention Tools Across the Lifespan

孤独谱系障碍
评估与干预

从理论到实践

原著 ［美］Belinda Daughrity　　［美］Ashley Wiley Johnson

主译　杜亚松　周　翔

中国科学技术出版社
·北 京·

图书在版编目（CIP）数据

孤独谱系障碍评估与干预：从理论到实践 /（美）贝琳达·多格里蒂 (Belinda Daughrity),（美）阿什利·威利·约翰逊 (Ashley Wiley Johnson) 原著；杜亚松，周翔主译 . -- 北京：中国科学技术出版社，2025. 1.

ISBN 978-7-5236-0955-2

Ⅰ . R749.99

中国国家版本馆 CIP 数据核字第 2024GA5110 号

著作权合同登记号：01-2024-4167

策划编辑	延　锦　孙　超
责任编辑	方金林
装帧设计	佳木水轩
责任印制	徐　飞

出　　版	中国科学技术出版社
发　　行	中国科学技术出版社有限公司
地　　址	北京市海淀区中关村南大街 16 号
邮　　编	100081
发行电话	010-62173865
传　　真	010-62179148
网　　址	http://www.cspbooks.com.cn

开　　本	710mm×1000mm　1/16
字　　数	327 千字
印　　张	21.5
版　　次	2025 年 1 月第 1 版
印　　次	2025 年 1 月第 1 次印刷
印　　刷	北京博海升彩色印刷有限公司
书　　号	ISBN 978-7-5236-0955-2/R·3380
定　　价	208.00 元

版权声明

译者名单

主　译　杜亚松　周　翔

译　者　（以姓氏笔画为序）

邓莉芬　闫文洁　关晓文　麦依萍

杜姝慧　李德欣　宋明禄　张桥芬

陈淑梅　陈嘉洁　钟洁琼　姚可依

黄　俏　龚卫珍　翟天妤

学术秘书　闫文洁

内容提要

　　本书引进自 WILEY 出版社，由经验丰富的干预学家团队共同编写，是一部将现代孤独谱系障碍理论应用于临床的实践指南。全书共 12 章，分别从历史视角、早期干预及管理方法等方面介绍了儿童及成人孤独谱系障碍，详细阐述了临床工作与孤独谱系障碍循证指导相结合的新近研究，以及作者对不同背景患者的评估和干预方法。著者介绍了临床实践中的个人轶事，以帮助说明讨论的概念及其应用，同时配有大量图表，用以阐明各章要点。本书可供孤独谱系障碍从业者、言语语言病理学家、发展心理学家及日常生活中受孤独谱系障碍影响的患者参考阅读。

主译简介

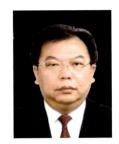

杜亚松

医学博士，上海交通大学医学院附属精神卫生中心主任医师、教授，博士研究生导师，上海市杰出专科医师。中国心理卫生协会全国理事，全国学生心理健康工作咨询委员会委员，《中华精神科杂志》等期刊编委。长期从事儿童青少年精神疾病及心理卫生问题的医疗、教学和科研工作。主持和参与国家自然科学基金等项目多项，主编著作27部，参编著作50余部，发表论文260余篇，其中SCI收录论文60余篇。

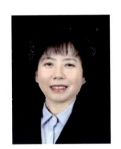

周 翔

珠海市儿童心理行为中心主任，珠海市妇幼保健院儿童心理科学学科带头人，主任心理治疗师。中国心理卫生协会首批心理督导师，中国心理卫生协会儿童心理专委会委员，广东省心理学会沙盘心理技术专委会主任委员，珠海市医师协会儿童青少年心理行为医师分会主任委员。从事儿童青少年心理咨询治疗工作20多年，擅长治疗儿童青少年常见行为问题，如孤独谱系障碍、多动症、抽动症、拒绝上学、焦虑、抑郁、强迫症等。多次赴新西兰、德国、法国、意大利、美国等国家进行学术交流和研修。创建珠海市妇幼保健院儿童心理科，深耕儿童孤独谱系障碍诊断、康复、科研、教学等领域，接待省市级20余家单位的进修生、实习生观摩学习，在国内同行中享有盛誉。主持和参与科研20余项，主编《团体沙盘心理技术在医疗卫生领域的应用与实践指导》《幼儿行为与心理健康80问》，在国内核心期刊发表论文10余篇。

原著者简介

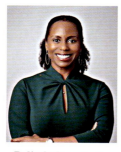

Belinda Daughrity

Belinda Daughrity 博士是一位经加利福尼亚州和美国言语语言听力协会（ASHA）认证的双语言语语言病理学家（SLP），拥有超过 20 年的孤独谱系障碍工作经验。她在史贝尔曼学院获得了英语和西班牙语学士学位，在纽约大学获得了语言病理学和听力学硕士学位，在加利福尼亚大学洛杉矶分校（UCLA）获得了博士学位，随后工作于世界著名的孤独谱系障碍研究与治疗中心。在 UCLA 接受培训期间，她致力于孤独谱系障碍（ASD）干预的前沿研究，并通过孤独谱系障碍评估"金标准"——孤独症诊断访谈量表修订版（ADI-R）和孤独症诊断观察量表第 2 版（ADOS-2）的临床研究和培训，这进一步提升了她评估 ASD 的专业能力。

Belinda 曾多次在美国和国际的 ASD 专题会议上发表演讲，包括 ASHA、美国黑种人言语语言和听力协会、加利福尼亚州言语语言和听力协会、伊利诺伊州言语语言和听力协会、ASHA 交流会和国际孤独症研究协会的区域孤独症研究国际会议。她曾在纽约大学、UCLA 和查普曼大学任教，目前担任加利福尼亚州立大学长滩分校言语语言病理学系的助理教授。

Belinda 具有丰富的临床经验，包括评估，个人与团体干预，以及在家庭、私人诊所、学校及远程康复中进行社交技能培训。她曾在幼儿园、小学、初中和高中主导 ASD 儿童社交技能小组。由于精通英语和西班牙语，她与来自不同文化和语言背景的家庭合作，推进了护理人员的培训和教育。此外，Belinda 还担任临床主管，负责培训 SLP 及 SLP 助理。她希望本书可以在当前和未来帮助临床医生完成治疗 ASD 儿童及其家庭的工作。

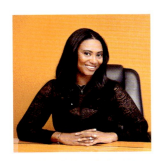

Ashley Wiley Johnsons

Ashley Wiley Johnsons 博士是洛杉矶言语和语言治疗中心的副总裁。该中心是一家成立了 41 年的家族式小型企业，致力于贯穿 ASD 和其他特需人士整个生命周期的前沿工作。作为企业第二代言语语言病理学家，Ashley 负责管理有资质的言语语言病理学家、治疗师和行为学家，在洛杉矶 5 个分中心为客户提供早期干预、社交课程、夏令营、就业准备和学前儿童治疗性教育项目等服务。她向学区及特需学校提供咨询，以更好地向有特殊需求的学生提供言语和语言服务。她致力于非洲裔美国学生和拉丁裔学生被过度识别为需要特殊教育服务的问题；创造了为 ASD 提供终身服务的创新途径；建立了公立学校与私人诊所之间的合作关系，并将传统的言语治疗方法融入课堂教育环境，为言语和语言发育迟缓的学生提供了更多便利和发展的可能性。

Ashley 职业生涯的开始是在公立学校担任双语 SLP，最终成为地区入学前的主要评估员。在任职期间，她认识到对非洲裔和西班牙裔的 ASD 学生提供服务的差距，并对减少这种差距产生了热情。Ashley 利用自己的美术专长，设立了一个为期 6～8 周的夏令营及每周 1 次的社交技能课程——戏剧国王与王后（Drama Kings and Queens，DKQ），专注于借助艺术发展 5—15 岁 ASD 儿童的语用能力和创造力。

Ashley 是北卡罗来纳大学教堂山分校的荣誉毕业生。她在圣何塞州立大学获得了交流科学及障碍（communication science and disorders）专业的文学硕士学位，在克莱蒙特研究生院获得了教育研究学博士学位，重点研究城市教育和特殊教育。

作为一名双语 SLP，Ashley 是一名广受欢迎的国家级培训师、讲师和演讲者，演讲主题包括创新的服务提供、有效的社交技能训练模式及 ASD 儿童及其家庭的艺术指导。Ashley 还积极参与 ASHA 的领导工作，担任了 2021 年 ASHA 会议的专题主持人。她目前是 Child 360 的董事会成员，该组织是旨在为加利福尼亚州儿童提供优质儿童早期教育的州立机构。

Ashley 与律师 Alex Martin Johnson 结婚，并育有一对聪明可爱的孩子（女儿 Alexa Danielle 和儿子 Alain），他们为此感到无比自豪。

译者前言

  1943 年 Leo Kanner 首次报道了婴儿孤独症后，近百年时间里，孤独症的评估与干预经历了曲折、漫长和艰辛的发展过程。对于国人来说，无论是专业人员还是患儿家长，更是从初识、识别、诊断、评估到干预的多个环节，逐步认识和接受了孤独症这一疾病。

  对于专业人员而言，不管是精神科医师还是发育儿科医师，无论是崇尚美国《精神疾病诊断与统计手册》（DSM）还是遵循世界卫生组织国际疾病分类系统（ICD）的诊断理念，识别并正确诊断孤独谱系障碍（ASD）已不再是主要问题或障碍了，甚至可以实现早期诊断的目标。

  ASD 患者的综合干预一般遵循以下几个原则：①干预方法综合，是要将不同的康复方法有机地整合在一起，早期的康复以言语和语言康复为主，以启动言语和语言为切入点，能够进行简单交流为目的。②干预人员综合。ASD 的干预是一个综合康复的过程，需要由家庭成员、康复师、学校老师、康复医师组成的团队共同完成。家庭成员的爱心、热心和耐心，是康复的基础；家庭成员的参与弥补了康复专业人员的不足。要将专业康复人员、患儿家长、特殊教育老师、康复医师等资源集中在一起，分别发挥其优势作用，优势互补，促进 ASD 儿童康复的进步。③全生命周期干预，是将干预康复活动贯穿于个体发展的全过程。不同年龄段采用的康复手段不一样，从最早期的康复开始，要考虑到下一个阶段的康复，甚至将全部生命过程放入康复的全过程。

  本书由 Belinda Daughrity 博士和 Ashley Wiley Johnson 博士共同主编，是 WILEY 出版社 2023 年新近出版的一部针对孤独谱系障碍儿童和成人患者的专业性参考书。

本书的写作团队包含了康复师、心理咨询（治疗）师、特殊教育老师、精神科医师和社区服务人员等专业人士，他们从不同的视角和不同的理论派系对 ASD 的干预进行了内容多样、形式活泼的阐述，从文中使用的词语就可以看出这一特点，因此对不同的读者都能给予有效的帮助。更令人耳目一新的是，在每一章内容结束后，作者都会"沿途反思"，总结其在 ASD 干预过程的经历、感悟、思考、建议或忠告。

本书的写作框架非常清晰，包括学习目标、主动学习任务、聚焦目标、治疗金语、术语注释、总结和沿途反思等环节，生动活泼的表格和插图更是可圈可点、清晰明了且颇具可操作性。阅读此书后，您一定会有与我一样的感受。

在本书翻译过程中，各位译者对书中的任何一个难点、一句难以理解的话、一个词、一个俗语或俚语、一个机构名称等都进行了确认、推敲和讨论，直至团队成员都认为满意。当然，中文版中可能仍遗有这样或那样的不足，希望读者提出批评意见和改善建议。

参与本书翻译的同事包括陈嘉洁（负责原著者简介和第 1 章），钟洁琼（负责第 2 章），邓莉芬（负责第 3 章），宋明禄（负责第 4 章），龚卫珍（负责第 5 章），杜姝慧和陈嘉洁（负责第 6 章），麦依萍（负责第 7 章），姚可依（负责第 8 章），黄俏、关晓文和张桥芬（负责第 9 章），陈淑梅（负责第 10 章），闫文洁（负责第 11 章），翟天好（负责第 12 章），李德欣（负责术语和各章测试题答案）。此外，闫文洁博士作为学术秘书，在文字整理、规范用语和行文格式等方面，做出了特别贡献。

最后，特别要感谢中国科学技术出版社对我们的信任，感谢各位译者付出的辛勤劳动，同时希望广大读者对书中存在的不足给予批评与指导。

上海交通大学医学院附属精神卫生中心　杜亚松

珠海市妇幼保健院　周　翔

原书前言

本书的两位著者是在孤独谱系障碍患者及其家庭工作中拥有超过40年经验的干预专家。在每一章中，我们会分享临床实践中的个案以协助阐明理论和方法的应用。我们希望本书可以成为一座桥梁，帮助干预者在掌握了ASD理论后将它们付诸实践。

书中的部分章以来自不同视角和领域背景者的反思信作为结尾，他们是ASD研究人员、言语语言病理学家、发展心理学家、体适能老师、教授，以及像Holly Robinson Peete那样的明星倡导者，最重要的是还有每天与ASD患者共同生活成长的家人。

我们很荣幸能请到特别贡献者Pamela Wiley博士撰写第7章"成人孤独谱系障碍"。Pamela Wiley是洛杉矶言语和语言治疗中心及Wiley言语和语言发展中心的创始人和总裁。她治疗了来自世界各地的ASD患者及家庭，在ASD干预方面拥有超过50年的临床经验。她将丰富的临床知识运用在ASD全生命周期的干预中，包括开发先进项目为高中毕业过渡期的ASD青年提供服务。其所著的手册《孤独症，解决社交互动问题》已在她的治疗中心和世界各地的社交技能治疗中得到了广泛运用。她拥有本行业最高奖项——美国言语语言听力协会的荣誉头衔。我们很感激她分享了很多知识给我们。本书旨在填补为ASD患者服务的医学生和（或）新手干预者理论与实践之间的鸿沟。在书中，我们会反复提及文化交流能力和文化响应性干预实践等术语。作为有色人种的言语语言病理学家，我们认为在对不同背景的来访者及其家庭进行语言评估和干预的过程中，应反复考虑文化交流能力。我们鼓励您在读完本书后继续学习。您应该在临床判断中将您的专业学科、临床经验和继续教育融会贯通，以形成最佳的临床实践观念。为了便于您的阅读，我们在书中设置了不同的项目标题。

• 主动学习任务：希望您和（或）您的老师通过直接参与学习任务中的活动以促进您的主动学习，任务可能包括做研究、完成简短的活动或写一篇反思。我们鼓励您完成这些任务来并进行互动以加深您的学习。

• 聚焦目标：表示一个您未来可以用在 ASD 患者身上的干预目标范例。这些都是您练习写下您的目标和（或）设计一个具有确定目标治疗活动的好机会。

• 治疗金语：为您在干预中提供切实有效的建议。因为我们的许多学生和实习生都问过"那我应该做什么？"所以我们总结了其中的几个例子。这些例子是为了引导您对自行开展 ASD 全生命周期干预治疗活动的思考。

• 治疗观点：以开放和综合的观点阐述了不同环境和干预背景下的治疗手段，康复师、心理咨询（治疗）师、特殊教育老师、精神科医师、社区服务人员等专业人士都可以从中找到与自己有关的可参考之处。

本书写作框架清晰，内容丰富，表格简要，插图活泼。

我们希望本书能得到大家的喜爱，并有利于 ASD 患者突破既定标签，得到更多帮助。

目　录

第1章 孤独谱系障碍的历史回顾
Historical Perspectives of Autism Spectrum Disorder

陈嘉洁　译

学习目标

通过阅读本章，干预人员将能够达到以下目标。

1. 比较《精神疾病诊断与统计手册》第 4 版（DSM-Ⅳ）和第 5 版（DSM-Ⅴ）
   中孤独谱系障碍（autism spectrum disorder，ASD）诊断标准的差异。

2. 找出与 ASD 男孩相比，ASD 女孩更容易被忽略的原因。

3. 定义神经多样性运动和残障主义。

4. 比较残疾的医学和社会模式。

在您开始之前，先思考如下问题。

- 我对 ASD 了解多少？

- 我最初是如何了解 ASD 的？

- 关于 ASD，我想知道些什么？

  虽然 ASD 的描述和诊断标准在逐步演变，但我们今天对 ASD 的认知与 100 年前并没有太大差异。精神科医师 Leo Kanner 早在 1938 年开始，就描述了他与患儿的经历，他们的年龄都不足 11 岁。1943 年，他在队列研究的论文"孤独症样的情感交流障碍"中首次报道了 11 例儿童个案。几乎在同时，他的同行 Hans Asperger 也描述了相似的现象，因此有了先前的诊断术语"Asperger 综合征"。与现在我们对 ASD 性别差异的认知相似，Kanner 在研究中纳入的男孩比女孩更多。

  正如 Kanner 的研究主题表明的那样，这些儿童的主要障碍是不会参与社交，所有儿童都在关键社交领域表现出缺陷，包括功能性游戏技能和互惠性社交互动缺陷。其中一例患儿表现为"总是独自行动和玩耍""对他人缺乏友好或感兴趣的表现"及"没有情感外露"。这些描述清晰地刻画了这些孩子的社交沟通缺陷，尽管他们的智商水平都正常。

个案通常还描述了 ASD 的另一个标志性特征，即各种受限和重复行为。该特征在 1943 年的报道就被提及，在目前的诊断报告中仍然凸显。例如，一例患儿被描述为伴有"刻板动作""以完全相同的方式进行重复"和"仪式性语言"，这些描述同样可以用于现在 ASD 儿童出现的限制性和重复性行为。

ASD 的诊断分类有哪些呢？之前根据 DSM-Ⅳ，确诊 ASD 必须涵盖 3 个不同的领域（表 1–1）。

• 社交互动障碍。

• 沟通障碍。

• 狭隘、重复和（或）刻板的行为、兴趣和（或）活动。

3 个领域都必须满足才可以进行诊断。值得注意的是，社交领域在诊断中的占比为其他 2 个领域的 2 倍，这凸显了社会互动缺陷在 ASD 诊断中的重要性。

表 1–1   DSM- Ⅳ的孤独谱系障碍诊断标准

社交互动障碍	沟通障碍	狭隘、重复和（或）刻板行为
• 在目光对视、面部表情、身体姿势和社交手势等多种非语言交流行为方面存在显著缺陷 • 不能建立符合其年龄水平的伙伴关系 • 缺乏自发性地寻求与他人共享快乐、兴趣或成就的表现。例如，不会向他人显示、展示或指出其感兴趣的物品 • 社会或感情交往缺乏	• 口头语言发育延迟或完全缺乏，并且没有用其他交流形式，如手势或模仿来补偿 • 在拥有充分语言能力的患者中，表现为缺乏主动发起或维持与他人对话的能力 • 使用刻板和重复的语言或特殊的语言习惯 • 缺乏符合其年龄水平的多样化自发性假扮性游戏或社交模仿性游戏	• 过度专注于单一或更多刻板和限制性的兴趣，这种兴趣在强度或焦点上异常明显 • 固守于特定的非功能性程序或仪式 • 重复和刻板的动作（例如，手或手指摆动或者复杂的全身动作） • 持久地沉溺于物体的部件

主动学习任务

思考、配对、分享

• 回顾 Kanner 1943 年的出版物，在他的开创性工作中是如何描述 ASD 的？

• 这些描述与目前对 ASD 的认知相比有什么异同？

自 2013 年开始，DSM-V 将 3 个领域简化为 2 个领域：社交沟通和社交互动的缺陷；狭隘、重复的行为、兴趣或活动。从本质上讲，最新版诊断标准将社交沟通和社交互动障碍简化为 1 个领域，而不是 2 个独立的类别，同时保持了狭隘和重复行为的标准（图 1-1）。

为什么有这样的改变呢？研究人员和临床医生都已明确社交障碍和限制性重复刻板行为是 ASD 的典型特征。然而，即使是经验丰富的专业人员，准确识别社交沟通障碍也具有挑战性，特别是对于语言能力强、几乎没有表达和（或）理解语言障碍及智商正常的个体。这些语言能力强的个体通常被诊断为 Asperger 综合征，被认为是"高功能孤独症"。更具争议的是未分类的广泛性发育障碍（pervasive developmental disorder-not otherwise specified，PDD-NOS），该诊断用于描述出现孤独症样症状，但特征不足以诊断典型孤独症或 Asperger 综合征的个体。

从本质上讲，即使是最有经验的专业人士也很难对这 3 种诊断类别达成共识，如果由 3 位临床医生对同一患者进行评估，可能会得到 3 种不同的诊断。这种认识导致对 ASD 诊断的概念由单一类别向谱系转变。事实上，目前许多临床医生更常用孤独谱系障碍（ASD）这一术语，表明 ASD 不只是单一的障碍，而是多种基于不同严重程度和表现形式的障碍（图 1-1）。

为什么明确诊断很重要呢？正如我们后面要讨论的那样，恰当的鉴别诊断对个体获取适当的服务和接受针对性干预以最好解决他们的个性化需求尤为重要。因 ASD 巨大的异质性，Shore 博士常说的一句话至今仍然准确："如果你见过一个 ASD 患者，那你也只是见过一个 ASD 患者"。ASD 领域的科学家们致力于探索该疾病的基因突变，鉴于在不同疾病中基因差异巨大，仅能发现几种可能的遗

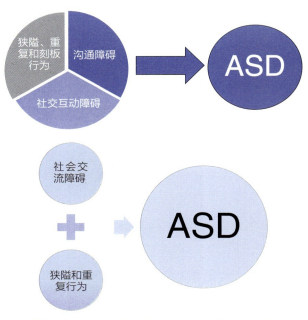

▲ 图 1-1　孤独谱系障碍（ASD）主要领域的变化

传标志物（Geschwind，2008）。当然，ASD 不是简单的遗传性疾病。如果是的话，我们可以像其他基因突变所致的疾病（如唐氏综合征）一样，早在子宫内就可清晰地检测和识别它。复杂的是，ASD 被认为是遗传因素和环境因素综合作用所致，至今仍没有一个确定的因素可以解释 ASD 的症状表现。例如，如果只有遗传因素和环境因素，我们会看到一对被诊断为 ASD 的双胞胎表现出相似的症状，尽管 ASD 患儿的兄弟姐妹罹患风险更高，但事实并非如此。

有一个 4 岁的 ASD 男孩很有意思，他不会说话且有明显的沟通障碍。他表现出典型的 ASD 症状行为，如拍手、改变常规困难及明显的社交延迟。他的双胞胎兄弟则完全相反，他非常喜欢社交、喜欢参与游戏，并且经常抱怨演讲课很有意思就是自己没有机会去。他们是同卵双胞胎，是拥有相同遗传基因和妊娠环境的典范，很大程度上也可以认为他们出生后的环境也几乎相同。然而，他们并没有都表现出 ASD 的特征。家长们问我的最难回答的问题是"ASD 的病因是什么？"说它难，并不是因为我们对这个问题不熟悉，而是像大多数临床医生、研究员和科学家一样，很难回答"我们不完全知道"。

重要的是，为了给诊断的医生提供更高的特异性和更多的标准，诊断标准是可以随着时间推移而改变的。请注意 ASD 的诊断标准在过去的 40 年里是如何变化的（图 1–2）。尽管诊断标准随着时间的推移发生了变化，但值得注意的是，有没有语言迟缓的社交技能缺陷这一关键因素一直保持不变。

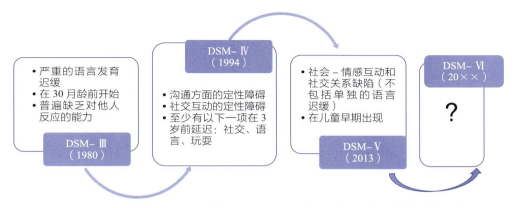

▲ 图 1–2　《精神疾病诊断与统计手册》（DSM）各版本中孤独谱系障碍诊断标准的变化

一、临床关注要点

一些医生可能对限制性和重复刻板行为有固定的看法，这可能不利于转诊和诊断。限制性和重复刻板行为应考虑为一系列的行为，包括限制性和强烈的兴趣、仪式化语言和更常见的可被识别的表现，如拍手等。可参考以下例子。

- 排列玩具车。
- 在视线水平仔细看物品。
- 难以适应日常生活的改变。
- 坚持讨论一个特定的话题，很少考虑其他话题。
- 即时或延时地无意识仿说。
- 用相同的语言仪式和语调模式进行口头表达。
- 手或手指的特殊动作。

主动学习任务

向 5 个不同的人提问"什么是 ASD？"并比较他们的回答。您的受访者中有认识 ASD 患者的吗？他们的回答准确率有多高？他们认为 ASD 的病因是什么？他们从哪里获取信息？根据您的发现，您将如何更好地向公众进行 ASD 教育？

临床轶事

当我十几岁上高中时，我在一个为特需儿童举办的夏令营工作。营员中有一个我很喜欢的 4 岁男孩，他很健谈且喜欢骑单车。一天下午，我开车载着他和另外两个营员前往当地一个公园参加郊游日。像往常一样，我拐错弯迷了路，当时还没有 GPS、Waze 或 Google 地图等，我正努力思考着该怎么办时，突然，我最喜欢的营员坐在后座上说："在 Centinela 公园右转，然后在 Jefferson 街左转，在 Bristol 公园右转。"我咯咯地笑了，但随后意识到这就是实际上通往那里的路。那天晚些时候，我跟他父亲提起这件事，他父亲回答"哦，他很喜欢地图，他可以正确地告诉你去往这个城市任何地方的道路。他和其他孩子玩得不好，但他很擅长指路。"后来，我才知道这个男孩被诊断为 ASD。在那之后，他成了我所有露营郊游时的固定乘客，他对地图的酷爱弥补了我糟糕的方向感。

二、一种神经发育障碍：孤独谱系障碍和大脑

主动学习任务

回忆您在神经解剖学方面的学习，以下能力对应的大脑关键区域是什么？

• 语言？

• 运动技能？

尽管我们对 ASD 的病因没有明确的答案，但我们确切地知道，与典型发育的同龄人相比，ASD 患者可能表现出非典型的神经系统表现，且有证据表明这与多种遗传因素相互作用相关（Muhle 等，2004）。虽然 ASD 没有单一、特定的遗传标志物，但有证据表明确实有一些不同潜在影响的基因会影响到 ASD，这也从理论上支持 ASD 有多种表现形式。

研究表明，位于小脑负责运动抑制的浦肯野细胞在 ASD 患者中是减少的（Whitney 等，2008）。引起运动沟通障碍的神经功能缺陷已被认为是言语发育不良的一个因素（Mody 和 McDougle，2019）。研究表明，ASD 幼儿的大脑发育异常，大脑灰质和白质体积增大（Schumann 等，2010）。对脑白质的进一步研究表明，ASD 患儿较典型发育儿童更依赖视觉空间处理网络（Sahyoun 等，2010）。此外，研究表明，ASD 患儿大脑半球的功能和组织异常可能导致语言发育迟缓（Kleinhans 等，2008）。

虽然大多家长对病因不太感兴趣，而对促进孩子交流和社交成功的直接支持更感兴趣，但对于治疗师而言，至少要了解 ASD 的潜在病因。因为家长还是不可避免会问：ASD 的病因是什么？ ASD 是怎么发生的？

我们应该用准确的信息和同理心为家长提供咨询。更重要的是提醒家长，这不是任何人的错。ASD 具有高度异质性，遗传因素、神经回路差异及环境的影响都与 ASD 的发病相关（Rylaarsdam 和 Guemez-Gamboa，2019）。虽然我们还没有明确所有涉及的致病基因，但研究清楚地指出了遗传和环境因素的相互作用在 ASD 风险中的重要作用（Chaste 和 Leboyer，2012）。

三、临床团队：谁来做和做什么

在 ASD 相关工作中，以团队为基础的方式至关重要，可以促进整体照护，优化临床优势，以实现最佳结局。除了患儿本身，治疗团队中最重要的成员是主要照顾者，如父母，他们是患儿第一个接触的人。虽然在 ASD 患儿的治疗中有多种干预措施，但应该强调主要照顾者与患儿在一起的时间最多，远多于任何干预人员，因此最重要的是主要照顾者与患儿的相处。所有的干预都应将主要照顾者作为最关键的组成部分，这样才能在家庭环境中继续采取有效的干预措施。

　　治疗师在各自的领域都是专家。虽然每个人都有特定的专业领域，但治疗师们应该努力采用跨学科和协作的方式，以便从整体角度最好地治疗 ASD。多学科协作将在第 11 章中讨论。治疗的最终目标应该是促进沟通能力和能使个人过上充实、独立生活的技能（图 1–3）。

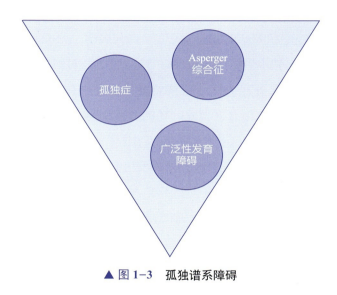

▲ 图 1–3　孤独谱系障碍

主动学习任务

您实践工作的范围是什么？

　　在与 ASD 个体一起合作时，理解您所在国家性组织概述的实践范围非常重要。实践范围可以告诉治疗师在与 ASD 个体合作时，在专业领域内应该和不应该做什么。根据这份文件，写一页关于您觉得有趣的或从未考虑过的 3 个实践领域范围的反思，并与您的同行进行讨论。在以下列表中您可以发现与 ASD 个体一起合作的特定职业信息。列表包括但不限于以下内容。

美国言语语言听力协会	https://www.asha.org/practice-portal/clinicaltopics/autism
美国职业治疗杂志	https://ajot.aota.org/article.aspx? articleid=1865177
美国物理治疗协会	https://www.apta.org/patient-care/evidence-basedpractice-resources/clinical-summaries/
美国儿科协会	https://pediatrics.aappublications.org/content/1451/e2019344
美国心理协会	https://www.apa.org/topic/autism-spectrum-disorder/diagnosis
美国疾病控制与预防中心	https://www.cdc.gov/ncbddd/autism/hcp-dsm.html

　　工作对象为幼儿的治疗师们在工作时要牢记目标。要注意个体作为成人的时间要比他们作为儿童的时间多得多。应当早期直接干预那些显著阻碍个体学习和与他人互动的不适应行为，而不是采取"等待和观望"的方法。应该早期发展和培养未来可行的独特工作技能，这应该在个体准备从高中过渡到成人生活之前很久就开始探索。这些内容将在第7章进行讨论。

四、神经多样性

　　在面对成年 ASD 患者时应考虑他们的自我认知。神经多样性运动挑战了以缺陷为基础看待 ASD 和其他神经发育障碍的方法。在过去的几十年里，支持者们认为 ASD 是人类差异谱系中的一个变种，并认为 ASD 与其他边缘化文化群体一致（Jaarsma 和 Welin，2012）。学者们承认，残疾本身是一个社会建构的概念，神经多样性社会模型的出现替代了传统的医学残疾模型（图 1-4；Krcek，2013）。为了更好地理解残疾如何被框定为一种社会结构，请参阅 YouTube 上的"社会模型动画"（Adams-Spink，2011）。与其他不公平制度相似，残障主义（ableism）被定义为歧视和贬低残疾人的态度，它与其他压迫系统有所交叉，包括了用于描述这类人的语言（Bottema-Beutel 等，2021）。与 ASD 患者及其家庭一起工作的治疗师应注意与来访者讨论其需求时使用的语言，同时也要考虑障碍的多个视角。

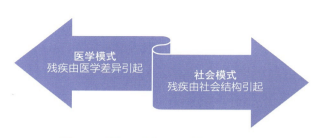

▲ 图 1-4   孤独谱系障碍的医学和社会模式

神经多样性运动的领导者，如 ASD 患者和其他人士，应该呼吁典型发育的利益相关者，如股东、风险共担组织等共同参与进来并捍卫这种变革，即通过 ASD 正常生活的经验更好地迎合 ASD 患者需求的变化，而不是将 ASD 患者视为需要干预以更好地适应社会习俗的人（den Houting，2019）。这一运动的支持者捍卫 ASD 患者为自己说话的权利。此外，神经多样性运动试图让大家认识到神经系统的差异需要更多的理解而不是治疗。

主动学习任务

通过传统的医学模式和神经多样性社会模型思考如何解决以下挑战。首先采用医学视角（您会采用什么干预措施？），然后采用社会视角（您会改变什么环境因素？）

- John 今年 13 岁，由于对噪声和强光敏感，他在公共场所表现出明显的困难。

- Melanie 今年 7 岁，在参加生日派对时遇到麻烦。她喜欢吹蜡烛，在与同龄人的聚会中如果不允许她吹蜡烛就会发脾气。

重要的是，神经多样性运动强调了 ASD 患者需要在研究中具有核心发言权。例如，在一项由 ASD 患者主导的研究中，Kapp 等（2019）将重复运动重新定义为一种重要的适应和应对机制，而不是一种需要被矫正的行为。考虑到许多干预措施都是针对 ASD 的行为，类似的研究视角很重要。学者们也注意到了传统行为疗法与更人性化的干预方法之间的争议（Shyman，2016）。

在这场运动中，较为突出的是对社会做出重大贡献的 ASD 患者，如气候变化活动家 Greta Thunberg、科学家 Temple Grandin 和肯特州立大学一级篮球运动员 Kalin Bennett。ASD 症状本身被视为一种优势而非一种障碍。因此，在这个群体中，许多人更喜欢以身份为先的表达，而不是以人为主的表达。这一概念通常与学校教给学生的内容相反，很多学校、训练机构都会提倡以人为主的表达，"患有 ASD 的人"，而不是"ASD 患者"。这种措辞的差异可以通过选用来访者及其家人更喜欢的表达或倾听他们如何认定自己来解决（Dorsey 等，2020）。

关于语言的说明

我们应该用"患有 ASD 的人"还是"ASD 患者"来称呼我们的来访者呢？要明确的是，如果您使用与来访者及其家人自我认知不一致的说法，他们可能会觉得被冒犯。虽然许多专业都提倡第一种表达，但不确定时可以询问您的来访者，并使用他喜欢的说法。

一些支持神经多样性运动的 ASD 患者对支持 ASD 相关研究的团体提出了异议，理由是研究资金不成比例地支持寻找 ASD 的病因和有效的治疗，而不是支持个体积极改变其生活。目前，公众开始从认识 ASD 转变为接纳 ASD，这标志着公众包容度的提高。总体而言，一些资深研究人员仍质疑神经多样性运动是否会改变精神病学和其他领域对此障碍和干预实践的概念（Baron-Cohen，2017）。

描述 ASD 的术语也发生了变化。过去会以"高功能"和"低功能"描述 ASD 的能力，而目前临床上更多参照支持和需求水平来描述，如"高支持需求"和"低症状严重程度"等。同样，许多人会选择"最低限度语言"而不是"无语言"来描述语言输出严重困难但仍有语言的人。恰当的术语总是在不断变化，治疗师应注意临床现状，并根据变化的信息和偏好反映适当的趋势。

此外，许多机构已经不再使用与 ASD 相关的拼图作为象征。因为 ASD 患者对 ASD 被视为一个需要解决的谜团或难题这个观点提出了质疑，他们希望 ASD 被看作是需要接纳和欢迎的人。目前一些图像也反映了其他意象，如无限符号用以代表 ASD 无限的能力和挑战。未来 ASD 意象的组成可能与我们现在看到的完全不同。总而言之，重要的是要考虑我们对 ASD 的观念和描述是如何在过去这些年不断改变的，并且随着时间的推移会继续发生变化。

研究集中在重新定义的社交缺陷，重点聚焦于双向共情问题。它提供了一种与常见的 ASD 思维缺陷理论相反的思路，研究发现，尽管 ASD 与正常人群之间的交往存在困难，但 ASD 彼此之间的相互关系与正常人群彼此之间的相互关系大致相同（Milton，2012；Mitchell 等，2021）。这一观点提出，被正常人群认为是"异类"的 ASD 实际上是一个少数群体的概念。这挑战了医学界大多数残疾主义者的观点。神经多样性运动鼓励人们考虑社交互动的多样性，而不是仅仅考虑残疾主义者提出的对与错的二元方式。我们鼓励临床医生考虑这种观点，因为所有治疗师对 ASD 和其他神经发育障碍的理解都在不断发展。

关于术语

- 阿斯伯格（Aspie/Aspergian）：这个术语指确诊为 Asperger 综合征的个体。尽管自 2013 年诊断标准以 ASD 的严重程度进行定义，这个术语就不再适用于当前的诊断标准，但许多首次被诊断为 Asperger 综合征的人仍喜欢这样称呼自己。

- 自闭（autistic）：一些来访者可能更喜欢以身份为先的表达（如 ASD 患者）而不是以人为先的表达（如患有 ASD 的人）。如果不确定，您可以询问来访者的表达偏好。

- 掩饰（masking）：这个术语指一些 ASD 患者的伪装行为，他们试图融入并（或）让自己的 ASD 特征不那么明显。通常，来访者会表明这种伪装行为令人疲惫并需要大量的努力。

- 神经多样化（neurodivergent）：这个术语可以用于 ASD 和其他障碍的个体，神经典型发育可用于没有这类障碍的个体。
- 自我刺激行为（stimming）：这一术语指 ASD 诊断标准中受限和（或）重复刻板的自我刺激行为，如手部或手指的特定动作。一些 ASD 患者报告这种行为在焦虑时可以自我安抚并起到镇静的作用。

　　不容忽视的一个事实是，具有中、重度症状的 ASD 个体在神经多样性的对话中并没有得到充分的关注，因为这些在自主沟通上持续面临挑战的患者，他们自己的看法很可能还未为人所知。然而，我们赞成 ASD 患者在照顾自己的过程中拥有强大的自主权，相信没有哪个教育工作者或相关卫生专业人员会否认来访者的权利。作为一名临床医生，我们已经接受了神经多样性运动对 ASD 的概念化及对缺陷表述的转变。新近的研究支持将缺陷视为一种差异的观点，这一观点更受 ASD 患者及神经多样性运动支持者的肯定（Kapp 等，2013）。有人提醒要注意支持 ASD 文化认同及支持残疾医学模型的人对神经多样性运动看法的分歧（Baker，2006）。作为未来与 ASD 共事的临床医生，我们建议您考虑您的来访者及其家庭的需求，同时，不要试图从仅存在缺陷的角度看您的来访者。

五、总结

　　ASD 是一种以社交障碍、受限和重复刻板行为为核心症状的复杂的神经发育性障碍。ASD 的病因尚不完全清晰，但包括遗传和环境因素共同作用。DSM-Ⅳ中诊断 ASD 的标准需满足 3 个诊断领域：社交互动障碍，沟通障碍及狭隘、重复和刻板行为。DSM-Ⅴ将诊断标准缩减到 2 个诊断领域，将社交互动障碍和沟通障碍合并形成社交沟通障碍。目前的观点支持将几种疾病类型归为孤独谱系障碍，而不是像之前未分类的广泛性发育障碍或 Asperger 综合征等的单独诊断类别。ASD 的最佳干预是多学科专业协作的方法，每个学科有各自的专长，应注重促进其沟通和独立性。神经多样性运动提供了一个接受神经变异的视角。ASD 个体的看法应该被纳入他们的照护中，这可以通过重视他们的第一手经历，关注 ASD 研究者的学术研究，并重新构思 ASD 的概念，优先考虑个体的优势而非缺陷来实现。

沿途反思

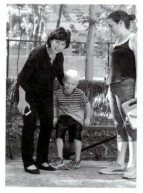

Connie Kasari 博士

我们在 20 世纪 70 年代末 80 年代初开始与残疾孩子打交道。我们刚开始接触严重发育迟缓的孩子时，他们得到的服务与支持非常有限。我全身心地投入"寻找孩子"这项工作，因为当时有残疾的学龄儿童没有机会上公立小学。这种情况在 20 世纪 70 年代末，随着 PL94-142（1975 年《残疾儿童教育法》）的通过而改变。现在所有的孩子都可以上学了，我们努力找到那些患有严重残疾的孩子，并将他们送到学校。作为教育工作者，我们也开始为残疾的婴幼儿服务，在这之前只有专业的医疗人员才会关注他们。为残疾儿童提供更多服务，并将需要服务的家庭和儿童联合起来，是一件激动人心的事。

我从美国南部的一个大都市开始开展工作，主要为低收入的少数族裔家庭和他们 2 岁以下重度残疾的婴幼儿服务。所有这些孩子和家庭都让人惊讶，但有一个孩子让我特别印象深刻。她是一个不到 2 岁的小女孩，她的发育情况令人非常费解。她对玩具不感兴趣，也不喜欢与人交往。有时我们可以在一天教会她一项技能，但她不能再次展示这项技能；或者她在一个环境中学会的东西，不能在另一个环境（家或学校）再展示出来。我现在意识到这个孩子可能患有 ASD，但在当时，我对这种情况知之甚少。我们团队当时对帮助这个孩子和她的家庭毫无准备，现在我经常回想起她，因为我们对 ASD 患儿的干预有了更多的了解。

在整个职业生涯中，我都在试图理解这些孩子核心的社交沟通难题，我也开发了一些干预措施来解决他们的需求。30 年前，当我开始从事这项工作时，有 3/4 即将进入幼儿园的孩子基本不会说话；今天，只有大约 30% 的孩子还保持着最低限度的语言能力。虽然在这一领域我们已经取得了巨大的进步，但仍有很多需要学习。现在，我参与了对干预措施的组合和编排，希望更好地为每个孩子制订个性化的干预措施。我们认识到一件事，单一的干预措施并不是对所有的孩子都有效，许多孩子都将受益于几种不同的干预措施，这些干预措施在他们不同的发展阶段或多或少地都被需要。

ASD 的高度异质性也促使我们思考那些经常被研究忽略的儿童，包括语言能力最差、有智力障碍、女性、低收入和少数民族儿童。我们需要制订更符合他们需求的干预措施。为了做好这项工作，我们还需要拥有一支更多样化的工作队伍，一支能反映我们文化和语言需求的队伍。我希望我们能吸引广泛而多样化的治疗师群体，他们将看到每一个孩子身上的潜力，并致力于系统的、个性化的和有效的干预措施。

Connie Kasari 博士

加利福尼亚州大学洛杉矶分校，人类发展与心理学教授、精神病学教授

测试题

1. 根据 DSM-Ⅳ，ASD 的诊断包括 _____ 个领域？

A. 2　　　　　　B. 3　　　　　　C. 4　　　　　　D. 5

2. 根据 DSM-Ⅴ，ASD 的诊断标准不包括以下哪个方面？

A. 限制和重复性行为　　　　B. 社交沟通

C. 社会互动　　　　　　　　　D. 以上均包括

3. 根据 DSM-Ⅴ，ASD 的诊断包括 ＿＿＿ 个关键领域？

A. 2　　　　　　　B. 3　　　　　　C. 4　　　　　　D. 5

4. 下列关于 ASD 诊断的性别差异表述正确的是？

A. 男孩患病率高　　　　　　　B. 女孩患病率高

C. 男孩、女孩患病率一样高　　D. 关于 ASD 诊断的性别差异数据未知

5. Leo Kanner 在哪一年撰写了关于 ASD 的开创性文章？

A. 1984 年　　　　　B. 1954 年　　　C. 2002 年　　　D. 1943 年

6. 限制性和重复性行为不包括以下哪种行为？

A. 仪式性语言　　　　　　　　B. 难以打破常规

C. 自残行为　　　　　　　　　D. 难以保持眼睛凝视

7. 判断题：在 ASD 群体中，一些来访者更喜欢以身份为先的表达（ASD 患者），而不是以人为先的表达（患有 ASD 的人）。

8. ＿＿＿ 是 ASD 患者用来更好地融入正常人群的伪装行为。

A. 掩饰　　　　　　　　　　　B. 自我刺激行为

C. 仿说　　　　　　　　　　　D. 做鬼脸

参考文献

[1] Adams-Spink, G. (2011). Social model animation. *YouTube*, 7 November. Available at https://www.youtube.com/watch?v=9s3NZaLhcc4 (accessed 4 February 2022).

[2] Baker, D. (2006). Neurodiversity, neurological disability and the public sector: notes on the autism spectrum. *Disability and Society* 21 (1): 15-29.

[3] Baron-Cohen, S. (2017). Editorial perspective: neurodiversity -a revolutionary concept for autism and psychiatry. *Journal of Child Psychology and Psychiatry* 58 (6): 744-747.

[4] Bottema-Beutel, K., Kapp, S., Lester, J. et al. (2021). Avoiding Ableist language: suggestions for autism researchers. *Autism in Adulthood* 3 (1): 18-29.

[5] Chaste, P. and Leboyer, M. (2012). Autism risk factors: genes, environment, and geneenvironment interactions. *Dialogues in Clinical Neuroscience* 14 (3): 281-292.

[6] Dorsey, R., Crow, H., and Gaddy, C. (2020). *Putting Autistic Voices at the Forefront of Care*. The ASHA Leader.

[7] Geschwind, D. (2008). Autism: many genes, common pathways? *Cell* 135 (3): 391-395.

[8] den Houting, J. (2019). Neurodiversity: an insider's perspective. *Autism* 23 (2): 271-273.

[9] Jaarsma, P. and Welin, S. (2012). Autism as a natural human variation: reflections on the claims of the neurodiversity movement. *Health Care Analysis* 20: 20-30.

[10] Kanner, L. (1943). Autistic disturbances of affective contact. *The Nervous Child* 2: 217-250.

[11] Kapp, S., Gillespie-Lynch, K., Sherman, L., and Hutman, T. (2013). Deficit, difference, or both? Autism and neurodiversity. *Developmental Psychology* 49 (1): 59-71.

[12] Kapp, S., Steward, R., Crane, L. et al. (2019). 'People should be allowed to do what they like' autistic adults' views and experiences of stimming. *Autism* 23 (7): 1782-1792.

[13] Kleinhans, N., Muller, R., Cohen, D., and Courchesne, E. (2008). Atypical functional lateralization of language in autism spectrum disorders. *Brain Research* 1221: 115-125.

[14] Krcek, T. (2013). Deconstructing disability and neurodiversity: controversial issues for autism and implications for social work. *Journal of Progressive Human Services* 24: 4-22.

[15] Milton, D. (2012). On the ontological status of autism: the 'double empathy problem'. *Disability and Society* 27 (6): 883-887.

[16] Mitchell, P., Sheppard, E., and Cassidy, S. (2021). Autism and the double empathy problem: implications for development and mental health. *British Journal of Developmental Psychology* 39: 1-18.

[17] Mody, M. and McDougle, C. (2019). Getting the word "out": a role for the motor system in autism spectrum disorder. *Perspectives of the ASHA Special Interest Groups* 4 (6): 1221-1228.

[18] Muhle, R., Trentacoste, S., and Rapin, I. (2004). The genetics of autism. *Pediatrics* 113 (5): e472-e486.

[19] Rylaarsdam, L. and Guemez-Gamboa, A. (2019). Genetic causes and modifiers of autism spectrum disorder. *Frontiers in Cellular Neuroscience* 13: 385.

[20] Sahyoun, C., Belliveau, J., and Mody, M. (2010). White matter integrity and pictorial reasoning in high-functioning children with autism. *Brain and Cognition* 73 (3): 180-188.

[21] Schumann, C., Bloss, C., Barnes, C. et al. (2010). Longitudinal magnetic resonance imaging study of cortical development through early childhood in autism. *Journal of Neuroscience* 30 (12): 4419-4427.

[22] Shyman, E. (2016). The reinforcement of ableism: normality, the medical model of disability, and humanism in applied behavior analysis and ASD. *Intellectual and Developmental Disabilities* 54 (5): 366-376.

[23] Whitney, E., Kempter, T., Bauman, M. et al. (2008). Cerebellar Purkinje cells are reduced in a subpopulation of autistic brains: a stereotypical experiment using calbindin-D28k. *Cerebellum* 7 (3): 406-416.

拓展阅读

[1] Cosentino, L., Vigli, D., Franchi, F. et al. (2019). Rett syndrome before regression: a time window of overlooked opportunities for diagnosis and intervention. *Neuroscience and Biobehavioral Reviews* 107: 115-135.

[2] Geschwind, D.H. and Constantino, J.N. (2010). Brief report: under-representation of African Americans in autism genetic research: a rationale for inclusion of subjects representing diverse family structures. *Journal of Autism and Developmental Disorders* 40 (5): 633-639.

[3] Hilton, C.L., Fitzgerald, R.T., Jackson, K.M. et al. (2016). Hispanic immigrant mothers of young children with autism spectrum disorders: how do they understand and cope with autism? *American Journal of Speech-Language Pathology* 25: 200-213.

[4] Jiang, X., Matson, J., Cervantes, P. et al. (2017). Gastrointestinal issues in infants and children with autism and developmental delays. *Journal of Developmental and Physical Disabilities* 29: 407-417.

[5] Kayama, M. (2010). Parental experiences of children's disabilities and special education in the United States and Japan: implications for school social work. *Social Work* 55 (2): 117-125.

[6] Keller-Bell, Y. (2017). Disparities in the identification and diagnosis of autism spectrum disorder in culturally and linguistically diverse populations. *Perspectives of the ASHA Special Interest Groups* 2 (Part 3): 68-81.

[7] Lovaas, O. (1987). Behavioral treatment and normal educational and intellectual functioning in young autistic children. *Journal of Consulting and Clinical Psychology* 55 (1): 3-9.

[8] Lovaas, O., Schaeffer, B., and Simmons, J. (1965). Building social behavior in autistic children by use of electric shock. *Journal of Experimental Research in Personality* 1 (2): 99-109.

[9] Mandell, D., Ittenbach, R., Levy, S., and Pinto-Martin, J. (2010). Disparities in diagnoses received prior to a diagnosis of autism spectrum disorder. *Journal of Autism and Developmental Disorders* 37 (9): 1795-1802.

[10] Nguyen, C.T., Krakowiak, P., Hansen, R. et al. (2016). Sociodemographic disparities in intervention service utilization in families of children with autism spectrum disorder. *Journal of Autism and Developmental Disorders* 46 (12): 3729-3738.

[11] Sannar, E., Palka, T., Beresford, C. et al. (2018). Sleep problems and their relationship to maladaptive behavior severity in psychiatrically hospitalized children with autism spectrum disorder (ASD). *Journal of Autism and Developmental Disorders* 48: 3720-3726.

[12] Sokolova, E., Oerlemans, A., Rommelse, N. et al. (2017). A casual and mediation analysis of the comorbidity between attention deficit hyperactivity disorder (ADHD) and autism spectrum disorder (ASD). *Journal of Autism and Developmental Disorders* 47: 1595-1604.

[13] Walker, N. and Raymaker, D. (2020). Toward a neuroqueer future: an interview with Nick Walker. *Autism in Adulthood* 3 (1): https://doi.org/10.1089/aut.2020.29014. njw.Connie Kasari, Ph.D.

第 2 章　症状评估

Indications for Assessment

钟洁琼　译

学习目标

通过阅读本章，干预人员将能够达到以下目标。

1. 掌握至少 5 个 ASD 评估的指征。

2. 列举至少 2 种不同的正式和非正式的 ASD 评估工具。

3. 列举在文化和（或）语言多样性人群中成功诊断 ASD 的常见阻碍。

4. 确定评估团队中至少 3 名关键成员及其角色。

5. 识别恰当干预目标中的核心部分。

6. 确定恰当干预目标（SMART）的关键组成部分。

为了能够获得最佳结局，具有循证证据的恰当评估，对于 ASD 的评估而言是至关重要的。误诊和未确诊对个人及其家庭都是有害的，因为他们有可能错过非常重要的早期干预，而早期干预在入学前就能帮助 ASD 儿童与正常儿童缩小技能差距。显而易见，准确识别 ASD 是至关重要的。然而，最近的研究表明，即便是言语语言病理学家（speech-language pathologist，SLP），也只有约 50% 的专业人士能够准确地识别出 ASD 诊断的核心要素，包括社交沟通障碍及刻板和（或）重复行为（Beverly 和 Matthews，2021）。研究表明，改良婴幼儿孤独症筛查量表随访修订版（M-CHAT-R/F）是 ASD 的早期筛查工具，对 2 岁以下儿童进行 ASD 检查是可靠的（Robins 等，2014）。尽管早在 2 岁时就能明确地捕捉到 ASD 症状的表现，但仍有许多儿童直到数年后才被确诊，这就限制了 ASD 儿童获得适当早期干预的机会（Moore 和 Goodson，2003）。那些与幼儿一起工作的人员，如 SLP、SLP 助理、早期教育专家等，可能在帮助识别有 ASD 症状的儿童、将他们转诊进行下一步的评估，以及倡导他们接受适当的干预等方面发挥了关键作用（Swineford，2017）。总的来说，研究清楚地表明，我们迫切需要将早期识别与早期治疗紧密地连接起来（Crais 和 Watson，2013）。

那么，一个儿童如何得到恰当的评估？哪些人适合实施这些评估呢？具体的"怎么做"可能因环境而异。恰当评估应包括通过各种正式和非正式的评估方式进行全面评估，以确保在不同环境和评估者之间症状学的一致性。评估应由专门接受过儿童发育学和 ASD 等专业知识培训的专业人员来实施，因为并非所有专业人员都有过 ASD 的专业受训经历。合格的专业人员应该具有以证明其有诊断 ASD 能力的资格证书、执照和经验。

作为有超过 20 年与 ASD 患者工作经验的言语语言病理学家，在与 ASD 个体接触时，我们经常看到以下两种可能性之一。

①家长自己担心的同时也在积极寻求答案。尽管他们可能对 ASD 并不完全怀疑。这些照顾者可能注意到孩子存在言语和语言方面的延迟，或者有另一个患有 ASD 的孩子，或者有沟通延迟的家族史。

②家长没有直接的担忧，但她们一直在寻找反驳担忧者的依据。也许他们的儿科医生已经提出了一些问题，或者他们担任幼教的亲戚已经建议她们带孩子进行评估。

根据我们的经验，这两组家庭会用非常不同的术语和内容来描述相同的行为，尽管他们可能在描述相同的行为。回顾第 1 章内容，ASD 的诊断标准主要有两大关键点：社交沟通缺陷与限制和重复行为。症状必须在儿童早期出现，尽管它们可能随着社交沟通需求的变化直到患者发展到一定程度才表现出临床意义。不同 ASD 案例之间可能看起来差别很大，因为它历来被认为是一种具有广泛症状表现的谱系障碍。需要依靠行为评估和鉴别诊断来评定 ASD，通过临床观察和正式评估，并结合照顾者提供的资料进行评估准备。还要从整体上关注其他可能提示 ASD 的方面，如早期重复玩弄物品、对社交线索的低敏感度，以及非典型运动发育，这些都可能是 ASD 的征象，需要引起关注（Zwaigenbaum 等，2015）。

父母报告的差异让人感到棘手。父母可能会以各种方式来描述孩子的行为。这就是为什么除了临床观察和标准化测试来准确诊断，还需要获得各种照顾者的报告资料的重要性。一些家长报告的关注点的示例见图 2−1。

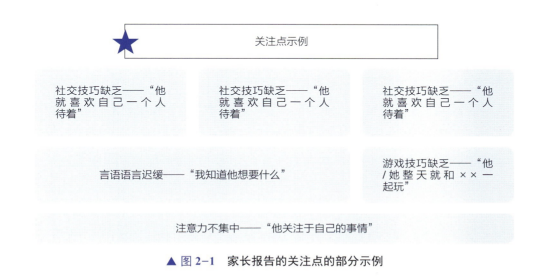

▲ 图 2−1 家长报告的关注点的部分示例

主动学习任务

　　照顾者还会如何描述常见的 ASD 症状呢？请至少提供 2 种你可能从父母那里听到的可能与 ASD 相关的陈述。

一、孤独谱系障碍和文化及语言多样性的评估

当涉及恰当的诊断时，家长报告信息的差异性至关重要。如 ASD 这样的神经发育性障碍，依赖于以行为表现为准的诊断标准。然而这些标准会受到文化价值观和期望的强烈影响（Norbury 和 Sparks，2013）。文化和（或）语言不同的父母在父母报告中可能会有差异。所有领域的临床医生必须具有可有效区分父母报告的差异的深厚文化功底，从而提高诊断的准确率。有色人种儿童被确诊为

ASD 比白种人儿童更晚。通常，非洲裔美国儿童在后期被确诊为 ASD 前，经常会被误诊为行为问题（Mandell 等，2010）。这些诊断可能反映评估人员在行为观察上的种族偏见和文化功底的缺乏，这将妨碍评估人员恰当解释父母报告。误诊将影响这些儿童及时接受有效治疗的时机。误诊可能会阻止这些儿童在早期接受能促进最佳生活结局的针对性治疗。因此，关键的是要教育所有干预人员意识到那些可能对其临床判断产生不利影响的文化偏见。同时，加强宣传来帮助家庭能有效地为有特殊需要的孩子寻找所要的服务。

有证据表明，除经济地位和语言背景等因素外，种族和民族也与 ASD 家庭服务的差异有关（Nguyen 等，2016；Wiley，2016）。文化差异可能会阻碍父母为他们的孩子提供必要的服务。例如，日本文化非常重视融合和尊重规则及资历，即使他们不同意，他们也不会对干预计划提出不同意见（Kayama，2010；Seung，2013）。除提高对 ASD 的认识以减少病耻感外，研究人员还强调了在资源匮乏地区对文化进行恰当评估显得重要且有效（Wang 等，2019）。

西班牙裔移民母亲对 ASD 和发育里程碑的先入为主的观念，可能是早期诊断和治疗的障碍（Ijalba，2016）。拉丁美洲裔父母在 ASD 诊断中存在各种障碍，除了经常令人困惑的诊断过程，还包括对 ASD 的有限认知、拉丁美洲裔社区对残疾的耻辱、有限的英语水平、获得医疗保健服务的困难（Zuckerman 等，2014）。研究显示，非洲裔美国人群和西班牙裔人群在 ASD 诊断上，以及在获得干预服务方面具有差异（Keller-Bell，2017）。此外，在 ASD 研究中非洲裔美国人的代表性不足问题也被人们认识到，如 ASD 基因研究中的代表性不足（Hilton等，2010）。在许多文化中，对 ASD 的认知和正确知识的不足。例如，一项对沙特阿拉伯人的调查研究显示，许多受访者知道 ASD，但了解的知识却有限，甚至错误地将其比作智力迟钝（Alsehemi 等，2017）。

民族志访谈（译者注：人类学研究的一种方法）可能是对来自不同背景的家庭进行调查的最佳方法。使用开放式问话的方法，要比是或否回答的封闭式问话可能会产生更具描述性的答案，这些答案能收集到更多有关来访者参与的信息（Westby 等，2003）。同时，由于评估还涉及对家庭的咨询，开始干预前考虑文化价值很重要。通过这样的评估，可以提供与家庭的观点保持一致的本土化干预方案，而不仅仅是采用常被誉为最佳方案，但在不同文化群体中却很少应用的循证方法（Ravindran 和 Myers，2012）。

主动学习任务

研究一篇关注文化多样化和语言多样化群体及 ASD 个案同行评议的期刊文献。你未来将如何调整临床实践，以便更好地满足文化多样化和语言多样化的 ASD 家庭的需求？完成任务后，组建小组对研究结果和临床方法进行讨论。

（一）鉴别诊断

能够将 ASD 与其他疾病区分开来很重要。正确诊断是恰当干预的关键。ASD 通常会呈现出其他疾病的症状特征，这就是为什么正确诊断需要训练有素的专业人员团队，他们对典型的发展里程碑和各种障碍有广泛的了解，可以有效地排除其他诊断（图 2-2）。

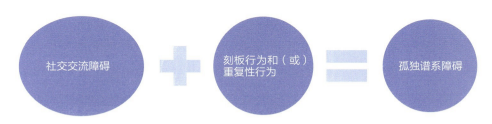

▲ 图 2-2　孤独谱系障碍的两个关键诊断标准

诊断 ASD 的关键是不能用其他疾病诊断更好地解释患者出现的症状。因此，认识到其他可能更能解释这些症状的障碍是重要的，而不是仅仅诊断为 ASD。例如，儿童听力障碍的表现可能在对名字反应不佳、语言能力下降方面与 ASD 类似，排除听力障碍以帮助防止误诊至关重要。

（二）除孤独谱系障碍之外的其他诊断

注意缺陷多动障碍（attention-deficit/hyperactivity disorder，ADHD）的主要诊断标准是注意力不集中和冲动，从亚型角度去看，它还可以分为注意缺陷为主型、多动冲动为主型和混合型。由于症状的叠加出现，经常会被混淆为 ASD，特别是在语言能力很强的 ASD 个体中。例如，ASD 患者在谈话中保持话题的困难可能与 ADHD 患者在谈话中表现出不认真倾听或容易分散注意力的表现相似。

语言发育迟缓在儿童早期也表现为表达性语言迟缓。这些儿童的表现与 ASD 儿童相似，因为两者都可能表现出对互动的兴趣较低，眼神对视较差。然而，与 ASD 相比，语言发育迟缓的儿童可以表现出更多的假装游戏技能和手势的使用（Paul 等，2008）。

强迫症（obsessive-compulsive disorder，OCD）的诊断标准是强迫观念或强迫行为，或两者兼而有之。强迫行为的例子包括以僵化的方式进行重复性行为，这可能被误解为 ASD 中存在的刻板行为和（或）重复性行为。

Rett 综合征是一种以认知、运动和社交缺陷为典型特征的神经系统疾病。与 ASD 不同的是，它主要影响女孩，与特定的基因突变有关，尽管它的临床表现被指与 ASD 相似（Cosentino 等，2019）。

社交沟通障碍或社交语用障碍被定义为在使用语言和非语言进行社交沟通方面持续存在困难，导致在有效沟通、社会参与、人际关系、学业成就和（或）职业成就等方面存在功能缺陷。与 ASD 类似，社交沟通障碍的症状必须在早期发育阶段出现，且症状不能用其他疾病更好地解释。这种障碍的表现与 ASD 高度相似，但记住，ASD 还必须包括刻板性和（或）重复性行为的存在。

主动学习任务

参见以下 DSM-Ⅴ 诊断标准，进一步了解社交语用障碍的诊断标准。这种诊断与 ASD 的诊断有何不同？一个对诊断标准没有足够了解的人，如何可能将 ASD 患者误诊为社交语用障碍患者？

社会交往沟通的缺陷	改变沟通方式以适应语境或听者需求的能力受损
难以理解没有明确陈述和非字面或模棱两可的语言含义	难以遵循谈话和讲故事的规则

（三）孤独谱系障碍诊断团队

ASD 诊断团队可以由不同的专业人员组成，如果评估结果表明需要干预，这个团队可能比临床服务团队要小。基于团队的 ASD 诊断，就要整合不同的观察结果，调和对症状认识上的差异。在理想的评估中，团队的所有成员都会记录到一些常见的表现，如对名字缺乏反应、缺乏共同注意力、缺乏游戏技能和缺乏社交参与。以下是团队中会出现的一些成员。

听力学家专门从事听力诊断，并提供支持，以弥补听力缺陷的部分。ASD 的许多表现，如对名字的反应不一致或明显缺乏社交互动，可能导致与听力障碍相混淆（Camarata，2013）。听力学家可以帮助排除听力障碍并做出恰当的诊断，有听力损失的孩子需要的干预手段与 ASD 干预截然不同。对听力损失进行适当的早期干预可以促进言语和语言发展，并达到最佳效果。

主要照顾者是与孩子相处时间最多的人。他们可以是亲生父母、祖父母、养父母，或者任何对孩子整个成长承担了主要责任的成人。专业人士可能在他们各自的领域有专业知识，但家庭成员才是孩子的真正专家！父母或主要照顾者提供有关儿童和家庭的重要背景信息，有助于鉴别诊断。在与照顾者面谈中需要收集的关键信息包括孩子的医疗史（出生史、既往诊断等）、言语和语言里程碑（第一个单词、游戏水平、社会互动等）、粗大运动发育（爬行、行走等）及当前的功能水平。在与照顾者面谈中，你可以问的最重要的问题是"你担心什么"。专业人员在与照顾者访谈过程中必须表现出一定文化理解能力，这对于恰当理解父母的报告显得更重要。由于诊断过程非常重要，必须考虑到不以英语为母语的照顾者。使用口译员或其他语言和文化中介人，对于获得准确的信息并更好地进行评估至关重要。

言语语言病理学家（speech-language pathologists，SLP）专门研究包括感受性和表达性语言及技能，以及喂养和语用技能在内的沟通障碍。ASD评估必须包括正式和非正式的言语和语言评估。一名言语语言助理需要接受典型的言语和语言里程碑方面的广泛知识培训。评估将包括：①儿童是否表现出迟缓；②这些迟缓是否呈现出表达性或接受性的语言困难，或两者兼而有之；③与正常发育的同龄人相比，这些迟缓有多严重。如果孩子接触的语言不仅限于英语，那么进行双语评估是重要的，这需要有双语SLP，或者受过适当培训的SLP助手，再或者口译员在评估期间提供支持，以帮助排除语言差异引起的障碍。

神经发育儿科医生是在发育行为儿科接受过专门培训的临床医生。这种专门的培训和认证不同于一般的儿科医生，儿科医生负责孩子的身体健康。儿科医生可能更关注典型的发展，因为美国儿科协会建议所有儿童在18月龄和24月龄就诊时接受ASD筛查，根据筛查结果来决定是否需要转诊给具有ASD鉴别诊断专业知识的发育儿科医生。

神经发育心理学家在ASD评估方面受过专门训练，是精通儿童发展的专业人士。他们通常接受过使用ASD特定评估工具的培训，如M-CHAT-R/S、儿童孤独症评定量表第2版（CARS-2）、孤独症诊断访谈修订版（ADI-R）和孤独症诊断观察量表第2版（ADOS-2）。为了恰当地识别非典型发育，这些专业人员应该具有丰富的儿童工作经验，对典型发育过程有正确的理解。

为了可以排除其他诊断并恰当地评估ASD，除上面提到的专业人员外，还可能涉及其他各类专业人员。如果需要，口译员将是评估小组的重要成员，这样家庭就可以充分参与评估过程（图2-3）。

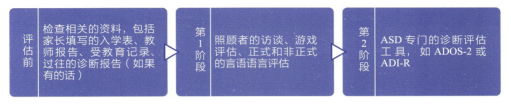

| 评估前 | 检查相关的资料，包括家长填写的入学表、教师报告、受教育记录、过往的诊断报告（如果有的话） | 第1阶段 | 照顾者的访谈、游戏评估、正式和非正式的言语语言评估 | 第2阶段 | ASD 专门的诊断评估工具，如 ADOS-2 或 ADI-R |

▲ 图 2-3　孤独谱系障碍（ASD）的评估过程

治疗金语

干预者的工作目标是为家长提供适当的信息，帮助他们了解评估过程。在进行评估时，特别是如果家庭有对 ASD 诊断的担忧，可以鼓励家长直接询问评估者关于他们与 ASD 患儿打交道的经验。这种经验应该包括具有研究生的教育水平、培训经验、认证和临床实践经验。所有专业人士都应该鼓励家庭与评估者间进行透明化的信息传递。

二、评估工具

（一）孤独谱系障碍特有的正式筛查和评估

表 2-1 列出了一些在 ASD 评估中常用的正式和非正式评估工具，这个列表并不详尽。评估方法应包括语言样本，命名和模仿任务，以及对言语、语言和行为特征的全面分析（Broome 等，2017）。在筛查工具中，有证据表明，M-CHAT-R/F、第 1 年调查表和量化的婴幼儿孤独症筛查量表（Q-CHAT）等工具对卫生保健专

表 2-1　ASD 筛查工具

工 具	目 标
筛查工具	帮助确定是否需要进一步评估
改良的婴幼儿孤独症筛查量表，修订版（M-CHAT）	呈现孩子的问题行为，它将提供孤独谱系障碍（ASD）风险指标，与专业人员分享，并告知是否需要进行正式评估。这种筛查工具容易获取，适用于照护者或任何怀疑他们的孩子患有 ASD 的家长
沟通和象征性行为发展量表	有助于确定是否需要进行正式的评估。婴幼儿检查清单很容易获取，鼓励在婴儿的第 1 年例行体检中作为常规工具进行评估，以帮助确定儿童是否有 ASD 的风险

（续表）

工　具	目　标
标准化的评估	**提供正式诊断的组成部分**
孤独症诊断观察量表第 2 版（ADOS-2）	与患者一起进行，可以确定 ASD 症状的严重程度并帮助确定治疗计划。此评估适用于从最低语言水平到语言流利的儿童和成人。此外，还有一个针对幼儿的评估版本。提倡开展专门的测试培训，通常包括多日系列培训
孤独症诊断访谈量表修订版（ADI-R）	对正在接受 ASD 评估的来访者的父母进行，信息完全从照顾者访谈中收集
儿童孤独症评分量表，第 2 版（CARS-2）	有助于识别 ASD 和症状严重程度的评估
Gilliam 孤独症评分量表，第 3 版（GARS-3）	有助于识别 ASD、严重程度，并确定适当的干预方法

业人员早期识别 ASD 很有帮助（Petrocchi 等，2020）。对于高风险的幼儿，如那些有已被诊断为 ASD 同胞的儿童，类似系统观察预警这样的筛查工具已经被证明对 ASD 具有相当的区分度、特异度和灵敏度（Pileggi 等，2021）。

其中一些工具有不同语言版本。除培训语言外，评估工具还应由接受过标准化评估管理方面系统培训的专业人员进行管理。

（二）全面正式评估

除了针对 ASD 评估，还应该进行其他评估以全面了解来访者的优势和劣势。虽然指南因环境和地点而异，但我们强烈建议至少使用 3 种不同的标准化方法及非正式评估来协助诊断 ASD。在可能的情况下，应对儿童的言语和语言能力进行正式评估，以便与同龄儿童进行比较。这种评估将提供百分位排名、同龄等值和标准化分数。其中一些评估可能包括表 2-2 所示的评估。

三、非正式评估

除具有标准化分数和截止值的正式评估之外，非正式评估也是一种有价值的工具，不应被排除在评估过程之外（表 2-3）。虽然有许多不同的潜在评估方法，

表 2-2　核心评估工具

名　称	目　标
Rossetti 婴幼儿语言量表	该量表并不是参照规范标准进行，所以它的语言量表不会将儿童与同龄人进行比较，但它允许测试者评估被试者行为的掌握程度。该量表评估 3 岁以下儿童的沟通和互动技能，包括互动依恋、语用学、手势、游戏、语言理解和语言表达。对于那些标准化的正式评估不太适用的多样化来访者群体，使用以特定标准为基准的评估方法可能更适合他们的独特需求
学前语言量表，第 5 版（PLS-5）	这项语言评估适用于从出生到 7 岁 11 个月的儿童，包括语前技能。识别表达和接受语言技能是孤独谱系障碍（ASD）评估的关键组成部分。这个正式的评估也有西班牙语版本
口语综合评估，第 2 版（CASL-2）	这个口语测试适用于 3—21 岁的对象。有许多单独的子测试可以用来评估以下领域的技能：词汇或语义、语用、句法和超语言
差别能力量表 – Ⅱ（DAS–Ⅱ）	该量表将评估处理能力和认知能力，以帮助识别学习障碍和智力障碍。这可能有助于排除其他疾病或共病的诊断，如 ASD 伴智力障碍。有西班牙语翻译版
Mullen 早期学习量表	这项评估将评估表达语言技能和接受语言技能，以及运动技能（精细和大运动）

表 2-3　非正式评估

非正式评估	目　的
语言样本分析（LSA）	除了正式的评估，评估孩子在自然环境下使用语言的能力也很重要。LSA 可以通过开放式问题、绘本和（或）适当的游戏等方式获得。评估者需要注意到语言的多样性、语用技巧、句法复杂性和平均话语长度
游戏能力评估	因为孤独谱系障碍患者在这方面的能力经常是受损的，所以需要评估他们的游戏技能。评估者应该关注目光交流、手势使用、游戏水平、社交主动性、适当的玩具游戏、对共同注意力的反应，以及游戏行为的发起
家长访谈	家长是评估的关键组成部分。他们应该提供发育史的信息，以及表达他们对孩子当前功能的担忧

（续表）

非正式评估	目　的
自然情境下的观察	在自然环境中观察儿童可能并不总是可行的，但环境是全面评估的一个很有帮助的组成部分。对于年幼的儿童，可能需要在孩子家里或其他熟悉的环境中进行观察。对于大一点的孩子，学校的观察可以表明，他们在学习环境中是如何与同龄人互动的
回顾记录	这包括对过往评估和报告的回溯。理想情况下，报告记录应该呈现类似的发现，并指出社会沟通缺陷及限制和（或）重复行为的存在

但需要特别注意的是，不能只用一种单一的测试或评估来诊断 ASD，因为正式的诊断严重依赖于父母和照顾者的报告和行为观察。应使用不同的工具和评估人员来确认报告的一致性。简而言之，应该在不同的环境、背景、信息提供者和评估者之间识别行为表现。

四、性别差异

ASD 首次被"发现"以来，在诊断率上就存在着明显的性别差异。研究人员发现，男女比例为 3∶1，这表明诊断标准比之前假设的更接近，女孩存在因性别偏见而面临无法接受有针对性干预的风险（Looms 等，2017）。

如图 2-4 所示，目前 ASD 的诊断率仍然是男孩多于女孩。研究人员承认女孩可能表现出与男孩不同的 ASD 症状，事实上，因为她们没有表现出更经典和更明显的特征，所以被漏诊（Dean 等，2017）。ASD 从性别差异的更长远影响来看，ASD 男孩与没有 ASD 男孩和有（或）没有 ASD 女孩相比，寻求友谊的社会动机更小（Sedgewick 等，2016）。Dworzynski 等（2012）得出结论，在没有

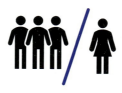

▲ 图 2-4　孤独谱系障碍的性别差异，男孩患病率高于女孩

伴随行为或智力问题的情况下，女孩比男孩更难满足 ASD 的诊断标准，这表明在诊断中存在性别偏差。

　　研究表明，女孩可能比男孩更擅长伪装，这可能会导致诊断减少（Mandy，2019）。患有 ASD 的学龄期女孩可能会表现出伪装行为，如在任务之间快速切换，而不是在男孩身上观察到的更明显的社会孤立和独自玩耍。此外还有语言伪装特征，比如在谈话中使用填充语和停顿（Dean 等，2017；Parish-Morris 等，2017）。越来越多的证据表明，患有 ASD 的女孩可能更难与正常发育的同龄人区分开来。研究显示，患有 ASD 的女孩和没有 ASD 的女孩有着相似的友谊和社交经历，尽管患有 ASD 的女孩报告更多的冲突且更难以有效地解决冲突（Sedgewick 等，2019）。在幼儿中，被诊断患有 ASD 的学龄前女孩比患有 ASD 的学龄前男孩有更严重的社会沟通缺陷（Ros-Demarize 等，2020）。到了青春期，ASD 女孩比 ASD 男孩的社会反应测试呈现出更严重的症状，而 ASD 男孩比 ASD 女孩在 ASD 标准化测试中表现的限制性和重复性的得分更高（Katt 等，2021）。当你注意到 ASD 的潜在症状并决定是否需要转诊时，你应该意识到女孩特有的细微差别。

评估 ASD 女孩的关键因素

- 在接近和真正持续的社会参与之间进行区分：女孩可能会从一个任务"切换"到另一个任务，所以她们不会轻易到另一个任务，所以她们不会轻易表现出孤独，然而，她们缺乏持续的交谈或与同伴玩耍。
- 注意谈话的适当性：女孩可能在适合年龄的话题上表现出高度的语言技能，但在谈话中缺乏典型的灵活性和话题转换。
- 家长报告的信息：女孩可能擅长在学校等要求社交的场合伪装自己，但在其他场合就不会出现，比如在家里和父母在一起时。由于文化上的性别角色，这种行为可能会错误地被认为是"情绪化"。

五、共病

虽然一个来访者可能有 ASD 的初步诊断，但需要注意的是，一些来访者除 ASD 之外还可能表现出其他障碍的症状。并不是所有的病例都存在共病，但 ASD 的一些附加诊断增加了共病的发生率。例如，在某些情况下，个案额外的智力障碍诊断可能是有必要的，并且可以用于解释为什么一些患者对干预的反应效果不明显。ASD 的一些共病已被确定，包括以下内容。

- 焦虑障碍和抑郁障碍。
- 注意缺陷多动障碍（attention deficit hyperactivity disorder，ADHD）。
- 强迫症（obsessive-compulsive disorder，OCD）。
- 睡眠障碍。
- 胃肠道问题。
- 癫痫。

认识到共病能允许干预者确定共病如何影响发育，共病可能会对言语和语言的进展产生不利影响（Chenausky 等，2021）。随着对共病的评估和干预的建议提出，对共病患病率和意义的研究也在不断改进。例如，对于同时患有 ASD 和言语障碍的病例，使用具体且循证的、同时针对这两种疾病的干预，显示的结果参差不齐，并需要持续的评估以确定有效性（Beiting 和 Maas，2021）。因此，强烈鼓励干预者及时了解最新的文献，以最好的治疗方案来为来访者服务。

Steven Shore 博士的格言"如果你见过一个 ASD 患者，那么你就只是见过一个 ASD 患者"。在考虑到 ASD 症状伴随的共病情况时，这句话变得更加贴切。因为 ASD 加上共病的存在可能会导致不同病例症状的显著差别。在任何情况下，全面的、以患者为中心的护理都很重要。优先考虑家长的担忧和孩子的学习需求，同时也要考虑长期的影响。在适当的时候转诊给专家。在治疗患有 ASD 和其他共病的患者时，重要的是干预者不仅要考虑患者的整体需求，也必须考虑所有的诊断和治疗条件。最重要的问题始终是为来访者提供最佳服务，支持他们的诊断和干预需求。

主动学习任务

- 在阅读以下简短的新闻杂志文章后，讨论患有 ASD 和共病的儿童与仅患有 ASD 的儿童有何不同。
- ASD 儿童胃肠道症状更常见。The ASHA Leader,2014,19(7),13. https:// doi.org/10.1044/ leader.RIB2.19072014.13.
- ASD 和听力受损双重诊断。TheASHA Leader, 2018, 23(4), 20–21. https: // doi. org/10.1044/leader.AEA.23042018.20.

六、临床应用

在现实世界中，ASD 评估会是什么样子？以下是我们在临床环境中如何一步一步进行 ASD 全面评估的具体操作方法。

评估是从患者进入诊室开始，对吗？一点也不对！评估在来访者到达之前就开始了。查看来访者的信息表，包括之前的评估、老师的报告和教育记录、来访者的登记表格。根据先前的评估来了解来访者的情况，并在报告中找出一致性。家长是否报告说来访者"他很难说出想要什么"，而他的幼儿园老师却说："他经常发脾气！"上述情况便显示出相似性。从不同关注点上找出不同的行为特征，这便是你要做的工作。同样，你可能会寻找报告之间不一致的地方。例如，可能会看到父母在登记表格上的报告，他们"没有担心，但需要医生一个评估。"这就提供了重要的信息。我们将需要去探索这两个视角的对立性。

我们收到的差异最大的报告之一是怎样的呢？一位 4 岁男孩的单亲母亲表示没有任何担心。她为什么来做评估？当她和儿子在星巴克时，一位顾客评论道："哦，作为一个 ASD 男孩，他的话太多了！他去哪里接受语言治疗了？"是的，这样的情况发生了。经过评估，孩子确实符合 ASD 的诊断标准，但这位母亲从来没有担心过孩子的发展，因为她认为 ASD 只会发生在"不会说话的孩子"身上。

如果来访者在预约之前没有发送相关的病例记录，我们会要求他们提前到达，并在他们进入房间之前将需要录入的表格文件交给家长完成。评估从家长进门的那一刻就开始了（有时是在停车场，如果我们看到他们走过来）。开始倾听他们的言语表达、非典型的声音表现，以及来访者如何与家人互动。我们观察他们在被打招呼时的反应。我们甚至在他们完成文书工作的时候让门开着，顺便听听他们在候诊室里的互动。所有这些都是关键的非正式数据。

当来访者进来时，我们通常会从与来访者的非正式评估开始，无论年龄如何。一般来说，我们认为建立融洽的关系是有帮助的，这样来访者和其家人与你在一起时会感到舒适。作为经验丰富的评估人员，我们可以相对较快地完成这项工作。对于新手临床医生来说，这可能更具挑战性，这是一种需要反复练习的技能。人际交往能力是干预领域的重要基础。就个人而言，我们喜欢评估的这一部分。我们可以展示自己的个性，让人们放松警惕并感到自在。在诊疗室，当来访者这样做时，你几乎可以感觉到房间里的不同。他们松了一口气。他们笑了，他们慢慢地放松地坐在椅子上。那么你该怎么做呢？大多数情况下，你要专注于他们，保证你是亲切的、有能力的，我们希望这不是遥不可及的，所以这应该很容易！微笑着欢迎他们进入你的诊疗室。

适当进行闲聊。如果一切顺利，简单地说一句"外面天气真好"或"我不敢相信还在下雪！"也可以达到目的。我们经常注意到服装。来访者的父母穿着湖人队的球衣吗？开始评论昨晚的游戏吗？这个孩子手里拿着超级英雄玩具吗？开始聊这个话题吧！这种方法有助于建立良好的关系并收集非正式数据，那么您想收集什么样的非正式信息数据呢？在其他数据中，您可能需要探索类似于下面的检核表的项目。

上述非正式信息可以与正式评估结果及照顾者的报告结果进行比较。研究表明，自然语言的样本显示比标准化评估（如 ADOS-2）中展示的技能更能代表语言技能（Kover 等，2014）。因此，非正式评估（如自然语言样本和独立于正式评估的游戏观察）产生的信息很重要。你要再一次判断它们的一致性。总的来说，我们可能会根据孩子的年龄、临床特征、语言水平和参与情况分配 20～30分钟的时间来进行评估。

治疗金语		

患者姓名:_____

治疗师姓名:_____

评估范围	是 / 否	备　注
对年幼来访者进行行为观察 • 孩子表现出情绪调节技能吗? • 孩子是否会进入诊室? • 孩子是否会完成任务或经常需要别人的指示? • 孩子是否参与展示活动或需要强化和积极的行为支持? **对年幼来访者进行游戏观察** • 来访者表现出什么样的游戏水平? • 孩子是否开始独立玩耍? 如果不是,孩子对玩的要求是否有回应? 是否有模仿行为? • 在游戏过程中,孩子是否有目光交流或者语言交流能力? **接受性语言** • 孩子是否遵循指示? 一步? 两步? 多步? • 孩子能表现出简单的理解吗? 对简单的问题如"什么? 在哪里? 谁? "的理解是什么? • 孩子是否会自发地对提出的问题做出反应? 还是说他们只在你也使用手势或强迫做出选择时,才有反应? **表达性语言** • 孩子会问你问题吗? • 孩子会口头回答吗? 用手势或动作表示吗? • 对于口头回答,句子的平均长度是多少个字词? • 孩子是否能将目光交流、面部表情和手势与口头表达整合起来?		

　　缺乏语言表达能力往往是促使家长寻求评估的早期问题,因此应完成正式的语言评估。一个孩子可能只有语言迟缓而没有 ASD。同样,一个没有语言障碍的孩子也可能患有 ASD。因此,进行全面的语言评估至关重要。我们将根据儿童的年龄和语言水平的初步印象来选择评估类型。通常,年龄较小的孩子会在基于游戏的标准化评估中配合得更好,如学前语言量表第 5 版(PLS-5),而

语言能力较强的年龄较大的孩子可在需要更多表达能力的评估中展现他们的技能，如口语综合评估第 2 版（CASL-2）、语言基础的临床评估第 5 版（CELF-5）或口语和书面语言量表第 2 版（OWLS-2）。具有各种语言技能的孩子可以从标准化的接受性和表达性词汇测试中受益，也可以帮助全面了解孩子的语言能力。

照顾者咨询

在评估结束后，以为照顾者提供适当咨询的方式结束评估过程，这可能具有挑战性。通常，专业人士在如何成功传递坏消息方面没有接受过足够的培训，这可能会从职业生涯的开始就带来情感负担（Gold 和 Gold，2018）。在 ASD 评估之后，对照顾者的咨询应包括最初印象，以及父母可以在家里做些什么来提高现有技能的建议。牢记灵活传递信息软技能的重要性，包括说些什么和怎么说。这个关键时刻往往会给父母留下持久的印象，并为他们对医疗保健专业人员和临床服务的看法定下基调。干预者应当考虑与沟通障碍和 ASD 等其他残疾相关的情感和悲伤问题（Spillers，2007）。要做的事情包括以下内容。

- 积极引导：包括孩子做得很好的事情和（或）肯定父母寻求评估。例如，"他做得很好！"或"我很高兴你们都约了时间来说出你们的担忧。我知道有时候很难做到这一点。"

- 小心地传达"坏消息"："他的表现在第一个百分位数，严重受损"听起来很严峻和消极，而"他的表现不如他的同龄人，所以我们想让他得到他需要的支持来提高他的能力"听起来更加积极和肯定。

- 提供可以在家里立即使用的积极策略：包括直接或间接的语言示范、读书或更多的社交时间。向父母展示如何做这些事情，然后让他们演示给你看，这样你就可以确认他们理解了。这一点尤其重要，因为当家庭寻求服务时，诊断与治疗之间往往会有延迟。在等待开始治疗的阶段，在家里做一些干预是有益的。

- 以希望结束：可以是一些很简单的事情，例如"早期干预已经证明可以帮助孩子取得更大的进步，所以我相信我们可以提供帮助。"你可以提供家长与其他家长联系的机会，并提供家长可以在家里参阅的资源，以便他们有更多的时间来处理评估结果。

考虑一下肢体语言、目光交流和语气，临床结果可能会让家人感到困惑、抵触和（或）震惊。我们强烈建议使用角色扮演去帮助新专业人员学习如何恰当地为家庭提供咨询。

虽然没有单一的"正确方法"，但鼓励专业人士换位思考，使用家庭能够理解的语言，为问题留出空间，并清楚地解释来访者的临床进展和效果。重要的是，不要因为"坏消息"会让人感到不舒服而逃避。逃避对孩子和家庭都不利。注意到 ASD 的征象，适当地与父母分享这些担忧很重要，这样他们就可以寻求评估，并在必要时进行恰当的干预。

避免职业倦怠小贴士

- 自我照顾：照顾好自己的心理需求，这样才能给来访者最好的服务。花时间休息和专注于喜欢的事情，这样才能把工作做好。

- 积极心态：把注意力集中在所做事情中令人鼓舞的方面，尽管提醒他们残疾的这个行为可能是一个挑战，会让他们失望，但最终这是一件积极的事情，可以帮助他们得到他们需要的、有针对性的治疗。

- 互动反馈：相信自己能对来访者的生活产生积极影响。例如，在手机上有一个"接纳自我"备忘录，记录着与父母、学生和来访者值得纪念的瞬间。就像一个孩子在被确诊为 ASD 之前，曾被误诊为失语症，3 岁前不会说话，也没有进行干预。经过干预，2 年后，他的言语和语言能力达到了可以进入一所普通幼儿园的水平。类似的例子可以帮助我们渡过职业生涯中的困难时期。干预可能具有挑战性，但最终都是值得的。

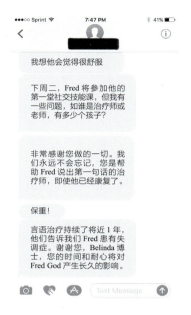

七、目标设定

评估应该自然地过渡到既定的有针对性的干预目标，解决观察到的缺陷，并遵循与年龄相适应的典型发展的期望。

主动学习任务

目标应写得足够清楚，以便他人能够识别。

- 考虑以下目标。他们是否通过了陌生人测试，任何人都能清楚地了解目标？
    - 目标 1：学生将学会使用规则的过去式动词。
    - 目标 2：学生将理解命令。
- 读完下面的部分，把上面的目标变成 SMART 目标。

什么是 SMART 目标

SMART 目标是具体的（specific）、可测量的（measurable）、可实现的（attainable）、有意义的（relevant）和有时间限制的（time bound）目标（Doran，1981）。

具体的 （specific）	目标应该被明确定义，这样更容易衡量。例如，"会使用与年龄相适应的词汇"可能过于笼统，无法客观衡量。什么是"与年龄相适应"？"我们怎么知道什么时候实现了目标？"相比之下，"能识别 10 种常见农场动物中的 9 种"更加具体，并允许干预者清楚地记录进展
可测量的 （measurable）	目标应该是客观的。制订客观的、可量化的目标是很重要的，这样随着时间的推移，进度就可以清晰地记录下来。目标可以通过如"X% 准确度""Y 次尝试中 X 次成功""X% 的一致性"等进行统计。此外，它们可能包括所需提示的数量，如"给予最小、中等、最大提示"或"给予最多一个口头提示"等
可实现的 （attainable）	目标应该能够合理地实现。每个孩子的目标可能看起来都不一样。例如，对于不会说话的孩子来说，一个无法实现的目标可能是"在 10 次尝试中，有 9 次能说出 4 个以上单词的句子。"这个目标可能无法实现，因为不会说话的孩子不太可能从无语言直接过渡到表达完整的句子。一个更容易实现的目标可能是"在给予适度提示后，在 10 个常用名词中能说出 5 个"。考虑到孩子的基本功能，这个目标可能更容易实现
有意义的 （relevant）	目标应该与来访者的需求和整体功能相关。例如，一个即将高中毕业的来访者的目标，不应该是认识农场里的动物。确切地说，目标应该涉及更实际的相关问题，例如，那些可以转化为职业技能的目标
有时间限制的 （time bound）	目标应该有一个预计的完成日期。有些人可能会这样写如"3 个月内……"或"按月 / 年"。在结束之前的时间内，进度记录可以被记录下来，目标可以被确定分类为"达到""未达到"或"正在进行中"

主动学习任务

让我们试着制订自己的干预目标。下文是对一名 39 月龄 ASD 患儿的基线描述，基于他目前的功能水平和年龄特征，以及您对典型的言语和语言习得的知识，制订干预目标。目标 4 是一个已经完成的例子。

设定目标后，与同事分享并获得反馈。

目标区域	目　标
接受性语言和听觉理解	目标 1 基线描述：他目前表现出遵循一步指令的能力。评估报告中没有观察到对大小和颜色等基本概念的理解。根据报告，能够理解一些介词如"在……里"和"在……上面"
表达性语言和延长平均句子长度	目标 2 基线描述：目前使用的是单字。结合发音、词语和手势进行交流
词汇量	目标 3 基线描述：不能命名或者指出至少 20 个物体或图片，但能够说出一些物体的名字，如身体部位
社交语言和语用学	目标 4 在结构化和非结构化任务中，会使用 1～2 个单词的话语来展示至少 4 种语用功能（发起或回应问候，对请求、抗议的评论，回答问题或提出要求，学会轮流或引起关注），通过数据收集，在 3 个连续的会话中给出适度的 3～4 次提示，准确率为 80%。 基线描述：结合手势和声音来提出要求。当需要帮助时，不会寻求他人的注意，也不会主动参与互动，只会指给照顾者看或拿东西给他们

八、总结

　　ASD 评估准则包括社交沟通能力下降、语言迟缓、限制和重复行为的存在，以及游戏和（或）谈话技能差。除 ASD 特定评估外，ASD 的评估应该包括各种正式和非正式的评估程序，非正式评估如语言样本分析、游戏评估、命名物品、模仿行为；正式的标准化评估包括感受性和表达性的词汇、语言和表达技巧。照顾者提供的背景信息起关键作用，以帮助确定来访者在自然环境中的行为。采用本土化方法来收集照顾者的信息，可以显示出满足不同家庭需求的文化优势。在不同文化和语言背景的家庭中，阻碍恰当诊断 ASD 的因素包括父母报告的差异、语言阻碍和因不考虑文化差异而不适当使用的评估工具。评估者可以是涉及

ASD 儿童方面的各种专业人员。在制订治疗目标时，应遵循 SMART 原则，即具体的、可测量的、有意义的、可实现的和有时间限制的。

测试题

1. 诊断 ASD 和社交语用障碍的关键区别在于以下哪项？

A. 沟通方面的挑战　　　　　　　　　B. 没有智力缺陷

C. 存在限制性和（或）重复性行为　　D. 心智理论困难

2. 判断题：ASD 的适当诊断应包括正式和非正式的评估措施。

3. 诊断团队可能包括哪些人？

A. 父母　　　　　　　　　　　　　　B. 言语语言病理学家

C. 应用行为分析师　　　　　　　　　D. 以上都是

4. 判断题：M-CHAT-R/F 是一种正式的标准化评估工具。

5. 判断题：任何对 ASD 的正式评估都应该包括正式的言语和语言评估。

6. 判断题：在评估期间，应进行正式的听力学评估以排除听力障碍，因为此症状可能与 ASD 的特征相似。

7. 判断题：ADOS-2 是一种非正式的 ASD 筛查工具。

8. 判断题：即使在儿童早期没有任何症状，ASD 也可能在以后的时间里被诊断出来。

9. SMART 的目标是？

A. 具体的、可测量的、无私的、现实的、有时间限制的

B. 具体的、可测量的、可实现的、有意义的、有时间限制的

C. 单一的、可监控的、可实现的、合理的、有时间限制的

D. 具体的、可监督的、可实现的、合理的、有时间限制的

10. 一名学生将目标从"使用更为丰富的语言"修改为"使用平均长度为 4 个词的句子来表达"，这是将目标修改为以下哪项？

A. 可测量的   B. 具体的

C. 时间限制的   D. 只有 A 和 B

参考文献

[1] Alsehemi, M., Abousaadah, M., Sairafi, R., and Jan, M. (2017). Public awareness of autism spectrum disorder. *Neurosciences (Riyadh)* 22 (3): 213-215.

[2] Beiting, M. and Maas, E. (2021). Autism-centered therapy for childhood apraxia of speech (ACT4CAS): a single-case experimental design study. *American Journal of Speech-Language Pathology* 30 (3S): 1525-1541.

[3] Beverly, B. and Matthews, L. (2021). Speech-language pathologist and parent perspectives on speech-language pathology services for children with autism spectrum disorders. *Focus on Autism and Other Developmental Disabilities* 36 (2): 121-132.

[4] Broome, K., McCabe, P., Docking, K., and Doble, M. (2017). A systematic review of speech assessments for children with autism spectrum disorder: recommendations for best practice. *American Journal of Speech-Language Pathology* 26 (3): 1011-1029.

[5] Camarata, S. (2013). Pediatric hearing impairment, autism, and autism spectrum disorder: implications for clinicians. *Perspectives on Hearing and Hearing Disorders in Childhood* 23 (1): 4-12.

[6] Chenausky, K., Brignell, A., Morgan, A. et al. (2021). A modeling-guided case study of disordered speech in minimally verbal children with autism spectrum disorder. *American Journal of Speech-Language Pathology* 30 (3S): 1542-1557.

[7] Cosentino, L., Vigli, D., Franchi, F. et al. (2019). Rett syndrome before regression: a time window of overlooked opportunities for diagnosis and intervention. *Neuroscience and Biobehavioral Reviews* 107: 115-135.

[8] Crais, E. and Watson, L. (2013). Challenges and opportunities in early identification and intervention for children at-risk for autism spectrum disorders. *International Journal of Speech-Language Pathology* 16 (1): 23-29.

[9] Dean, M., Harwood, R., and Kasari, C. (2017). The art of camouflage: gender differences in the social behavior of girls and boys with autism spectrum disorder. *Autism* 21(6): 678-689.

[10] Doran, G.T. (1981). There's a S.M.A.R.T. way to write management's goals and objectives. *Management Review (AMA FORUM)* 70 (11): 35-36.

[11] Dworzynski, K., Ronald, A., Bolton, P., and Happe, F. (2012). How different are girls and boys above and below the diagnostic threshold for autism spectrum disorders? *Journal of the American Academy of Child and Adolescent Psychiatry* 51 (8): 788-797.

[12] Gold, R. and Gold, A. (2018). Delivering bad news: attitudes, feelings, and practice characteristics among speech-language pathologists. *American Journal of Speech-Language Pathology* 6 (27): 108-122.

[13] Hilton, C.L., Fitzgerald, R.T., Jackson, K.M. et al. (2010). Brief report: under-representation of African

Americans in autism genetic research: a rationale for inclusion of subjects representing diverse family structures. *Journal of Autism and Developmental Disorders* 40 (5): 633-639.

[14] Ijalba, E. (2016). Hispanic immigrant mothers of young children with autism spectrum disorders: how do they understand and cope with autism? *American Journal of Speech-Language Pathology* 25: 200-213.

[15] Katt, A., Shui, A., Ghods, S. et al. (2021). Sex differences in scores on standardized measures of autism symptoms: a multi-site integrative data analysis. *Journal of Child Psychology and Psychiatry* 62 (1): 97-106.

[16] Kayama, M. (2010). Parental experiences of children's disabilities and special education in the United States and Japan: implications for school social work. *Social Work* 55 (2): 117-125.

[17] Keller-Bell, Y. (2017). Disparities in the identification and diagnosis of autism spectrum disorder in culturally and linguistically diverse populations. *Perspectives of the ASHA Special Interest Groups* 2 (Part 3): 68-81.

[18] Kover, S., Davidson, M., Sindberg, H., and Weismer, S. (2014). Use of the ADOS for assessing spontaneous expressive language in young children with ASD: a comparison of sampling contexts. *Journal of Speech, Language, and Hearing Research* 57 (6): 2221-2233.

[19] Looms, R., Hull, L., and Mandy, W. (2017). What is the male-to-female ratio in autism spectrum disorder? A systematic review and meta-analysis. *Journal of the American Academy of Child and Adolescent Psychiatry* 56 (6): 466-474.

[20] Mandell, D., Ittenbach, R., Levy, S., and Pinto-Martin, J. (2010). Disparities in diagnoses received prior to a diagnosis of autism spectrum disorder. *Journal of Autism and Developmental Disorders* 37 (9): 1795-1802.

[21] Mandy, W. (2019). Social camouflaging in autism: Is it time to lose the mask? *Autism* 23 (8): 1879-1881.

[22] Moore, V. and Goodson, S. (2003). How well does early diagnosis of autism stand the test of time? *Autism* 7 (1): 47-63.

[23] Nguyen, C.T., Krakowiak, P., Hansen, R. et al. (2016). Sociodemographic disparities in intervention service utilization in families of children with autism spectrum disorder. *Journal of Autism and Developmental Disorders* 46 (12): 3729-3738.

[24] Norbury, C. and Sparks, A. (2013). Difference or disorder? Cultural issues in understanding neurodevelopmental disorders. *Developmental Psychology* 49 (1): 45-58.

[25] Parish-Morris, J., Liberman, M., Cieri, C. et al. (2017). Linguistic camouflage in girls with autism spectrum disorder. *Molecular Autism* 8: 48.

[26] Paul, R., Chawarska, K., and Volkmar, F. (2008). Differentiating ASD for DLD in toddlers. *Perspectives on Language Learning and Education* 15 (3): 101-111.

[27] Petrocchi, S., Levante, A., and Lecciso, F. (2020). Systematic review of level 1 and level 2 screening tools for autism spectrum disorders in toddlers. *Brain Sciences* 10 (3): 180.

[28] Pileggi, M., Brane, N., Bradshaw, J. et al. (2021). Early observation of red flags in 12-month old infant siblings later diagnosed with autism spectrum disorder. *American Journal of Speech-Language Pathology* 30 (4): 1846-1855.

[29] Ravindran, N. and Myers, B. (2012). Cultural influences on perceptions of health, illness, and disability: a review and focus on autism. *Journal of Child and Family Studies* 21 (2): 311-319.

[30] Robins, D.L., Casagrande, K., Barton, M. et al. (2014). Validation of the Modified Checklist for Autism in Toddlers, Revised with Follow-up (M-CHAT-R/F). *Pediatrics* 133 (1): 37-45.

[31] Ros-Demarize, R., Bradley, C., Kanne, S. et al. (2020). ASD symptoms in toddlers and preschoolers: an examination of sex differences. *Autism Research* 13 (1): 157-166.

[32] Sedgewick, F., Hill, V., Yates, R. et al. (2016). Gender differences in the social motivation and friendship experiences of autistic and non-autistic adolescents. *Journal of Autism and Developmental Disorders* 46: 1297-1306.

[33] Sedgewick, F., Hill, V., and Pellicano, E. (2019). "It's different for girls:" gender differences in the friendships and conflict of autistic and neurotypical adolescents. *Autism* 23 (5): 1119-1132.

[34] Seung, H. (2013). Cultural considerations in serving children with ASD and their families: Asian American perspective. *Perspectives on Language Learningand Education* 20 (1): 14-19.

[35] Spillers, C. (2007). An existential framework for understanding the counseling needs of clients. *American Journal of Speech-Language Pathology* 16 (3): 191-197.

[36] Swineford, L. (2017). Screening for ASD in toddlers: an update on recommendations and practices. *Perspectives of the ASHA Special Interest Groups* 2 (1): 5-10.

[37] Wang, J., Hedley, D., Bury, S., and Barbaro, J. (2019). A systematic review of screening tools for the detection of autism spectrum disorder in mainland China and surrounding regions. *Autism* 24 (2): 285-296.

[38] Westby, C., Burda, A., and Mehta, Z. (2003). Asking the right questions in the right ways: strategies for ethnographic interviewing. *The ASHA Leader* 8 (8): 4-17.

[39] Wiley, A.D. (2016). Unlocking disparity of services for Latino children with autism spectrum disorder: Are mothers the answer? Doctoral dissertation, Claremont Graduate University. Emeryville, CA: ProQuest Dissertations. doi: 10143608.

[40] Zuckerman, K., Sinche, B., Mejia, A. et al. (2014). Latino parents' perspectives on barriers to autism diagnosis. *Academic Pediatrics* 14 (3): 301-308.

[41] Zwaigenbaum, L., Bauman, M., Stone, W. et al. (2015). Early identification of autism spectrum disorder: recommendations for practice and research. *Pediatrics* 136 (Supplement 1): S10-S40.

拓展阅读

[1] Jiang, X., Matson, J., Cervantes, P. et al. (2017). Gastrointestinal issues in infants and children with autism and developmental delays. *Journal of Developmental and Physical Disabilities* 29: 407-417.

[2] Kanner, L. (1943). Autistic disturbances of affective contact. *The Nervous Child* 2: 217-250.

[3] La Buissonnière-Ariza, V., Wood, J.J., Kendall, P.C. et al. (2018). Presentation and correlates of hoarding behaviors in children with autism spectrum disorders and comorbid anxiety or obsessive-compulsive symptoms. *Journal of Autism and Developmental Disorders* 48: 4167-4178.

[4] Lord, C., Luyster, R.J., Gotham, K., and Guthrie, W. (2012a). *Autism Diagnostic Observation Schedule, Second Edition (ADOS-2) Manual* (Part Ⅱ): Toddler Module. Torrance, CA: Western Psychological Services.

[5] Lord, C., Rutter, M., DiLavore, P.C. et al. (2012b). *Autism Diagnostic Observation Schedule*, 2e. Torrance, CA: Western Psychological Services.

[6] Sannar, E., Palka, T., Beresford, C. et al. (2018). Sleep problems and their relationship to maladaptive behavior severity in psychiatrically hospitalized children with autism spectrum disorder (ASD). *Journal of Autism and Developmental Disorders* 48: 3720-3726.

[7] Sokolova, E., Oerlemans, A., Rommelse, N. et al. (2017). A casual and mediation analysis of the comorbidity between attention deficit hyperactivity disorder (ADHD) and autism spectrum disorder (ASD). *Journal of Autism and Developmental Disorders* 47: 1595-1604.

第3章 识别社交沟通挑战

Identifying Social Communication Challenges

邓莉芬　译

学习目标

通过阅读本章，干预人员将能够达到以下目标。

1. 列出 ASD 患者至少 5 种不同类型的社交沟通挑战。

2. 理解传统手势、工具性手势和描述性手势之间的区别。

3. 定义心理理论，并解释为什么说它是一项重要的社交沟通技巧。

4. 解释手势与语言发展之间的联系。

5. 设置至少 2 种不同的目标和治疗活动以提高 ASD 患者的社会沟通技能。

ASD 是一种在个体中表现差异较大的疾病。虽然患者的语言技能可表现为非言语表达到流利的口头表达，但社交挑战仍是 ASD 最持久的困难之一。对于那些未经干预的患者来说，挑战显而易见，甚至完全察觉不到。研究发现，ASD 女孩和男孩面临的社交挑战存在差异，因为 ASD 女孩似乎有独特的能力来掩饰她们的社交挑战，遭受更多的压力和焦虑（Allely，2019）。

社会沟通挑战也可能随着时间的推移而改变，并且可能在不同的环境中表现不同。因此，在评估中，评估师可以选择跨环境的方式进行评估，例如，在正式的医疗环境中，也可以在教室或课间休息时等自然环境中进行评估。这种综合的评估方法使评估师能够发现社交沟通挑战可能会在哪些环境下加剧，以及这些挑战如何对 ASD 患者的社会功能产生不利影响。

在回顾挑战之前，理解社交技能的发展至关重要。社交沟通就像语言、游戏技能和大肌肉运动的里程碑一样，在不同的阶段有不同水平的发展。重要的是社交技能不是一夜之间就发展起来的。相反，它们会随着时间的推移而逐渐发展和完善。一般来说，应该从整体的角度考量儿童在不同环境下的社交技能，包括与熟悉和不熟悉的成人和同龄人的交往。

所有儿童的发育都略有不同，典型发育有广泛的特征，应该考虑到个体之间的差异，仅仅缺乏一种特定的技能可能没有临床意义。因此，请记住可以通过从各种环境中探索缺失的关键技能，以期找到儿童发育落后的真正原因，例如，儿童的常见环境主要是家庭、社区和学校。作为临床医生，需要花较多的时间与父母或老师沟通，询问不同环境下的儿童技能发展水平，因为儿童在治疗室的表现可能与在家里或在学校的表现不同。在评估中，评估师总是问父母："这是他（她）的典型行为（技能）吗？"重要的是，一个疲倦或生病的孩子的表现与警觉或活跃时的表现迥异。准确了解孩子的情况至关重要，而不是只关注单一时刻的技能。表 3-1 为有美国言语语言听力协会（ASHA）总结的社交里程碑。

我们鼓励使用检查表来帮助确定关键的社交技能需求，特别是社交技能挑战在儿童发育过程中会发生变化。Simmons 等（2014）发现，耶鲁活体研究协议

表 3-1   美国言语语言听力协会总结的社交里程碑

儿童年龄（岁）	期望技能
0—1	• 喜欢看人脸和眼睛 • 比起其他声音，更喜欢人的声音 • 对人微笑 • 目光追随 • 参与成人的发声活动 • 通过发声来获得关注 • 展示共同注意技能 • 使用手势来表达需求和引起注意 • 玩一些简单的社交游戏，如躲猫猫
1—2	• 以分享为目的展示物品 • 通过手指和发声来提出要求 • 在别人说话的时候进行目光交流 • 有限地参与口头交流 • 整合语言输出和使用手势
2—3	• 表达基本情绪 • 介绍和改变话题 • 提供详细信息以加深理解

（续表）

儿童年龄（岁）	期望技能
3—4	• 使用语气词肯定他人的评论（如好、是） • 纠正不被理解的对话 • 适应不同听众的语言（例如，对年幼的孩子使用婴儿定向语）
4—5	• 展示心理理论（4岁前） • 使用更有效的语言来讨论感觉和情绪 • 快速地转移话题
＞5（学龄期）	• 通过增加会话次数来展示会话技能（维持和修复话题） • 表达观点采择（解读身体语言、面部表情和音调等） • 表达社会习俗，如礼貌

引自 ASHA and CDC guidelines as of 2020.

（Yale in Vivo Pragmatic Protocol）等措施可以有效区分 ASD 患者的具体实用主义挑战。最好通过观察 ASD 患者与主要照顾者或父母的交流过程来明确社交互动挑战，因为 ASD 患者可能在标准化评估等非情境化环境中表现得更好，在理论上有效地交流什么和该做什么，而他们在实践中表现出持续的困难，在社交场景中表现出执行力差。发育记录表如 Wetherby 和 Prizant（2002）的沟通和象征行为量表可能会有所帮助。

主动学习任务

寻找循证实践

美国言语语言听力协会（ASHA）将循证实践定义为实践者根据具体的实践情境，检索并选择与实践情境相关的最佳研究证据，再结合实践者通过培训获得的临床专业知识和经验，针对患者的具体特点，将三者结合起来，给予患者最佳的干预方案。

- 通过与学员交流和分享同行评议论文，找出应用在 ASD 患者临床干预中，解决社交挑战的科学证据。
- 将学员分成小组，每组至少搜索 2 篇关于社交挑战（目光交流、游戏等）的期刊论文，并向团队展示文献成果汇报。

一、文化差异论

文化差异也会导致来访者病情陈述的差异。临床医生在评估社交沟通技能时应考量文化因素。研究表明，文化变量会影响 ASD 患者的评估，因此临床医生需要意识到环境因素如何影响儿童的社会发展（Huang，2016）。Almehmadi 等（2020）意识到有必要去研究沙特阿拉伯 ASD 青少年的社交习惯，因为与主要进行 ASD 研究的英语国家相比，阿拉伯国家存在显著的文化差异，并在研究中提出了道歉和礼貌等社会行为中的关键文化差异。研究发现，加拿大和越南有听力损失儿童与没有听力损失儿童的家庭之间在听力状况方面没有显著的文化差异，但加拿大家庭比越南家庭表现出更多的对话轮次，这表明文化交流实践能够影响语言能力和社会互动（Ganek 等，2018）。没有意识到特定文化规范的临床医生有可能将文化差异视作缺陷。

研究表明，与未被收养的同龄人相比，被跨国收养的正常发育儿童表现出显著的语用交流，这进一步表明了文化差异在社交技能方面的重要性（Hwa Froelich 和 Matsuo，2018）。例如，在某些文化中，长时间的目光交流被认为是粗鲁的，同样，与陌生的成人对话也被认为是不合适的。因此，干预者应该在全面了解患者及其家庭文化背景的基础上，理解和适当运用社会规范，并通过文化视角解读观察到的社会行为。

在评估过程中，临床医生总是询问家长，儿童在评估期间的表现是否符合在家时的典型表现，还询问了儿童在家中的实际表现和预期表现。虽然临床医生通过了解文化规范来考量文化因素非常重要，但我们强烈鼓励临床医生直接对问题进行个性化评估，而不是做出对患者和家庭可能无效的概括。临床医生可以试着说，"通常，我们希望这个年龄的孩子……这听起来是否符合所在文化或社区对儿童的期望？"总的来说，在判定孩子的表现和（或）挑战之前，必须要了解患者及其家庭的文化背景，才能做出符合文化的诊断。

这种文化意识在所有医疗服务提供者中都至关重要，因为不同文化之间的显著差异会影响儿童的注意力、自我调节技能、依从性、自我控制、延迟满足和执行功能（LeCuyer 和 Zhang，2015）。例如，参考中国、日本、韩国、印度尼西亚和哥斯达黎加等集体主义文化与美国、加拿大、英国、德国和澳大利亚等个人主义文化之间的差异。关键的文化差异包括个人主义观点，它强调自我提升而不依赖他人的重要性，这与整个群体之间分担责任的集体文化观点形成了鲜明对比。有证据表明，不同的文化甚至以不同的方式感知和表达情绪（表 3-2；Hareli 等，2015）。

主动学习任务

　至少找 1 篇同行评议的期刊论文来说明不同文化之间的社会差异。

表 3-2　不同文化之间社交技能差异的例子

比　较	研究群体	结　果	参考文献
男孩与女孩	爱尔兰幼儿园	老师们对女孩的社交能力评价更高，对男孩的活动性评价更高	Abdi（2010）
美国原住民和白种人儿童	学龄前儿童	父母认为不同的社交技能对他们的孩子来说很重要。例如，美国原住民父母将听从指示并以适当的语调说话列为他们的十大重要事项之一，而白种人父母则没有	Powless 和 Elliott（1993）
黑种人、拉丁裔和白种人儿童	小学学龄儿童	黑种人、拉丁裔和白种人儿童在同一个结构化任务中讲述的故事不同，这表明在叙事中存在文化影响	Gorman 等（2011）
美国儿童和中国儿童	青少年和年轻人	中国受访者认为，相比于美国同龄人，中国的年轻人倾向于拒绝赞扬，更喜欢谦虚	Fu 等（2011）

二、非言语社交沟通挑战

非言语社交沟通挑战包括不使用文字传达信息的所有不同方式。为了说明这些非言语社交技能有多重要，请参考默剧的有效性。Charlie Chaplin 和其他演员仅靠肢体语言和面部表情的方式表达，就可以让观众体会到电影想要传达的情感和情节。

主动学习任务

静音观看电影或电视片段。我们一般使用表现力强的电视连续剧中的场景。你能确定人物的感情和场景的内容吗？在做出预测后，打开声音，再次观看该片段。你的预测准确吗？

（一）共同注意

共同注意力发展于童年早期，即婴儿在出生后的第 1 年学会注视物体和注视照顾者（Owens，2020）。长期以来，共同注意被认为是前语言交流技能的一个重要里程碑，因为它可以积极预测未来的语言结果（Bruinsma 等，2004；Nowell 等，2020）。研究表明，针对共同注意的具体干预措施既可以影响婴儿即时的技能，如通过指物分享兴趣，也可以影响婴儿后期的技能，如语言发展（Gulsrud 等，2014）。

聚焦目标

- 在结构化的游戏任务中，来访者能够在 5 次机会中至少有 4 次去努力通过眼神接触来回应共同注意。
- 在游戏任务期间，儿童在对共同注意反应模块中，5 次机会中至少有 3 次能够主动发起共同注意去分享。

治疗金语

为了提高参与度低的儿童的共同注意，有必要考虑到情感的重要性。试着通过增加手势（特别是示指指示）、特定面部表情、目光注视和声调高低，来提高儿童的共同注意和参与度。与儿童尝试这样做之前，可以在课堂上用铅笔或回形针等容易被注意到的物品与同伴练习。

注意：如果容易被注意到的物品对儿童没有效果，可以尝试通过增加身体接触（如挠痒痒）来提高儿童的共同注意。

（二）目光交流

目光交流仍然是 ASD 患者重要的社会沟通挑战之一。研究表明，ASD 儿童缺乏目光交流，即使与其他智力和发育障碍的同龄人相比也是如此（Hahn 等，2019）。要了解目光交流的缺陷，必须了解目光交流在社交中的作用及其在正常儿童中的发展。与正常儿童相比，罹患 ASD 风险高的婴儿对面孔偏好较少，这可能预示着社交沟通和语言发展方面的缺陷（Droucker 等，2013）。那么，为什么目光交流很重要？因为当婴儿关注面孔时，可以了解周围的世界，包括从面部表情变化中收集到重要的社交和情感信息，并且目光注视表明正在思考，可以作为一种非语言交流线索。

聚焦目标

阅读目标例子，然后练习制订自己的目标。

- 当被叫到名字时，来访者在 10 次机会中的 7 次表现出目光交流，并不超过 2 次口头指令。
- 在对话任务中，根据老师、照顾者的临床数据报告，儿童能够适当地结合眼神和语言进行表达的一致性可达 80%。
- 来访者 _____。

在幼儿中，目光交流可以和呼名反应一起评估，因为大多数儿童在被叫了 1～2 次之后，即使他们正在玩玩具，也会看着成人回应他们的名字。相反，ASD 儿童可能对叫他们的名字没有反应，或者可能看起来像在看向叫他们名字的人，但实际没有目光交流。还有部分 ASD 儿童似乎对别人叫自己的名字没有任何反应，即使成人走近他们，试图扰乱他们的视线，或悄悄进行身体接触。

异常的目光注视是 ASD 诊断的早期指标。有证据表明，ASD 幼儿表现出目光注视淡漠，而不是厌恶，这表明目光注视的重要性与社交刺激之间缺乏联系（Moriuchi 等，2017）。成人通过继续或停止互动对婴儿的注视做出反应，用目光注视作为线索来决定他们的行动。直接的目光注视影响成人与婴儿之间的双向互动，婴儿进而表现出更多的发声和神经连接（Leong 等，2017）。目光注视的困难会随着时间的推移而持续存在。虽然目光注视是早期干预中的一个常见目标，但一些 ASD 青少年和成人报告说，当被迫进行目光交流时，他们会感到感官过载（Trevisan 等，2017）。干预者应考虑儿童的整体需求，同时考虑儿童、家庭和偏好，以确定目光注视是否是干预的适当目标。

治疗金语

"眼见为实"

为了向来访者说明，所见即所得，请至少进行 5 次目光注视的试验，必须让来访者猜测你当前的想法。

三、临床应用（一）

在评估中，临床医生应评估来访者的目光交流。这可以在游戏或交谈中进行。来访者是否主动注视？他们是否在谈话和游戏中进行眼神互动？他们的目光注视是否与说话相协调？这需要在建立良好的互动关系的基础上，才能明确区分非典型发育儿童与典型发育儿童的目光交流，后者可能表现为害羞或不愿意与新的人接触。如果一个儿童是害羞的，一定要给予足够的时间让他适应你，可以通过自然的互动与儿童熟悉，一旦建立了融洽的关系，临床医生可以正确地评估目光交流。如果是典型发育儿童，临床医生可以清晰地观察到儿童的目光交流，并且典型发育儿童能够在跨情境适当地使用目光交流。

（一）手势

明确地定义手势概念对于这一领域的干预者而言非常关键（Ellawadi 和 Weismer，2014）。有证据表明，在出生后 8～14 个月时，ASD 风险高儿童的手势与典型发育儿童的手势差异就很明显（West 等，2020）。手势包含了一系列不同的类型。《ASD 诊断观察量表第 2 版》（ADOS-2）中的手势类型如下。

- 传统手势包括拍手或挥手等动作。
- 工具性或信息性手势包括指向、点头或摇头、耸肩动作。
- 描述性手势代表一个物体或事件。例如，开车或刷牙的手势。

除手势类型外，ASD 儿童的手势意图往往是有限的，通常是为了请求，而典型发育儿童在社会生活中使用手势往往是为了展示（拿住某个物品）和给予（把某个物品分享给某人），最后是指点（某个特定的物品、地点或者事物）。在治疗中，这可能表现为来访者指着一个够不着的玩具让你给他，而不给你或向你展示玩具。

想要进一步了解来访者使用手势的意图，更应该考虑手势类型、频率和功能。重要的是，手势应作为一种补充言语表达的社交方法与语言输出同时使用（Owens，2020）。研究结果表明，特定的手势模仿训练可能有助于促进口语模仿，因为手势的使用是语言发展的一个重要组成部分（Ingersoll 和 Lalonde，2010；Ham 和 Bartolo，2012）。手势的使用似乎与幼儿口语表达相关，随着时间的推移，这一趋势似乎会延续到青少年的手势使用上，因为 ASD 似乎影响言语和语言发展的优势及劣势（Braddock 等，2016）。

聚焦目标

阅读目标实例，然后练习制订目标。

- 在半结构化的游戏任务中，来访者将在 10 次机会中有 8 次能够模仿常规手势，并给出最小的提示。

- 来访者将在 10 次机会中有 7 次可以通过手势（如示指指向）要求远处的物体。
- 来访者 _____ 。

主动学习任务

以个人或小组为单位，为每个来访者制订一个干预活动，以解决上述目标，你会使用什么样的任务，为什么？基于哪些循证证据影响了你的选择？思考之后组队分享和交流想法。

- 来访者印象：2 岁，无语言，以哭闹和发脾气的方式要求物品。

目标：在连续 2 次治疗中，在没有提示的情况下，来访者能够在 10 次机会中有 8 次用示指指向物体。

- 来访者印象：3 岁，只在要求时才指点和给予物品。

目标：在连续 3 次的治疗中，来访者在以游戏为基础的任务中，在 10 次机会中有 7 次能够展示物品，可以给予适度的提示。

- 来访者印象：8 岁，口语流利，不善于将非言语交际行为融入言语中。

目标：在连续 3 次治疗中，在最小的提示下，来访者在 10 次机会中的 8 次使用至少 2 个描述性手势来表达。

（二）面部表情和肢体语言

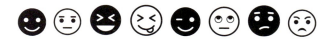

面部表情和肢体语言对于 ASD 儿童来说是具有挑战性的，尤其是涉及与他人恰当地对话和（或）解读他人的肢体语言时。他们可能在解读他人的表情和自

己表现出适当的面部表情方面均存在困难。一个常用的干预方法是用情绪卡片让 ASD 儿童通过面部表情等非语言线索推断情绪。这个任务对于 ASD 儿童而言是很难的，尤其是当识别和区分面部表情的关键基础能力——眼神对视存在问题时。即使对于语言能力很强的 ASD 儿童，也有证据表明他们在适当分配视觉注意力方面存在潜在的困难，因为他们在看面部时会关注嘴巴，这与同龄典型发育儿童的表现不同（Neumann 等，2006）。过多关注嘴巴可能会导致对面部表情的解释不准确，特别是在推断复杂情绪时，需采用面部和眼睛整体性加工策略获取社会信息。识别情绪的困难似乎与心理理论缺陷相关，在儿童进入学校之后可产生持续的影响，特别是在完成需要理解人物内心状态或假设人物观点等叙事理解任务中（Prelock，2015）。

治疗金语

- 对于年幼的儿童，可以考虑从对比两种相反的情绪开始，如快乐和悲伤。
- 对于年长的儿童，可以考虑将目标融入与年龄相关的任务中，如解释表情符号的含义，或观察表情符号的加入是如何改变语句的意思。

四、临床应用（二）

在非正式评估中，临床医生可以考虑让孩子识别不同情绪的图片。例如，在 3 个人的场景中（可增加或减少），提出"给我展示快乐 / 悲伤 / 兴奋 / 害怕等"。然后，呈现一种情绪让孩子识别你的感受。这个任务可以探索孩子接受和表达非语言线索（面部表情）的情感识别能力。

关于心理理论

心理理论是一种重要的社会认知能力，包括理解他人的心理状态（如信念、意图、愿望等），意识到不同个体在相同情况下可能有不同的感受和体验，能够区分自己与他人的心理状态，以及将行为归因于心理状态的能力。正常儿童通常在 4 岁左右掌握这种能力。这种能力通常用错误信念任务来评估，结果提示与同龄人相比，ASD 儿童更难将信念归因于他人（Baron-Cohen，1985）。许多针对儿童的标准正式语言评估都会包括一个错误信念任务来评估这种技能，但也可以通过构建个性化的错误信念任务来评估这一能力，最常见的就是 Baron-Cohen 等（1985）开发的 Sally-Ann 任务。

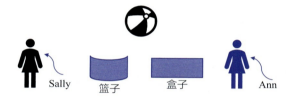

一边给儿童展示娃娃和其他物品，一边说："Sally 有一个球，她将球放到篮子里后出去玩了。然后 Ann 进来了，把 Sally 的球放到盒子里。Sally 回来了，这时 Sally 会去哪里找她的球？"

这就是 Sally-Ann 任务，是一种观察儿童是否能推断他人的心理状态，并区分自己和他人信念的方法。这种观点采择的能力是理解人们可以有不同的内部状态和心理表征的基础，可以用自己的错误信念任务来评估这项能力。例如，把胡萝卜放在一个空的彩虹糖袋子里，然后问孩子里面是什么，孩子很可能回答是"糖果"。给孩子看袋子里的东西，这样孩子就会知道他们的想法是错误的。然后，对儿童说"我们去隔壁房间找我的朋友，我的朋友会觉得袋子里面是什么？"如果孩子已经发展了心理理论，孩子仍然会回答糖果，因为他知道这个新认识的人跟他之前一样存在错误信念。然而，一个没有发展心理理论的儿童会回答"胡萝卜"，因为儿童假设所有人知道的跟他们一样，他们还没有分辨出不同的人拥有不同的知识和信仰状态。

五、言语性社交沟通挑战

言语性社交沟通挑战在于根据不同情景改变语言的风格和方法传达我们的意图。

（一）音调和超音段语言

ASD 儿童可能难以表现出适当的语音和音调变化。言语的超音段特征包括语调，时机及单词、短语和句子的重音（Small，2020）。言语的超音段特征具有重要的意义，失去这些特征，该语言听起来会像机器人一样缺乏情感或者感觉冷冰冰的。证据表明，ASD 儿童确实存在一定的音域和变异性，但与正常儿童相比，表现出更窄的音谱和更少的谐音结构（Bonneh 等，2011）。研究表明，ASD 需要针对语音语调和超音段特征直接进行干预以实现目标症状的改善（Holbrook 和 Israelsen，2020）。

聚焦目标

参考目标示例，练习制订自己的目标。

- 来访者将在 5 次机会中有 4 次在最少量提示的情况下使用语调表达情感。
- 来访者将＿＿＿＿＿＿＿＿＿＿＿＿＿＿＿＿＿＿。

试着用至少 3 种不同的方式说出"我真的想去"这句话。即使内容相同，使用不同的语气和重音也可以使句子有不同的意思，见表 3–3。

表 3–3　采用不用语气和重音表达同一个句子的不同含义

重音位置	推断的含义
我真的想去	重音在"我"推断说话的人想去，而其他人不想去
我真的想去	重音在"真的"，表示请求他人允许或恳求
我真的想去	重音在"想"，推断这个人可能想去但实际做不到

（二）对话和话题的维持

通常即使语言能力强的 ASD 儿童也很难与他人恰当地发起对话或维持对话。直接观察或父母的反馈均可以提供证据。ASD 儿童会话技能落后与社交沟通技能缺陷不利于他们发展友谊（Daughrity，2019；Brinton，2004），这种缺陷可能表现在 ASD 儿童与人交流、回答问题时。

最好的评估是非正式的，一些 ASD 儿童在正式测试中可能表现出恰当的反应，表明他们明白应该怎么做；实际运用时，他们执行对话和话题维持的能力是有限的，举例如下。

评估师：嘿，你周末做了些什么呀？

来访者回答。

评估师：哦，听起来很有趣。

停顿一会儿，看看来访者是否会自发问评估师周末过得怎么样。如果没有，评估师可以继续说："噢，我过了一个很棒的周末，做了一些超级有趣的事情。"

又过一会儿，看看来访者是否会回应并据此提出相关的问题。如果来访者还是不回应，评估师可以再给来访者一次机会，说"你想知道我这个周末做了什么吗？"

以下是评估结果的示例。

• 来访者可以自发回应社交沟通问题，可以有恰当的来回。

• 来访者在对话中较被动，可提出问题并扩充对话。

• 来访者在谈话中没有提出问题，对话缺乏交互，显得生硬。

评估中，评估师也要注意来访者是否会针对评估师的回答做出附加的评论。在非正式的评估中尝试做出至少 2 种不同的积极或消极的陈述，以试图让来访者产生相关的评论，观察来访者相关方面的表现（表 3-4）。重要的是，要注意来访者是否在不同情境下表现出一样的社交沟通技能。

表 3-4 肯定和否定的表述

书面化表达示例	适当的评论或提问示例
消极表述：天啊！今天早上我把咖啡洒得到处都是，我得换件衬衫	• 噢，不 • 这太糟糕了 • 真倒霉
积极表述：我明天要去迪士尼乐园！我好开心	• 太酷了 • 这听起来很有趣 • 谁跟你一起去

- 来访者是否展示了与评估师沟通的对话技巧？
- 来访者是主动交谈还是仅仅做了回应？
- 来访者展现的技能是否与家长的报告相符？
- 如果可以观察到来访者在自然环境中与同伴相处的情形，来访者是否表现出与同龄同伴相当的对话技巧？
- 如果无法观察到来访者在自然环境中与同伴相处的情形，来访者的老师和照顾者如何评价他们与同伴之间的对话？

如果评估师有时间和精力，除了家长和老师，还可以从与孩子密切交往的人中，如治疗师、辅助专业人员和社交技能老师等处得到反馈。

聚焦目标

参考目标示例，练习制订自己的目标，并产生一个针对目标的干预计划。

- 来访者在 10 次机会中有 8 次，在给予最少提示的情况下可以维持至少 4 个来回的对话。
- 来访者在 5 次机会中有 3 次，在给予中等提示下可以提出问题或评论来扩充谈话的主题。
- 来访者会 _____。

干预的想法：_____。

治疗金语

- 在这个任务中，来访者可以选择一张贴纸，提示来访者发起或维持尽可能多的对话回合。以口头或书面的形式完成，如模拟发送短信。
- 来访者可以根据面部表情推断角色的情绪。提示来访者表达出他识别到的情绪。为了扩展任务，可以要求来访者做出推断并形成一个合理的社交场景，如提问"为什么你认为他（她）有那种感觉？""发生了什么事情？"
- 创建社交场景，并提供相应的贴纸，让来访者将贴纸与场景进行适当地匹配。
- 为来访者提供一个目标情绪，提示来访者创建一个与该情绪相匹配的贴纸。

六、执行功能

执行功能通常是语言能力较好的 ASD 儿童从学龄期过渡到成年期的一个令人关注的领域。信息处理模型理论认为，执行功能包括注意、辨别、组织和记忆四个步骤（Owens，2020）。执行功能缺陷可以表现为来访者心不在焉或懒散，当老师们不能注意到这些表现与 ASD 本身相关时，就容易将其归因于负面假设。请记住，尽管孩子具备学习能力，但是社交技能的缺陷可能会持续终身，并可能从学龄期开始以各种方式表现出来。例如，我们曾经评估过一个转学的高中生，他曾被诊断为 ASD，但家长没有向新学校透露这个诊断，认为这样孩子可以"重新开始"。几乎每个老师都评价了他的的表现：John 经常不参加考试，会做作业但不做也不交作业，看上去心不在焉。有一位老师说他允许 John 迟交作业并不扣他的分数，这种情况下，John 可以做得很好。这些评价表明，像 John 这样的学生很容易被老师忽视，尤其是在老师面对几十个学生的情况下。John 的老师大多时候用"安静"来形容他。他原本是一个 C 等级的学生，但因为他没有交作业经常被评为 D 等级。

John 的评估结果显示，语言表达得分均在正常范围内，但在语用能力和执行功能方面表现出缺陷。当被问到这个问题时，他说他经常已经完成了作业但就是忘了交，还表示由于各种不同的期望和要求，让他在课堂上感到不知所措。在 John 的案例中，将提高他多任务处理能力、发展独立运用的组织策略作为干预目标，可能会对他适应课堂学习和提高对课堂概念的理解具有重要的意义。

在评估时，可以通过查看自然环境的报告进行评估。孩子在学校的表现如何？他们是如何组织家里的任务的？这样的报告有助于确定执行功能是否是值得关注的更高层次的发展技能，如果是，那它肯定是干预的目标之一。

实际的解决方案包括生成时间表、组织图表、检核清单和视觉支持（Zenko，2014）。除了日常任务，临床医生可能会关注重时间管理技能，如设置上学（工作）的闹钟、完成家务（如整理床铺或打扫卫生），以及向长辈传达重要信息等。

为什么说这些技能很重要呢？曾经有一个 ASD 女孩在特殊教育环境中非常擅长语言表达。尽管她能独立使用卫生间，但还是反复出现如厕问题。当临床医生问她这个问题时，她说"我问过我的老师，但她在帮助另一个学生，让我等她上完厕所再去，可是她花了太长的时间。"她说，她不想不问老师的意见就离开教室，因为她不想惹麻烦。在这种情况下，我们通过角色扮演的方式，"我能去洗手间吗？"改成"× 老师，我马上从洗手间回来。"上厕所的问题就解决了，同班同学也不嘲笑她了。

正如上面的例子所示，在独立的环境中执行功能缺陷会造成很多问题，例如在高年级、接受高等教育或工作中，一个人在很大程度上期望有自我组织的能力，并在需要时寻求帮助。

七、社会互惠和融洽关系

社会互惠和融洽关系是一种社会沟通技巧，通常被认为是易变且可以定性。然而，现在的标准化评估通常包括这些领域的定量分数。在 ADOS-2 中，"互动中共享喜悦""社交提议的数量""社交提议的质量""参与水平"和"融洽关系的整体质量"等项目都进行了定量评分。

为了向来访者说明这一点，经常给出以下典型的社会互惠和融洽关系的例子。

想象一下，你正在机场门口等，一抬头，与一个蹒跚学步的孩子眼神相会，自然地，你会微微一笑，孩子也会报以微微一笑。如果你一直看着他，很自然地做一个鬼脸，那么他会缠着你玩，期待不久后与你见面。

这个例子清楚地反映与一个孩子一起体验投入和社会互惠的感觉，即使是对陌生人害羞的孩子，在父母、祖父母和保姆等熟悉的成人面前，也能清楚地展示这些技能。这些互动是温暖的，即使是最冷酷的人也会情不自禁地露出微笑。

在评估中，并不鼓励临床医生通过一个特定的任务来评估这一功能。相反，鼓励在整个评估过程中充分考虑到与孩子的互动，然后综合所有的印象在诊断报告中记录。确保临床医生不仅考虑某一个任务，而且关注到孩子可能特别感兴趣的方面，使评估者考虑整体的互动并进行总结。在干预中，通过增加游戏和手势的使用，以及其他社交技能来展示该能力的进步。

主动学习任务

下次有机会的时候，试着在以下场景和孩子一起完成任务：在杂货店排队购物、乘坐公交、居家活动和遇到推婴儿车的路人时，孩子对你的微笑和挥手有什么反应？

八、获取第一手报告

在评估过程中，要重视来访者的自我评价。对于学龄期来访者而言，可以考虑问他们一些问题，例如，"你有朋友吗？"或者"你和其他孩子一起玩的时候有困难吗？"这样的自我报告可以作为评估中探索一致性的一个特征。自我报告也可能表明来访者意识到自己面临的挑战。因此，在诊断报告中，可以这样写"来访者报告自己没有朋友，这与家长报告一致。"

例如，我们经常会跟来访者说，"跟我说说你的朋友呗？"通常，来访者没有意识到他们面临的困难，或对朋友的理解有偏差，他们会列出班上所有的孩子。这表明，来访者无法说出真正的朋友。我们通常会接着问"你和你朋友在一起做什么，什么时候见面？"这个问题提供了一个机会，让我们注意来访者是否能识别与同伴相同的兴趣，以及来访者是否在不同环境下（如上学期间和周末）与同伴互动。

随着来访者年龄的增长，自我报告变得越来越重要。因为同龄人的互动变得有更多的自我支持，而不是由父母决定。随着来访者的成长，允许他们自我报告也变得越来越重要，这会增加来访者的认同，也是尊重他们个人意见和信仰的表现。来访者成功的最终目标是促成自我评估和批评，以促进独立性。

另一个需要探索第一手报告的领域是对人际关系的理解。随着来访者年龄的增长，要评估他们对恋爱关系的理解，以及恋爱与友谊有何不同。来访者的反应表明他们对不同程度的亲密有不同类型关系的理解。

九、临床意义

社交能力缺陷会导致发展和维持友谊的困难。具有较好的社交沟通技能，如具有良好的共同注意能力的儿童在学龄期的友谊发展质量更高（Freeman 等，2015）。有证据表明，在主流教育中，语言能力较好的 ASD 儿童与正常儿童相比，友谊质量仍较差，且在学校与同伴的关系面临更多的挑战（Kasari 等，2011）。虽然有证据表明，学龄期 ASD 儿童确实存在友谊，且没有被社会孤立，但值得注意的是，成人在支持 ASD 儿童的友谊方面发挥了积极的作用（Calder 等，2013）。友谊在促进情感亲密方面发挥重要作用，同时也是学龄儿童免受欺凌的保护因素。

在学校里，临床医生必须将这些缺陷与孩子学习能力差联系起来。在 ASD 儿童与同龄正常儿童共同参与的融合学前教育项目研究中，手势和语言技能的使用在很大程度上预示着会使用开始交流的信号（Siller 等，2020）。这一发现表明，社交沟通的技巧可在融合教育中获得成功，在之后的学习中，可以考虑小组项目，以及在演讲中与同伴适当互动的需要。尽管部分 ASD 儿童具有较好的口头表达能力和正常的演讲技能，但自身的社交能力缺陷不会让他们顺利完成任务，会对他们充分投入学习和课程的能力产生不利影响。

语言能力较强的 ASD 儿童在学习任务上也可能会遇到困难，例如阅读理解需要从一个角色的视角进行思考或做出推断。这需要拥有能够推导情感并展示理解他人观点的心理理论的能力。对于 ASD 儿童来说，这可能是个挑战，这将对他们适当参与此类学习任务的能力带来负面影响。

社交沟通技能的重要性在整个生命周期中都是显而易见的。在青少年期，这种技能对支持语言发展和学业成功至关重要。随着个人年龄的增长，这些技能对人际关系的发展及对高等教育和职业的成就也非常重要。因此，在整个生命周期中，社交沟通技能都是至关重要的，因为社交挑战会对不同环境中的功能产生不利影响。

（一）在诊断报告中显示社交沟通缺陷

在评估过程中，需要观察来访者的社交沟通技巧，并对其进行清晰描述。新手医生面临的挑战可能是总结这些信息并汇总成临床报告，而不是对观察到的每一个行为都进行冗长的描述。除正确总结观察结果之外，临床报告还需要专业的临床写作技巧，临床写作方法详见表 3-5，临床应用的示例详见表 3-6。

表 3-5　临床写作方法

非正式语言	临床语言
来访者有一个大难题	来访者在……方面存在困难
来访者一遍又一遍地做……	来访者反复做……
来访者玩得不好	来访者在游戏中表现困难
来访者的目光交流很糟糕	来访者目光注视明显困难

表 3-6　临床用语示例

你看到的	你记录的
来访者没有开启对话	来访者很少主动发起或回应对话请求
来访者有时会做手势和说话，但不是同时做	来访者手势与语言输出的整合差
来访者很少有眼神对视	在整个评估中，来访者仅表现出短暂的目光注视
来访者很少回应你的呼叫	尽管多次尝试，来访者的呼名反应很差

（续表）

你看到的	你记录的
喊来访者的名字时，来访者转身，除此之外，来访者没有目光交流	来访者在被呼名时出现目光交流，但将眼神与语言整合使用的能力较差
来访者在谈话时不断变换话题	来访者在谈话中话题维持能力差
来访者在想要抱或者要一个玩具的时候会有手势，在其他时候没有手势	来访者对于手势的使用仅限为了请求的目的而有所指向
家长说来访者在评估时的表现与在家里一样	在标准化评估、临床观察和家长报告中，来访者的社交缺陷表现一致
来访者有正常的语言和言语，但不使用语言进行交流	尽管具有与年龄相适应的语言和言语技能，但来访者表现出明显的社交沟通挑战，这对谈话和社交互动技能产生了不利的影响
来访者与伙伴打交道时麻烦最大	来访者在社交沟通技能方面表现出局限性，这在非结构化社会环境中表现出来，如与同伴一起休息
来访者在完成无成文规定的工作时很困难	来访者报告社交缺陷给他们的工作带来了挑战
来访者在评估过程和父母报告中都呈现社交困难，但来访者自我报告没有困难	当来访者的社交缺陷在临床评估和家长报告中呈现一致时，来访者对自己的社交缺陷通常有错误的认知
来访者在人际关系和（或）职场关系互动中存在困难	当被问及来访者的社交沟通困难时，来访者表明这些困难对他们的社交关系产生了严重的负面影响
来访者理解友谊和亲密关系之间的细微区别。来访者在日常生活中处理这些关系存在困难	来访者意识到友谊和亲密关系之间的区别，但却报告应用社交沟通技巧建立同伴关系时存在困难

（二）社交沟通优势

从报告可以得知孩子的缺点，也可以发现孩子的优点。这些信息对于开始干预是至关重要的，因为临床医生要在现有的优势上设定干预目标。一般来说，先报告优势，然后讨论需要改进的地方。

对于每一个陈述，可以提供1～2个例子清晰地说明是如何得到这个结论的。

请记住，这个报告将作为支持来访者获得干预服务的文件。其他专业人员可能会阅读这份报告并寻求一致性，希望确认来访者在不同的环境和不同专业人员面前的表现相似。举例如下。

- 当叫来访者名字时，来访者可以做出回应，并产生共同关注。例如，当临床医生呼叫他的名字时，来访者通过建立目光交流予以回应。当临床医生呼叫他的名字时，来访者没有主动发起共同注意。

对于治疗师而言，来访者的共同注意能力提供了有价值的信息：来访者可以对呼名做出反应，并对共同注意做出反应，这些优势可以作为建立新技能的基础，如在游戏中增加共同注意的启动。

- 在自发的对话中，来访者可以将手势和语言表达结合起来，并对临床医生的提问做出反应。来访者不会主动提问以自发地回应社交沟通问题，从而维持对话。例如，来访者可以在对话中回答最喜欢的食物和运动，但是不会主动向临床医生提问，使对话显得生硬和不自然。

在干预中，临床医生知道来访者可以在谈话中做出反应，干预的目标设置为针对性地回答问题。例如，临床医生可能通过让来访者首先回答问题，然后进行把问题反问回来这项技能训练，针对交替对话技能，临床医生会将对话描述为排球游戏或"烫手山芋"，以便来访者可以想象维持对话回合的重要性，而不只是单纯回答问题并让对话结束。用文档记录来访者的优点给临床医生提供了找到来访者可加强干预技能的目标点。在考虑基于优点的干预方法时，我们还希望能记录来访者做得好的或相对好的事情，而不仅仅是考虑有进步的方面。

主动学习任务

　　阅读下面的课程计划示例。采用在第 2 章中为 3 岁的 ASD 患儿制订的干预目标创建课程计划。确保计划的循证依据并且描述清晰。可以添加图片让别人在加入你的课程时清楚明了。完成后与同行交换计划并进行讨论和反馈。

干预计划示例

学生姓名：××　　　　　　　　初步诊断：ASD

实际年龄（CA）：39 月龄

行为支持：环境设置、可视化时间表、积极强化、感觉中断

循证依据

[1] Banda, D. and Grimmett, E. (2008). Enhancing social and transition behaviors of persons with autism through activity schedules: a review. *Education and Training in Developmental Disabilities,* 43(3), 324-333.

[2] Koegel, L., Matos-Freden, R., Lang, R., Koegel, R. (2012). Interventions for children with autism spectrum disorders in inclusive school settings. *Cognitive and Behavioral Practice,* 19(3), 401-412.

[3] Ledford, J.R., King, S., Harbin, E.R., Zimmerman, K.N. (2018). Antecedent social skills interventions for individuals with ASD: what works, for whom, and under what conditions? *Focus on Autism and Other Developmental Disabilities,* 33(1), 3-13.

[4] Matson, J., and Boisjoli, J. (2009). The token economy for children with intellectual disability and/or autism: a review. *Research in Developmental Disabilities,* 30(2), 240-248.

[5] Piller, A., and Barimo, J. (2019). Strategies to calm and engage children with ASD: challenges with sensory processing are a hallmark of autism spectrum disorder. Occupational therapists share suggestions for addressing a child's off-task behavior. *ASHA Leader,* 24(4), 56-63.

治疗计划

+：无提示响应正确，-：有提示响应错误或无响应；P：予以提示

活动名称 （目标指向）	指令（目标）
治疗前准备	准备材料：棕熊书、有魔术贴的动物卡片、棕熊图案的工作表、情绪盒子、代币板、透明奖品箱和"我想要"句子条
	确保空间设置得当：环境设置
引入治疗规则和视觉提示（3,4）	拿出指令板，复习贴在墙上的规则：听老师的指令；冷静；眼睛看；永远做到最好
	针对每条规则展示正确和错误例子，并询问来访者演示的是否是规则的意思。例如，用眼睛呆呆地看着地板，问"这眼睛是在看老师么？"记录是或否的答案（目标4）

活动名称 （目标指向）	指令（目标）
	问完每一个问题后，向他们解释，如果遵循规则，可以获得代币，待代币板满了，能够用它交换奖品箱里的奖品。将奖品箱中的奖品进行展示后放回拿不到和看不到的地方，将奖励的牌子放在桌子上，作为良好行为需要的视觉提醒。如果有些行为需要改变的话，可以参考
	接下来，使用可视化时间表。通过演示来解释如何运用时间表：任务完成时就将它移动到"已完成"栏来表示我们已经完成了，并且正在进行下一个任务
	让 ×× 练习"打开或关闭"视觉效果，若有必要可手把手演示
	如果妈妈在房间里，可让妈妈观察创建一个家庭用的可视化时间表，对在家里的干预有帮助
运用准备好的魔术贴，阅读棕熊书	跟来访者说明我们现在要读一本书。用悦耳的声音读给他听，每一页都是引申语言的机会。可以边阅读边说"让我们看看谁是下一个"，热情地在他贴上标签时回应
	在给动物贴上标签时，先让 ×× 给动物命名，如那是谁
	如果他的回答是"熊"，那就把话语扩展成短语或短句，如"棕熊"或"我看到熊了"。注意他是否在模仿，还要注意他成功从书中的动物标记了些什么
	如果他不能给动物贴上标签，那就翻着书本并问"你能帮我找到黄色的鸭子吗？找鸭子，黄色的鸭子。"看看他指的对不对并把它放在正确的位置上。注意他是否接着做了以下任一项：贴标签；请求；请求获得注意等。总之，注意他在任务期间的语用功能
感觉中断	向他解释他需要休息一下了。可以使用可视化计时器
	允许孩子自主地选择玩具，并提供探索感官的物品。记录孩子喜欢的物品可以用作强化物
	当他还剩 1 分钟时，给一个口头提示，并通过可视化计时器给他一个视觉提示。把可视化时间表放在旁边。结束休息时，通过口头宣布和可视化计时器提醒休息结束，并请他帮忙将休息图标移动到"已完成"栏来表示休息结束。如果他操作有困难，提醒他代币板并复习期望行为（班规）

活动名称（目标指向）	指令（目标）
给棕熊图案的工作表上色（2，4）	展示这本书并解释我们现在要在工作表上给我们所有的朋友涂色。拿出工作表和蜡笔，将蜡笔从他的身边拿开。使用"我想要"句子条。这个活动的目的是：将语言扩展到2个单词；用1个或2个单词进行口头请求（如想要红色）。询问他想要先给什么上色
	如果他指，问他指的是什么。如果没有回应，给他语音提示或手势提示。如果仍没有回应，提供答案并让他模仿，注意他的反应
	如果他正确回答就表扬他，并问他喜欢什么颜色
	如果他指，问他指的是什么。如果没有回应，给他语音提示或手势提示。如果仍没有回应，用句子条给出答案，做出想要的手势并说"想要 ××，现在你说"
	如果他回应了正确的颜色，借助句子条展开"想要 ××，现在你说"
	如果他口头回答不准确，用语音或手势提示他正确的答案，注意他的反应
	在涂色时，问他那是什么？用诸如"那是一只棕熊"，然后迅速扩展话语"这是什么？""那是一只大熊"。注意模仿和自发产生的两个单词的话语

在临床实践中，治疗师发现很多社交沟通技能可以相互重叠和交叉。在针对不同年龄段儿童的社交沟通缺陷时，治疗师应该考虑缺陷的性质，从而产生有针对性的、可量化的目标和相关的干预活动。在图 3–1 中，Otten 和 Tuttle（2010）详细说明了社交技能缺陷，帮助治疗师识别需要干预的领域。

来访者社交技能缺陷使得来访者不知道如何执行技能，也难以区分在哪种情况下使用哪种技能。ASD 患儿必须识别合适情境的社会规则，认识到特定的社会行为在一种场合中是合适的，而在另一种场合中则是不合适的。干预可以将技能分解为具体的步骤并进行直接指导，然后逐步有针对性地进行练习。

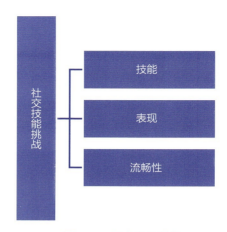

▲ 图 3–1　社交技能挑战

主动学习任务

　　想象一下，有一个 ASD 高中学生，他在同学面前自我介绍时存在困难。将社交技能分解成至少 4 个小的、可操作的步骤，来定义"介绍"这一社交技能。这样就可以清楚地教授每一个步骤。

　　当 ASD 患者明白某一社交技能，但执行起来还是有困难，此时就表现出缺陷。或者，来访者可能已经掌握了社交技能，但在根据不同情境区分使用哪些技能时存在挑战。

治疗金语

治疗师可能会用角色扮演来练习目标技能。可以考虑录制互动视频，并利用互动视频进行直接反馈，让来访者确定自己的优势和促进他的成长。例如，"你在哪些方面做得很好？"和"我们应该在哪些方面继续努力？"

　　流畅性挑战是指来访者在一种情境下正确地掌握了技能，但在另一种情境下无法做到。尤其是在治疗环境中可以展示技能但在家长或老师报告的非结构环境中存在困难。例如，一位 ASD 的高中生，成功地实现了自我独立的目标，如为自己点餐。然而，在干预的场合中掌握了这项技能，但在其他场合中显示出困难。她经常在拥挤的空间环境中不自在，在学校午餐排队时，当被食堂工作人员问到想吃什么时，来访者不会足够快地进行回答。食堂工作人员就让她靠边站，先为其他学生服务，等她准备好了再给她服务。由于该意外的变化，这名学生没有成功地吃到午餐。在这个例子中，治疗师可能会考虑双管齐下的方法。一个目标可能是教会社区成员为学生分配更多的时间来达成沟通，另一个目标可能是指导学生提高自我表达的技能。

治疗金语

- 社区融合任务：用于帮助来访者在更自然的环境中练习技能。例如，一个以改善社交沟通障碍为目标的来访者可能会在治疗室里很好地展示这项技能，因为治疗室的干扰和需求较少。然而，如果来访者试图在实践中展示技能，例如，在有大量顾客排队和繁忙的咖啡厅里等待点餐，来访者不会像在治疗室一样呈现好的社交技能。
- 在所有的社交技能中，实现目标泛化是最具有挑战性的，因为社会规则是复杂的，并且会根据情境变化而变化。治疗师应在考虑报告和观察到的困难，对来访者制订有用和合适的社交技能计划。

十、总结

ASD 患者可能会面临各种各样的社交挑战。这些挑战可能因环境而异，可能呈现不同的严重程度，并且可能随时间而变化。受影响的社交沟通领域包括共同注意、游戏技巧、目光注视、肢体语言、手势使用、呼名反应、开启话题、音量大小、维持对话和执行功能。

手势有不同的类型，包括传统的、工具性的、信息性和描述性的手势。手势的使用与语言发展相关，会使用交流手势的孩子表现出更强的语言学习技能。心理理论是对他人可能有不同心理状态的判断。正常情况下，4 岁之前的儿童可以掌握这种技能，但在 ASD 儿童中可能会受到限制，这可能会造成社交障碍和学习困难。参与 ASD 儿童干预的报告者必须能有效地描述社交沟通的缺陷，寻找评估师之间的一致性，以确认技能缺陷的实质。

沿途反思

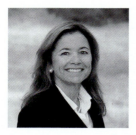

Lynn Kern Koegel 博士

很高兴写下我在 ASD 领域的工作经历。我在这个领域工作时间越长，我就越意识到，为了支持 ASD 儿童和他们的家庭，我们还有很多工作要做。在我职业生涯的早期，ASD 被认为是"低发病率"的问题，大约每 2500 名儿童中才有 1 人被诊断患有 ASD。那时候，干预的机构化就很常见，甚至对很小的孩子也是如此。原来的干预过程，从一开始就把孩子与父母分开。所幸，以学习理论为基础，把父母作为干预过程中不可或缺的重要组成部分，已经成为新的方法。该方法确实能够让孩子学到东西。尽管该方法有效，但在这些以成人驱动的演练式干预中，孩子们表现出了相当多的异常行为。因此，我们的言语语言病理学家和心理学家团队开始研究提高孩子们动机的方法，并发现在选择、任务变化、穿插任务、奖励尝试和提供自然奖励等领域都是有帮助的。最终，我们将这些方法组合成一个"干预包"，重点旨在提高表达性沟通能力（Koegel 等，1987）。这最初被描述为"自然语言范式"，后来我们发现，当瞄准关键核心治疗领域时，在非目标领域也可以看到积极的附带改进，因此干预被重新命名为"关键反应治疗"（pivotal response treatment）或 PRT。这些自然主义的程序现在被广泛使用，目标是达到正确反应、提高反应率、减少延迟时间和改善情绪。这些技术已经使得很多 ASD 儿童能够使用表达性语言，也可以运用于其他领域，如游戏、语言、学术、社交对话和语用学。

我也很幸运，能够与 Horner、Dunlap、R. Koegel、Carr、Anderson、Sailor 和 Albin 等研究人员合作，来帮助发展儿童的积极行为。许多积极的技能可以在不需要惩罚的情况下减少干扰性行为。作为一种先行干预，激励非常重要，我们还是希望有循证依据的干预措施越多越好。启动、替代行为、自我管理、可预见性和脱敏等技术在制订跨环境的综合计划时会有帮助。我还发现，尽管关于 ASD 的研究大量增加，但仍有许多方面未得到充分的探讨，如改善第一句话（可理解性）、社交沟通和友谊、就业和休闲活动的机制。与父母相关的压力也是应该持续关注。作为一个社会整体，需要学习如何对家庭的需求给予支持以减轻家庭的压力。我们知道仔细选择正确的关键领域，如动机、启动提问、同理心、对多种线索做出反应和自我管理等，并且将动机纳入干预过程，可以在目标和整体改善方面产生巨大影响。

在我们忙碌的生活中，想要紧跟研究的步伐实属不易，但切记，使用循证依据的干预措施非常重要。参加会议给在文章发表之前了解最新有效技术提供了机会。合作也是必不可少的。每个与 ASD 接触的人都可以提供重要的信息。我们还没有得到所有的答案，因为每个人对干预的反应都是独特的，所以保持沟通渠道的开放和合作将极大地有利于所有参与者。最后，在评估和干预过程中，关注来访者的个体优势，将有助于我们所有人认识到 ASD 患者的能力，同时也有助于更好的帮助他们。

Lynn Kern Koegel 博士

认证言语语言病理学家，斯坦福医学院临床教授

测试题

1. 孩子拍手是什么手势？

A. 描述性手势   B. 传统手势

C. 工具性手势   D. 信息性手势

2. 类似代表冲浪活动的手势是？

A. 描述性手势 B. 传统手势

C. 工具性手势 D. 信息性手势

3. 判断题：目光交流对 ASD 儿童而言是一个挑战，通常在 3 岁之前就解决了。

4. 判断题：Sally-Ann 任务是一种用于评估心智理论的错误信念任务。

5. 下列哪项不是循证实践的例子？

A. 来自同行评议的科学期刊证据 B. 专业教科书

C. Facebook 群 D. 临床专业知识

6. 正常儿童几岁发展心智理论？

A. 2 岁 B. 3 岁 C. 4 岁 D. 6 岁

7. 诊断报告中可能包括以下哪些内容（多选）？

A. 临床观察 B. 家长报告

C. 来访者报告 D. 教师报告

8. 简答：ASD 儿童可能表现出的 4 种不同的社交缺陷。

9. 判断题：在评估社交沟通缺陷时，个体可能在不同的环境中表现出不同的优劣势。

10. 判断题："来访者在谈话时不善于保持话题"，用临床语言转换为"来访者在谈话中表现出难以保持话题"。

参考文献

[1] Abdi, B. (2010). Gender differences in social skills, problem behaviors and academic competence of

Iranian kindergarten children based on their parent and teacher ratings. *Procedia- Social and Behavioral Sciences* 5: 1175-1179.

[2] Allely, C. (2019). Understanding and recognising the female phenotype of autism spectrum disorder and the "camouflage" hypothesis: a systematic PRIMSA review. *Advances in Autism* 5 (1): 14-37.

[3] Almehmadi, W., Tenbrink, T., and Sanoudaki, E. (2020). Pragmatic and conversational features of Arabic-speaking adolescents with autism spectrum disorder: examining performance and caregivers' perceptions. *Journal of Speech, Language, and Hearing Research* 63: 2308-2321.

[4] Baron-Cohen, S., Leslie, A., and Frith, U. (1985). Does the autistic child have a "theory of mind"? *Cognition* 21: 37-46.

[5] Bonneh, Y.S., Levanon, Y., Dean-Pardo, O. et al. (2011). Abnormal speech spectrum and increased speech variability in young autistic children. *Frontiers in Human Neuroscience* 4: 237. https://doi.org/10.3389/fnhum.2010.00237.

[6] Braddock, B., Gabany, C., Shah, M. et al. (2016). Patterns of gesture use in adolescents with autism spectrum disorder. *American Journal of Speech-Language Pathology* 25 (3): 408-415.

[7] Brinton, B., Robinson, L., and Fujikii, M. (2004). Description of a program for social language intervention. *Language, Speech, and Hearing Services in Schools* 35 (3): 283-290.

[8] Bruinsma, Y., Koegel, R., and Koegel, L. (2004). Joint attention and children with autism: a review of the literature. *Mental Retardation and Developmental Disabilities Research Reviews* 10 (3): 169-175.

[9] Calder, L., Hill, V., and Pellicano, E. (2013). 'Sometimes I want to play by myself': understanding what friendship means to children with autism in mainstream primary schools. *Autism* 17 (3): 296-316.

[10] Daughrity, B. (2019). Parent perceptions of barriers to friendship development for children with autism Spectrum disorders. *Communication Disorders Quarterly* 40 (3): 142-151.

[11] Droucker, D., Curtin, S., and Vouloumanos, A. (2013). Linking infant-directed speech and face preferences to language outcomes in infants at risk for autism Spectrum disorder. *Journal of Speech, Language, and Hearing Research* 56: 567-576.

[12] Ellawadi, A.B. and Weismer, S.E. (2014). Assessing gestures in young children with autism spectrum disorder. *Journal of Speech, Language, and Hearing Research* 57: 524-531.

[13] Freeman, S., Gulsrud, A., and Kasari, C. (2015). Brief report: linking early joint attention and play abilities to later reports of friendships for children with ASD. *Journal of Autism and Developmental Disorders* 45 (7): 2259-2266.

[14] Fu, G., Heyman, G., and Lee, K. (2011). Reasoning about modesty among adolescents and adults in China and the U.S. *Journal of Adolescence* 34 (4): 599-608.

[15] Ganek, H., Smyth, R., Nixon, S., and Eriks-Brophy, A. (2018). Using the language environment analysis (LENA) system to investigate cultural differences in conversational turn count. *Journal of Speech, Language, and Hearing Research* 61: 2246-2258.

[16] Gorman, B.K., Fiestas, C.E., Peña, E.D., and Clark, M.R. (2011). Creative and stylistic devices employed by children during a storybook narrative task: a cross-cultural study. *Language, Speech, and Hearing Services in Schools* 42 (2): 167-181.

[17] Gulsrud, A., Hellemann, G., Freeman, S., and Kasari, C. (2014). Two to ten years: developmental trajectories of joint attention in children with ASD who received targeted social communication interventions. *Autism Research* 7 (2): 207-215.

[18] Hahn, L., Brady, N., and Versaci, T. (2019). Communicative use of triadic eye gaze in children with down syndrome, autism Spectrum disorder, and other intellectual and developmental disabilities. *American Journal of Speech-Language Pathology* 28: 1509-1522.

[19] Ham, H.S. and Bartolo, A. (2012). Exploring the relationship between gesture and language in ASD. *Perspectives on Language Learning and Education* 19 (2): 56-65.

[20] Hareli, S., Kafetsios, K., and Hess, U. (2015). A cross-cultural study on emotion expression and the learning of social norms. *Frontiers in Psychology* 6: 1501. https://doi.org/10.3389/fpsyg.2015.0150.

[21] Holbrook, S. and Israelsen, M. (2020). Speech prosody interventions for persons with autism spectrum disorders: a systematic review. American Journal of *Speech-Language Pathology* 29: 2189-2205.

[22] Huang, S. (2016). Cultural competence in bilingual social communication assessment: a case study. *Perspectives of the ASHA Special Interest Groups* 1 (14): 29-41.

[23] Hwa-Froelich, D. and Matsuo, H. (2018). Pragmatic language performance of children adopted internationally. *American Journal of Speech-Language Pathology* 28 (2): 501-514.

[24] Ingersoll, B. and Lalonde, K. (2010). The impact of object and gesture imitation training on language use in children with autism spectrum disorder. *Journal of Speech, Language, and Hearing Research* 53 (4): 1040-1051.

[25] Kasari, C., Locke, J., Gulsrud, A., and Rotheram-Fuller, E. (2011). Social networks and friendships at school: comparing children with and without ASD. *Journal of Autism and Developmental Disorders* 41 (5): 533-544.

[26] Koegel, R.L., O'Dell, M.C., and Koegel, L.K. (1987). A natural language teaching paradigm for nonverbal autistic children. *Journal of Autism and Developmental Disorders* 17(2): 187-200.

[27] LeCuyer, E. and Zhang, Y. (2015). An integrative review of ethnic and cultural variation in socialization and children's self-regulation. *Journal of Advanced Nursing* 71 (4): 735-750.

[28] Leong, V., Byrne, E., Clackson, K. et al. (2017). Speaker gaze increases infant-adult connectivity. *Proceedings of the National Academy of Sciences* 114 (50): 13290-13295.

[29] Moriuchi, J., Klin, A., and Jones, W. (2017). Mechanisms of diminished attention to eyes in autism. *American Journal of Psychiatry* 174 (1): 26-35.

[30] Neumann, D., Spezio, M., Piven, J., and Adolphs, R. (2006). Looking you in the mouth: abnormal gaze in autism resulting from impaired top-down modulation of visual attention. *Social Cognitive and Affective Neuroscience* 1 (3): 194-202.

[31] Nowell, S., Watson, L., Crais, E. et al. (2020). Joint attention and sensory-regulatory features at 13 and 22 months as predictors of preschool language and social-communication outcomes. *Journal of Speech, Language, and Hearing Research* 63 (9): 3100-3116.

[32] Otten, K. and Tuttle, J. (2010). *How to Reach and Teach Children with Challenging Behavior (k-8): Practical, ready-to-use interventions that work*. San Francisco, CA: Jossey-Bass.

[33] Owens, R.E. (2020). *Language Development: An Introduction*, 10e. New York, NY: Pearson.

[34] Powless, D. and Elliott, S. (1993). Assessment of social skills of native American preschoolers: teachers' and parents' ratings. *Journal of School Psychology* 31: 293-307.

[35] Prelock, P. (2015). DSM-5 changes: understanding the social challenges in children with ASD. *Perspectives on Language Learning and Education* 22 (1): 5-12.

[36] Siller, M., Morgan, L., and Fuhrmeister, S. (2020). Social communication predictors of successful inclusion experiences for students with autism in an early childhood lab school. *Perspectives of the ASHA Special Interest Groups* 5 (3): 611-621.

[37] Simmons, E., Paul, R., and Volkmar, F. (2014). Assessing pragmatic language in autism spectrum disorder: the Yale in vivo pragmatic protocol. *Journal of Speech, Language, and Hearing Research* 57 (6): 2162-2173.

[38] Small, L.H. (2020). *Fundamentals of Phonetics: A Practical Guide for Students*, 5e. Pearson.

[39] Trevisan, D., Roberts, N., Lin, C., and Birmingham, E. (2017). How do adults and teens with self declared autism spectrum disorder experience eye contact? A qualitative analysis of first-hand accounts. *PloS One* 12 (11): e0188446.

[40] Wetherby, A.M. and Prizant, B.M. (2002). *CSBS DP™ Infant-Toddler Checklist*. Baltimore, MD: Paul

H. Brookes Publishing Co.

[41] West, K., Roemer, E., Northrup, J., and Iverson, J. (2020). Profiles of early actions and gestures in infants with an older sibling with autism spectrum disorder. *Journal of Speech, Language, and Hearing Research* 63 (4): 1195-1211.

[42] Zenko, C. (2014). Practical solutions for executive function challenges created by the unique learning styles of students with autism spectrum disorder (ASD). *Perspectives on School-Based Issues* 15 (4): 141-150.

拓展阅读

[1] Lock, J., Shih, W., Kretzmann, M., and Kasari, C. (2015). Examining playground engagement between elementary school children with and without autism spectrum disorder. *Autism* 20 (6): 653-662.

[2] Wong, C. and Kasari, C. (2012). Play and joint attention of children with autism in the preschool special education classroom. *Journal of Autism and Developmental Disorders* 42 (10): 2152-2161.

第 4 章　孤独谱系障碍早期干预
Early Intervention and Autism

宋明禄　译

学习目标

通过阅读本章，干预人员将能够达到以下目标。

1. 描述发育正常的学龄前儿童的言语和语言发展里程碑。

2. 对比发育正常的儿童与早期诊断孤独谱系障碍（ASD）的儿童在言语和语言发展上的特点及差异。

3. 定义和描述共同注意的关键点及早期诊断 ASD 的个体在共同注意方面存在的明显缺陷。

4. 定义和对比游戏技能水平，描述早期诊断 ASD 的个体在游戏方面的常见缺陷及需求。

5. 描述与其他专业人员共同参与 ASD 患儿治疗的方法。

6. 考虑所需要的时间、需要呈现和组织的材料，为一名被诊断为 ASD 的幼儿制订治疗计划。

　　一个小男孩被抱进你的办公室。他几乎不与你对视，发出喉塞声和咕哝声，当他被放下来的时候，便会感到不安地尖叫，把身体摔倒在地板上，试图冲向门。他的父母看起来压力很大，只能紧紧抓住他。孩子的爸爸说："对不起，我们不希望他在你的办公室里乱扔东西。"治疗的第一天才刚刚开始。

一、理解正常神经发育

　　研究表明，对于神经发育正常的年轻人来说，6 岁以前是学习的关键期，意味着有修复和发展新技能的机会（Snow，1987）。在此期间，孩子像海绵一样，随时准备吸收他们能接收到的全部信息。治疗会像海绵里的水分一样被吸收并保留。可能一部分会流失，但大多数还是会被保留到海绵中，直至干燥，形成一种印记伴随终身。在治疗中，这种印记通常被认为是掌握和泛化（Brignell 等，2018）。

对于一个早期被诊断为 ASD 的儿童来说，海绵这种比喻可能适用，也可能不适用。事实上，行为表现的异质性正是让干预者难以预测被诊断为 ASD 的年轻来访者的语言技能、社交语用技能和整体功能水平的原因。部分 ASD 来访者可能拥有正常的语言技能，甚至发展出更高级的语言技能。然而，许多患者可能在早期就表现出语言理解和语言表达的严重迟缓。根据最新的《精神疾病诊断与统计手册》第 5 版（DSM-V）标准，ASD 诊断的关键条件是社交沟通障碍及受限的、重复的行为模式（美国精神病学协会，2013）。

治疗金语

基于 DSM-V 诊断标准的临床视角表明，在治疗室遇到的 ASD 患者可能看起来都不一样。

主动学习任务

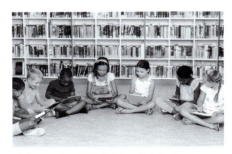

引自 WavebreakMediaMicro/Adobe Stock

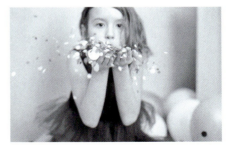

引自 Credit: bondarillia/Adobe Stock

临床特征 1
- 有几个单词和短语
- 父母说他能阅读章节书
- 没有交谈技巧
- 有限的有意义语言

临床特征 2
- 极端行为：经常拍打双手
- 目光交流迅速
- 无法参加正式评估
- 不能独立坐着

考虑以上列出的 2 个临床特征。确定干预治疗的 3 个可能障碍及克服障碍的潜在解决方案。与同伴进行比较和对比。

二、认识正常神经发育

对 ASD 幼儿制订治疗计划时，充分理解和计划使用语言发展里程碑十分重要（美国言语和听力协会，2022）。这将有助于干预者根据儿童当下的表现进行评估，并制订符合实际、有意义、适合能力发展的干预目标。制订目标的标准应该是支持孩子使用和理解与其年龄水平相当或超出年龄水平的语言。然而，ASD 儿童世界的复杂性很难被理解，导致容易忽视首先需要做的事情及接下来要做的事情。表 4-1 改编自美国言语和听力协会的资料，描述了正常的言语和语言发育

表 4-1　早期语言发育里程碑和治疗任务

正常发育年龄	接受性语言技能	表达性语言技能	治疗任务
	通过转头和凝视定位声音。看别人指的东西时眼神协调	咿呀学语	找出藏在治疗师身后、物品下或治疗室周围的噪声玩具
7 月龄至 1 岁	听到名字后会转头并进行目光交流	使用声音（哦、啊、哈、嘘）和手势（点、拉手）来吸引和保持注意力	将书中的物体分开，将它们用作识别故事情境中常见物体的工具，用于培养来访者匹配、指点和展示目标图片的能力

（续表）

正常发育年龄	接受性语言技能	表达性语言技能	治疗任务
	理解常见物品和人物的单词（如杯子、汽车、妈妈）	能用一根手指指物，并展示给别人看	应用 *No David* 系列书籍养成摇头、表示是/否等早期手势
	对常见的短语做出反应并引起注意，如"停！""到这儿来""不！"	出于社交目的使用手势和面部表情（摇头表示不、伸手表示向上、微笑、挥手）	
	玩简单的常规游戏1～2分钟（躲猫猫、击掌等）	说一些可能不太清楚的单词	
1—2岁	当被问到身体部位时，可以指给对方看	持续发展出50个以上单词	"木头人"。使用停止指令，帮助孩子调节身体，遵循简单的指令
	遵循简单的一步指令	给书中的图片命名	"Simon 说" + 身体部位。给出简单的指令，包括触摸或指向身体的各个部位
	回答简单的 WH 问题（谁？什么？哪里？）	练习他们喜欢的词汇	土豆先生，用于识别和标记部位
	当你说出物品名字时，指向书中的图片	问一些简单的问题（谁？什么？哪里？）	短语发展（我+看到+物品），使用手势和语言表达增加话语长度
	听歌曲或旋律至少4分钟	把2～3个单词放在一起	使用无字绘本刺激语言生成，也增加命名
2—3岁	理解对立	几乎所有事情都有一个词语	红绿灯游戏
	遵循两步相关的指令	谈论客观事件或不真实的事件	大箱子、物体，以及孩子练习介词的表达和理解

（续表）

正常发育年龄	接受性语言技能	表达性语言技能	治疗任务
	快速理解新单词	能理解基本的介词	表达与父母共同参与的过去活动
	理解基本介词	能使用简单句	使用趣味句子拼接活动鼓励句子的构建和使用
		被熟悉的听众所理解	
		问"为什么"	

引自 American Speech-Language-Hearing Assciate (2020).

里程碑及相应的治疗任务。

尽管语言能力存在差异性，但将 ASD 儿童的言语和语言发展与正常的里程碑标准进行比较时，将会看到差异。事实上，研究表明，许多被诊断为 ASD 的儿童在言语和语言发展中都存在迟缓，主要表现在开口讲第一个词语或第一个短语的延迟。与其他类型的发育延迟相比，如非典型发育障碍和广泛性发育障碍（未特指），ASD 患者在语言和粗大运动发育里程碑中的延迟是最严重的，与神经发育正常的同龄人相比更为明显（Matson 等，2010）。

在治疗中，所面临的挑战是 ASD 与语言发展轨迹的差异，这就类似于积木效应。通常情况下，随着更多的积木块被添加到整体结构中，积木块会在原有基础上越来越高。以上描述的是神经发育正常儿童治疗的一般流程，相反，许多 ASD 儿童则有不同的、不规则的模式。有一位成年 ASD 来访者，从他早期干预到现在，我们将他与众不同的学习方式称为"独特的方式"。

ASD 患者可能会经历倒退，被描述为曾经掌握技能的突然丧失，或者经历一个平稳期，技能达到顶峰后保持不变。当干预者在治疗中经历这种情况时，重要的是不要感到挫败或沮丧，尝试改变治疗方式以达到帮助患儿持续改变的目的。相反，患者甚至会经历异乎寻常的快速发展期，患者的技能快速发展，甚至比预期得还要快。在治疗过程中患儿的能力迅速发展是一件美妙的事情（图 4-1；Luyster 等，2010；Rogers 等，2004；Pearson 等，2018；Brignell 等，2018；

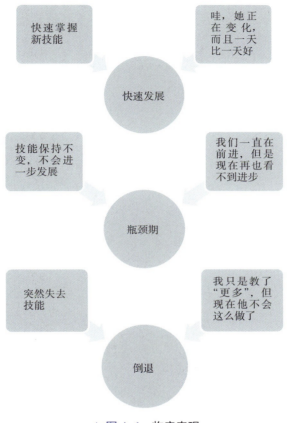

▲ 图 4-1　临床表现

Matson 等，2010）！

　　ASD 患儿能力发展的差异也会依赖于环境因素，如父母的参与度、社会经济地位，而且也与儿童自身因素相关，如非语言智商、共病、ASD 的症状、游戏技能和性别。所有这些变量都可以是除干预者因素之外的进步的促进因素。干预者因素包括使用有效的循证实践和灵活的临床诊疗，这些可能受到之前多年正式和非正式经验及专业知识的重大影响。

　　为了更好地了解外部因素，最好详细阅读病历并尽可能地通过家长访谈获取背景信息。例如，诊断报告中经常会呈现非语言智商的评估。通过阅读诊断报告，我们经常会发现不会说话的孩子拥有 110 的智商，高于平均水平。这些患儿可能存在严重的迟缓。然而，经过反复实践，我们看到他们在治疗过程中表现出不同寻常的进步，最终发展为具有天才一般能力的儿童。如果没有阅读诊断内容，我们就不会意识到患儿的潜力。

三、家庭参与

家庭参与是 ASD 儿童早期治疗成功的另一个关键因素（Shamash 和 Hinman，2022）。记住，作为干预者，你每周与一个孩子共度的时间总计只有几小时，这还是在最理想的情况下。然而，当孩子不处于早期干预的环境时，其余时间都会和家庭在一起，尤其对于那些新近被诊断且处于早期干预年龄的 ASD 儿童的父母来说，一起分享关于他们孩子的能力和有关 ASD 的知识至关重要（Wiley 等，2016；Shamash 和 Hinman，2022）。

虽然父母对 ASD 知识的了解因人而异，但花时间评估和提高父母或养育者的知识可以提高父母的自我效能感，降低父母的压力（Shamash 和 Hinman，2022；Wiley 等，2016；Mcconachie 和 Diggle，2007）。在实践中的一个例子是向父母解释，儿童的行为如何与 ASD 的特征相关（图 4-2）。

许多干预者建议家长在可能的情况下，协助和参与孩子的干预过程。事实上，父母介入的干预是一种行之有效的治疗方法，可以提高共同参与的意识和增加游戏的技能，同时还可以在自然环境中得到泛化（Kasari 等，2010，2015）。这对一些患儿来说可能是积极的，但对其他患儿来说未必是好的主意。判断力是

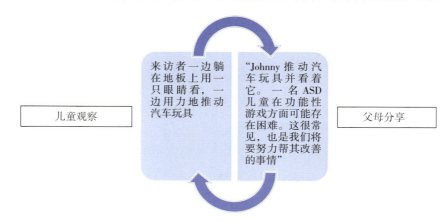

▲ 图 4-2　孤独谱系障碍（ASD）儿童行为与 ASD 典型症状的相关性

关键。三思而行，至少是通过进步笔记、家庭作业或在治疗最后几分钟与家长分享治疗过程中的成功、挑战和关键策略，来分享治疗过程中的内容。

促进家长参与的策略

- 定期检查患儿的干预进度。
- 不要用信息压垮家长，而是提供一个简明扼要的摘要。
- 使用您和家长都最方便的联系方式（电子邮件、短信、手机 APP、面对面交谈、手写的笔记等）。
- 使用父母的母语进行交流（可能与孩子的母语语言不同），如果需要的话，请口语翻译，还需要在家长母语的文档中留下记录。
- 展示如何去做要比告诉他该做什么更有帮助。
- 鼓励提问和提高透明度，邀请家长在方便的时候进行观察和参与。

主动学习任务

使用以上案例，完成下面的练习，向父母提供孩子的行为如何与 ASD 的典型特征相关的例子。为了进一步实践，在完成表格后，进行角色扮演，以考虑您在未来干预中的直接应用。

观察儿童

_____

孩子退到角落里独自玩玩具。
孩子伸手去拿玩具而不是请求。

家长分享：你能对正在观察的家长说些什么？

_____

_____

四、基于循证证据的方法

对 ASD 儿童进行早期干预必须运用具有循证证据的方法。这些方法已经被验证过并且是治疗 ASD 幼儿及其家庭的具体要求。在互联网、社交媒体和其他媒体盛行的时代，很容易找到声称"有效"或改变 ASD 儿童生活和福祉的方法（Siri 等，2014）。然而，考虑到 ASD 干预的关键期，疾病的患病率增加，以及父母迫切希望看到孩子的改变，运用已被证明有效且基于实证研究的干预方法是至关重要的。

许多教科书会教学生通过考试所需相关学科和专业术语的知识。然而，当你和一个最近被诊断为 ASD 的孩子共处一室时，尽管你观察到这个孩子表现出来的所有特征，但这并不意味着你已经做好了准备，并付诸行动（Sam 等，2019）。我们可以在汇报会上告诉家长，你将使用循证方法，但如果没有实践的组成部分，你真的准备好了并能够承诺执行吗？对于许多新手干预者来说，诚实的回答无疑是"不"。意识到被认为是基于证据的实践不足以引导干预者进行实践。这个常见的挑战为这样一个说法铺平了道路，即科学数据的呈现是生硬的，必须被转化使干预者感到舒适，从而让干预者感到能够与 ASD 儿童及其家庭一起干预。循证方法必须是个性化的，并适应 ASD 儿童及其家庭的需要才最有效，从事 ASD 儿童干预工作的干预者必须运用他们的临床判断来确定最佳方法。

帮助治疗 ASD 儿童及其家庭的干预者的一种有效方法是使用基于循证的实践方法，即北卡罗来纳大学教堂山分校 Frank Porter Graham 儿童发展研究所开发的自闭症干预资源和模块（Autism Focused Intervention Resources and Modules，AFIRM）项目。这个在线学习项目致力于使用由美国国家孤独谱系障碍专业发展中心收集的信息，由美国国家孤独谱系障碍证据与实践信息中心审查，该中心分析和组织了 ASD 患者使用的循证实践，同时也揭示了未被证明有效或缺乏循证基础的方法。AFIRM 方法的目的是培训干预者和家长使用最常见的循证方法来描述、实践和监测进展，这些方法已被证明对 ASD 儿童和青少年有效的（Sam 等，2019）。视频模块的组织如图 4-3 所示，每个模块估计需要 2～3 小时。

在沟通障碍和科学领域，美国言语语言听力协会网站是循证实践方法的另一重要资源，为干预者提供他们能够熟练使用该方法的指导，了解所需的培训，并比较 ASD 患者使用的各种方法。为了帮助患有 ASD 的幼儿，下面列出了一

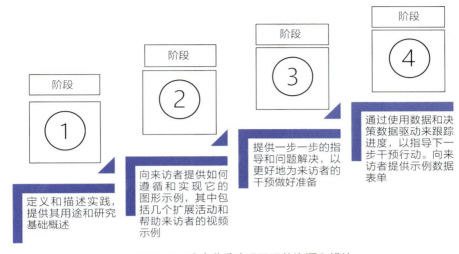

阶段
1

阶段
2

阶段
3

阶段
4

定义和描述实践，
提供其用途和研究
基础概述

向来访者提供如何
遵循和实现它的
图形示例，其中包
括几个扩展活动和
帮助来访者的视频
示例

提供一步一步的指
导和问题解决，以
更好地为来访者的
干预做好准备

通过使用数据和决
策数据驱动来跟踪
进度，以指导下一
步干预行动。向来
访者提供示例数据
表单

▲ 图 4-3　孤独谱系障碍干预的资源和模块

系列相关的循证方法。相关更多信息，请查询《2020 年 NCAEP 循证实践报告》
（http://NCAEP.fph.unc.edu）、AFIRM 项目（http://afirm.fpg.unc.edu）和 ASHA 实
践门户孤独谱系障碍数据库（www.asha.org）。

- 基于前因的干预措施：为了增加行为的发生或减少具有挑战性 / 干扰性的行
  为之前安排的活动或需求情况。
- 早期介入 Denver 模式：Denver 模式是由 Rogers 和 Dawson 于 2009 年创建
  的以儿童为主导、以游戏为基础的干预方法，通过强化一对一治疗、同伴在
  学校环境中的互动和家庭干预来重点发展社交沟通技能。早期介入 Denver
  模式（创建于 2010 年）是 Denver 模式的延伸，它将发展方法与行为干预策
  略相结合，可以在各种环境中进行［例如，由治疗师和（或）父母在诊所或
  家中的小组或个人会议上进行］。
- 地板时光疗法（DIR）：一种以引导孩子通过游戏与父母和他人互动来促进
  发展的模式。该模型侧重于跟随孩子的步伐；激发孩子的创造性和自发性；
  其中涉及孩子的感官、运动技能和情绪（Greenspan 和 Wieder，2007）。
- 锻炼和运动：通过体能练习、特定的运动技能（技术）或正念运动来针对各
  种技能和行为的干预措施。

- 消退法：消除具有挑战性的行为的强化后果，以减少该行为未来的发生。

- 联合注意力象征性游戏参与调节（JASPER）：一种结合了发育观点和行为原则的治疗方法。以社交沟通为基础（共同注意力、模仿、玩耍），使用自然策略来提高社交沟通的速度和复杂性。该方法将家长和教师纳入干预过程，通过环境设置和活动内容的泛化，达到巩固和强化的效果（Kasari 等，2010，2015）。

- 示范：演示所需的目标行为，促使患儿完成该行为，从而获得目标行为。

- 音乐干预：融入歌曲、旋律语调和（或）节奏来发展和支持技能（行为）的学习或能力的干预方式，包括音乐治疗及借助音乐去改善目标技能的干预措施。

- 自然情景干预：基于典型活动和（或）常规活动的一组技术和策略的合集，强调学习者在其中自然地促进、支持和鼓励目标技能和行为的发展。

- 父母实施干预：父母对孩子进行干预，促进他们的社交沟通或其他技能，减少他们具有挑战性的行为。

- 关键反应治疗（pivotal response treatment，PRT）：PRT 是以游戏为基础，由儿童发起的行为治疗，以前称为"自然语言范式"。PRT 的目标是：①教授语音、第一个词语和语言；②减少破坏性行为；③增加社交、沟通和学习技能。PRT 关注的重点是发展的关键领域技能而不是针对特定的行为，如对多种线索的反应、动机、自我调节、启动社会互动和同理心。这些领域都是各种技能的核心（Koegel 和 Koegal，2019）。PRT 强调自然强化，例如，孩子提出有意义的请求时，会得到相应的奖励。

- 提示：为儿童提供语言、手势或身体语言上的帮助，以支持他们获得或参与目标行为及技能。

- 强化：在儿童产生反应或使用技能后进行强化，增加儿童未来使用该反应或技能的可能性。

- 社交技能训练：团体或个体训练，旨在教会儿童如何适当地、成功地参与他人的互动。

- 视频演示：向儿童展示目标行为或技能的演示视频，以帮助儿童学习或参与预期的行为或技能。

- 视觉支持：帮助儿童在没有额外提示的情况下表现出期望的行为或技能的视觉提示。

主动学习任务

访问 AFIRM 数据库（http://afirm.fpg.unc.edu），确定一个感兴趣的模块，结束模块学习时完成测试，通过打印完成模块的证书证明访问数据库和完成模块学习。

五、连接的重要性

建立自然连接是早期治疗的重要因素（图 4-4）。作为成人，看待这个问题的方法是，在治疗过程中把自己想象成心理治疗师。在与治疗师的交谈过程中，怎么样会让你觉得交谈很舒服？怎么样会让你觉得不舒服，导致你终止或停止与他们接触？对于许多年轻人来说，答案可能是你与交谈的人建立连接的能力，以及在谈话中跟随他们说话的能力。这种类型的连接正是成功的语言治疗所需要的。然而，我们大多数年轻的来访者，特别是 ASD 儿童，由于难以与他人建立

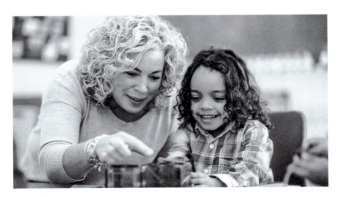

▲ 图 4-4　建立自然连接，治疗师和来访者同时分享

有意义的关系，难以表达需求，在建立连接方面面临重大挑战。这是许多 ASD 儿童标志性的特征，也被列入 DSM-V 的诊断标准中（美国心理协会，2013）。

治疗金语

目的　来访者可对治疗师提出的常见社会问题做出回应。例如，"你叫什么名字？"，来访者可以通过模仿临床医生的动作显示联合注意。

准备　来访者的椅子围成半圆形，治疗椅置于半圆形的中心，相距一个手臂的长度。

歌词
名字，名字！
名字里面有什么？
我有一个名字，
你有一个名字，
你的名字是什么？

流程　由治疗师开始：①领唱并配上动作（如拍拍手、用手指指你和我）；②鼓励来访者参与并随着歌曲模仿动作；③提出最后一个问题时，转身指向一个来访者示意轮到他了；④再说一遍"你叫什么名字"；⑤通过手势或口头表达引导来访者说出"我的 + 名字 + 叫_____"；⑥鼓励参与的同伴以友好的方式交流，如挥手、说"嗨"或击掌。

聚焦目标

- 当医生提出问题时，来访者在给予最低帮助的情况下，5 次机会中有 4 次可以说出自己的名字。

- 来访者在给予中度帮助的情况下，5 次机会有 4 次可以模仿治疗师进行大运动。

ASD 儿童的一个关键特征是共同注意能力的缺陷（Mundy 等，1994）。共同注意通常定义为 2 个或 2 个以上的人将注意力集中在同一个人、动作或物体上，并意识到对方的兴趣。共同注意是早期发育的一个重要成分，是孩子了解世界的方式。在治疗过程中，会有诸多因素影响到修复或建立有效的共同注意技能。

聚焦目标

来访者表现出共同注意（轮流、互动游戏、持续参与），在 5 次机会中有 4 次在最低限度帮助下与另一个人完成 5 分钟的任务。

与来访者建立目光交流是成功治疗的关键特征。早在公元前 58 年,《圣经》中就有一句耳熟能详的话"眼睛是心灵的窗户"。在本书中，我们与大家分享这句话是为了体现整个治疗过程中，尽可能地捕捉来访者的眼神的重要性（图 4-4）。

治疗观点

与来访者建立并保持眼神对视有助于理解来访者所看到的、感觉到的或想到的。

对于一个年轻的 ASD 患者来说，建立和调节目光注视行为似乎是一项不可能的事情。事实上，非典型的目光注视是 ASD 的标志性诊断特征。这种缺乏目光注视的行为通常发生在对方不是来访者的主要照顾者或父母，尤其是现场没有玩具或其他物体可以与来访者进行社交互动时。在治疗环境中，这可能看起来像是一个患者即使只是 1 秒也拒绝看你，但父母没有报告在家庭环境中出现任何目光交流的问题。父母的报告通常仅仅是基于他们家人与孩子的个人互动水平和类型。以下是建立和鼓励持续目光交流的建议。

1. 将注意力吸引到你的眼睛上：许多 SLP 建议在额头上放个贴纸，贴纸上印有来访者喜欢的事物，以此激励来访者定位你的面部和眼睛。一旦采取适当的治疗策略和活动，他们就会将注意力聚焦在那里！

2. 暂停喜欢的活动并要求目光交流：把一个物体移向你的眼睛并鼓励来访者看，可以提高建立和维持目光交流的能力。这个行动可以与一个请求相结合，如

"你想要更多的小汽车吗？"

3. 站在来访者的角度：在进行治疗的过程中，站在孩子的角度，这是最容易鼓励儿童进行目光交流的方法。

共同注意的其他主要成分还包括相互参与、追随与模仿。共同注意的这些重要特征可以呈现儿童调节目光交流和集中注意力的能力，以跟随某人完成某事或聚焦某些焦点（Cañigueral 和 Hamilton，2019）。孩子分享所看到的东西，是他们学习和展示技能的方式。

主动学习任务

我们知道，对于一个社交能力缺陷的来访者来说，建立目光交流不是一件容易的事，你能做些什么来帮助培养这些技能呢？根据上面的定义和例子，创建 3 个治疗活动以增加以下共同注意的能力。

- 相互接触。
- 目光注视和追踪。
- 模仿。

六、好玩的重要性

世界著名的活动家和儿童艺人 Rogers 先生曾经说过，"游戏给孩子们一个练习他们学习内容的机会。"

在治疗环境中，作为促进 ASD 患者改变的干预者，这句话再真实不过了。事实上，游戏治疗被认为是一种基于循证证据的治疗方法，对年幼儿童进行治疗被证明有效（Sam 等，2019）。ASD 患者可能出现社交沟通迟缓、兴趣受限和参与活动有限。事实上，与正常儿童和智力障碍儿童相比，ASD 儿童较少出现假装游戏，游戏质量下降，开展游戏活动的难度增加（Lin 等，2017）。因此，将游戏纳入治疗有助于调动大脑中需要加强的部分，激活关键发展技能，当然也鼓励早期的社会沟通，这是 ASD 儿童的标志性缺陷。

就像语言的发展一样，游戏也是以一种系统的方式进行发展的，许多作者经常按照顺序组织和描述这种发展。图 4-5 中重点显示了游戏发展流程。

在早期，儿童应该能够进行功能性游戏。从实际意义上说，这是一个孩子可以拿起一个游戏对象并将其运用于特定用途的时期。更具体地说，刷子可以用来梳头发，滑动汽车的车轮可以让车滚动，可能会伴随着 "bibi" 或 "hong" 的声音。这是预示早期游戏能力的关键期。在此期间，可以预示儿童可能没有兴趣与其他孩子玩耍，而是独自玩耍。

随着儿童发育和成熟，你开始看到 "旁观者行为"，孩子在游戏中是一个旁观者。他们会看着其他孩子，有兴趣观察他们的游戏，没有准备加入他们，同时，孩子开始发展象征性的游戏技能。此时，孩子会用物体、动作或想法来代表其他物体、动作或想法。例如，一组积木可能会神奇地代表一列长长的火车。

2 岁时，随着这些技能的发展，孩子已经准备好开始与其他孩子交往了。实现这一目标的第一步是平行游戏，孩子会在另一个孩子身边使用同样的物品，参与同样的活动，但不是直接和其他孩子一起玩。这是一个关键时期，孩子学会如何玩耍，并培养了与他人互动的信心。一旦这一技能得到发展，到 3 岁左右，孩

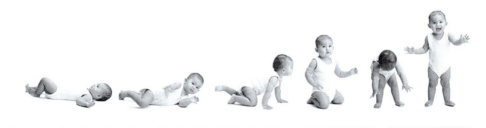

| 12 月龄：功能性游戏 | 18 月龄：旁观者行为 | 24 月龄：象征性游戏 | 30 月龄：平行游戏 | 4 岁及以上：合作游戏 |

▲ 图 4-5 游戏发展的流程

引自 Ceters for Disease Control and Prevention (2021), Parten (1932), Pathways. org (2022), Zero to Three (2022).

子就可以进行联想游戏了，在这种游戏中，孩子与从事同样任务的另一个孩子的互动最小。一个很好的例子是，孩子们都在操场上玩一件玩具，但使用的是不同的玩具部件。

游戏的最后一个阶段是合作游戏，通常是在 4 岁左右发展起来的。合作游戏是孩子带着共同的兴趣或目标，与其他孩子一起玩耍。这就是规则游戏、操场上唱歌、有组织的活动或手工游戏开始发展的阶段。

主动学习任务

观看视频片段

观看一个示范教学视频，它教授象征性游戏技巧，花点时间和同伴一起思考以下问题。

- 你在这个视频中看到了多少个物体，每个物体代表什么？
- 描述视频中的治疗空间，思考这是否会吸引来访者的眼球？
- 你如何描述视频中的游戏性？这个视频是否可以帮助来访者更好地模仿与参与？

非正式地评估孩子在游戏技能方面的水平，并让孩子参与进来，以提高游戏互动的质量和多样性，这将对 ASD 儿童的发展和治疗过程有帮助（Lin 等，2017）。图 4-6 显示了一份游戏项目列表，这些项目被证明可作为治疗 ASD 幼儿的"工具箱"。

对于一个新手治疗师而言，我们建议不要将所有的东西都放在"工具箱"中，尽管这样做可能很有诱惑力。多不代表好。太多的游戏选择可能会让你和孩子都感到不知所措，而且会导致混乱，游戏也会缺乏清晰的结构。相反，选择一些项目，然后确定如何最大限度地利用它们，在基于游戏的任务中使用有循证依据的方法以提供适龄的、有针对性的干预。

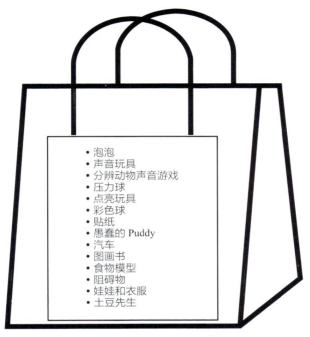

• 泡泡
• 声音玩具
• 分辨动物声音游戏
• 压力球
• 点亮玩具
• 彩色球
• 贴纸
• 愚蠢的 Puddy
• 汽车
• 图画书
• 食物模型
• 阻碍物
• 娃娃和衣服
• 土豆先生

▲ 图 4-6　干预者"工具箱"的游戏项目

七、治疗组织

本章已经讨论过 ASD 儿童可能遇到的几个挑战，如注意力维持时间短、治疗和课堂的经验不足、挑战性行为和共同注意力不够。成为孩子第一个治疗师时，会觉得这个任务是令人生畏、不可完成的。虽然没有人能承诺保证让孩子参与，但我们可以帮助早期治疗者做好"为成功而战"的准备。

有了多年的执业和临床经验后，我们发现一个共同的挑战是语言的应用。根据经验，我们建议给有语言障碍的幼儿提示，限定在 3～4 个词语。研究表明，在给有语言障碍的人提示时，措辞应该直接而且简洁。从理论上讲，如果在语言理解或表达方面有困难，那么想象、倾听和理解并对丰富提示的语言做出反应是有挑战性的。随着孩子技能和能力的发展，语言的复杂性也会增加，然而，话少可以给来访者留出更少解释的空间和更多行动的空间。

主动学习任务

可以考虑以下指令：从本章"治疗组织"部分提到的选取 3～4 个词语，生成一个短语。

- 你希望你的来访者坐下来完成你的活动，当他完成时，你会奖励他玩汽车。
- 你想让你的来访者指出熊、大象、长颈鹿和猴子等常见动物的图片。

在计划和治疗时，要考虑的另一个组成部分是在治疗过程中呈现任务的频率和持续时间。我们建议，在治疗时以高频率和持续时间短为佳。具体而言，在治疗时，尽可能安排大量的活动，当然也要保持一个度。对于一个持续 50 分钟的治疗过程，我们建议新手治疗师准备 4 个任务。活动应该持续 13 分钟，这样对孩子来说足够短，能让孩子不觉得无聊，但也足够长，能让孩子有机会产生预期的行为。

八、环境布置

对于 ASD 儿童，环境布置被认为是基于证据的实践。当治疗者将环境布置与其他策略（如提示和适当的治疗方式）相结合时，环境布置被证明是有效的。保持 ASD 儿童治疗环境"干净"的想法似乎是与直觉相违背的。事实上，人们可能会认为"干净"是一个没有过多物品、整洁的、可以让儿童坐下来开始工作的空间。然而，这种类型的环境可以被认为是"枯燥无味的"，导致儿童缺乏参与、减少互动，以及对治疗师的提示做出较少反应。环境布置意味着使用各种策略来设置周围环境，包括物品材料和社会环境设置，旨在提高特定行为发生的可能性（Ledford 等，2017）。

为了达成这个目的，在治疗年幼 ASD 儿童时，安排的治疗空间是吸引人的且有序的，材料应隐藏在儿童无法拿到的地方。在视线范围内有形的东西对治疗有帮助，但不让来访者接触到。当布置成功、持续实施、使用有循证依据的治疗方法并搭配适当的提示时，治疗师将看到来访者更多地参与及积极的互动（Ledford 等，2017）。

	治疗金语		
如何安排我的治疗空间? 花点时间确保你已经为来访者成功的早期干预做好了准备。每次准备与来访者进行治疗时，完成下表中的第一列和最后一列。			
完成（√）	我需要为我的来访者实现什么	那看起来是什么样子的	我可以利用我目前的空间和材料做些什么
	我的空间应该是吸引人的	忽略空间大小，孩子应该在你的空间玩得舒服	
	我的空间应该是有序的	过多的物品会让孩子感觉过载，导致注意力分散或让他们气馁	
	我的空间没有任何不打算让来访者接触的东西	需要将物品放在来访者够不到的地方	
	在我的视野范围和触手可及的位置放置实物	把一些能干预来访者行为的物品放在附近安全的地方或身上	

引自 Canavan (2015).

主动学习任务

参照治疗室 #1 至治疗室 #5 的规范治疗空间，并回答以下问题。

• 空间是如何布置的?

• 这个空间是否能让来访者集中注意力?

- 当来访者坐下来参与其中时，你认为这个空间会让他们有什么感觉？
- 在这些图片中，治疗空间的优劣势是什么？
- 看看你现在所在的房间，如何设置才能使之成为治疗 ASD 儿童的空间？

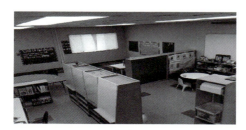

治疗室 #1

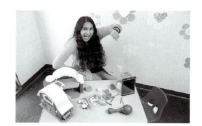

治疗室 #2

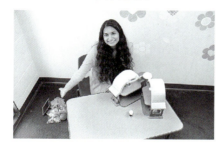

治疗室 #3

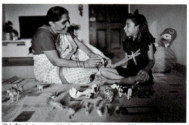

引自 Mayur Kakade/Moment/Getty Images

治疗室 #4

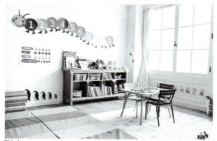

引自 Rawpixel.com / Adobe Stock

治疗室 #5

九、跨专业合作的重要性

传统意义上，ASD 儿童的早期治疗是由个体治疗师提供的，如 SLP、职业治疗师、ABA 专家、教育学专家或特教老师。对于 SLP 和相关治疗师而言，治疗通常被认为是"在一个泡泡里"，在这个"泡泡"里，治疗被设计在一个团体环境中进行。这种方法的弊端是，"隔离式"治疗可能只在某单一环境中有效果，而不是与更复杂的环境如教室等有关。团队合作已被认为是教学实践中最关键的组成部分，会影响到对来访者的疗效（Goddard 等，2007；Moolenaar 等，2012）。通常情况下，来访者的进步是单独记录的，并在年度会议上与团队成员共享，这些会议通常被称为个人教育计划或个人家庭服务计划。另外，跨专业合作通常有助于 ASD 儿童取得更多的进展，并促进不同学科之间的沟通（Barnett 和 O'Shaughnessy，2015）。

可以假设，在为表现出多种功能缺陷的学生提供早期干预服务时，服务提供者仅提供单一的服务是不够的。正如研究结果那样，关键时期单独工作和每年仅一次会议，并不是最有成效或高效的方式。尽管这是目前几十年来服务提供的趋势，但研究表明 ASD 干预的最关键组成部分是为所有的缺陷类别提供全面的服务。这意味着所有的服务都应重点关注适应行为、交流、认知能力和社会互动，从而降低 ASD 症状的严重程度（Cunningham，2012）。通常，由于各种原因，这种最佳的实践方法并不经常被选用。在思考 ASD 儿童的进步及我们能为他们提供服务的能力时，需要考虑我们如何以高效但同时现实的方式最好地满足学生的需求。

最近，在言语语言病理学、心理学和精神病学的循证实践中，服务模式发生了变化，研究表明在为 ASD 幼儿提供服务时，协作模式更为有效（Friend，2010；Brookman-Frazee 等，2012）。文献提出，治疗师需要协同工作，探索结合其他服务形式一起对整体功能水平的影响（Wilson 等，2011）。具体来说，Brookman-Frazee 等（2012）强调行为适应、沟通技巧和发展性教学的混合方法已被证明对年轻来访者有效。随着治疗师合作性地提供服务，治疗师将对来访者的功能水平及跨领域的优劣势会有更全面的了解。

十、总结

ASD 是一种复杂的神经发育性障碍，它并不以同质的方式表现出来。在早期干预中有一系列循证依据的实践和干预方法，应当进行个性化完善，以满足每个来访者及其家庭的特殊需求。早期干预对每个来访者来说都不一样，每个 ASD 儿童对干预的反应也可能不同，必须用你的临床判断来确定最佳疗法。治疗师有责任采用循证方法干预 ASD 儿童。要做到这一点，你必须遵循一个明确的框架，考虑正常发育里程碑并与不断更新的临床研究结果保持同步。此外，与关键的专业人员合作对于促进治疗并获得最佳结果至关重要。

沿途反思

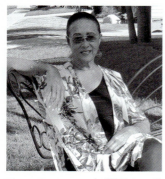

Diane Bernstein 文学硕士，认证言语语言病理学家

恭喜你选择了联合健康科学和教育领域最重要的职业之一。你将有机会在干预中心、小学、大学、诊所、医院、护理（康复机构）和私人诊所与婴儿、儿童及成人一起工作，无论是分开进行还是同时进行。这是你的选择！我就是同时进行的，我很喜欢我的选择。

沟通是人类用来相互交流和联系的主要方式。人们谈论自己的想法、希望和梦想、快乐和情感。当幼儿因早产、遗传性疾病、脑瘫、ASD 等诊断而导致发育迟缓时，父母就失去了听到孩子以正确的顺序、清晰的发音使用符号、词汇或句子进行第一次交流的快乐。每种语言都有自己的一套发音和语法规则。由于我们无法向婴幼儿解释这项规则，他们需要通过听我们的说话，自己弄清楚这些规则，这对于他们来说是一项艰巨的任务。本书将为他们提供知识和治疗技能。

当 ASD 儿童出现以下行为时，你会感到欣慰：他们学会了在与同龄人交谈中保持话题；能意识到同龄人听到不恰当言论时尴尬的面部表情的含义；说话不流利的来访者已经学会发音技巧。另外，也会为脑卒中后语言恢复或能吞咽食物，并与家人一起用餐的老年人感到高兴。这些都是你的治疗技巧帮助来访者改善他们在家庭、学校、工作和社会环境中的功能和生活质量的结果。

虽然文书工作是一个"烦人的存在"，但你不妨接受它，学会协调整理文书与安排生活的技巧。我们必须完成报告以证明我们深厚的知识底蕴、治疗方法的有效性，并且为机构提供资金支持。研究为我们提供了学习、成长和提高技能的经验证据。人们经常考虑在交流障碍中增加新的内容，最新的研究包括治疗对 COVID-19 幸存者的"长期影响"，以及教脑卒中患者如何参与"枕边谈话"以加强人际沟通。我们拥有一个不断发展的职业是多么幸运啊！你永远不会感到无聊或筋疲力竭，因为总有新的、有趣的东西需要学习。

最后，关于治疗。在制订治疗计划时，你的目标是提高来访者的生活质量。关注来访者的认知能力、他们感兴趣的事物及他们的个人经历，对于帮助他们将治疗中学到的技能泛化到其他方面至关重要。问问你自己，来访者明白如何回应吗？来访者是否理解我们所说的话？我需要简化指导语吗？作为治疗师，重要的是要仔细倾听来访者的反应。你必须能根据来访者的理解水平，确定他们在活动中"可能崩溃"的时间和地点，以及如何如何通过改进任务去改善它。你会遇到有挑战性的患者，从他们那里，你会学到更多关于人类行为和治疗等方面的知识。一旦你有了在各种各样的诊断中评估和提供治疗的经验，你就会培养自信、直觉和自己独特的治疗风格。

你已经做出了选择，坚定地去做吧！

Diane Bernstein 文学硕士

认证言语语言病理学家，从事项目协调员和临床督导员 40 年

测试题

1. 判断题：ASD 患者可能表现出维持目光注视的困难。

2.判断题：向来访者的父母介绍 ASD 相关知识是冒犯的。

3.判断题：当与年幼的 ASD 患者合作时，考虑典型的语言发展里程碑至关重要。

4.判断题：在正常发育过程中，语言的发展是阶段性的，幼儿游戏技能的发展具有特殊性和不可预测性。

5.判断题：发出像 "moo" 这样与动物有关的声音，可能会让孩子感到困惑，最好直接叫它的名字。

6.判断题：象征性游戏比功能性游戏层次更高。

7.判断题：在对患有 ASD 幼儿进行干预时，应只采用一种循证实践。

8.之前掌握的语言或技能的突然丧失被称为什么？

A.语言迟缓   B.失语症

C.退化   D.发音障碍

9.在 Joint attention symbolic play engagement regulation（JASPER）中，"SP" 代表？

A.言语和语言   B.象征性游戏

C.特殊教育   D.特定范式

10.下列哪项是孩子观看其他人玩耍的一种游戏状态？

A.独自玩耍   B.旁观游戏

C.合作游戏   D.平行游戏

参考文献

[1] American Psychiatric Association (2013). *Diagnostic and StatistiIanual of Mental Disorders*, 5e.

Arlington, VA: American Psychiatric Publishing.

[2] American Speech-Language-Hearing Association. (2022). Autism spectrum disorder: Overview. Available from www.asha.org/Practice-Portal/Clinical-Topics/Autism (accessed 30 January 2022).

[3] Barnett, J. and O'Shaughnessy, K. (2015). Enhancing collaboration between occupational therapists and early childhood educators working with children on the autism spectrum. *Early Childhood Education Journal* 43: 467-472.

[4] Brignell, A., Williams, K., Jachno, K. et al. (2018). Patterns and predictors of language development from 4 to 7 years in verbal children with and without autism spectrum disorder. *Journal of Autism and Developmental Disorders* 48 (10): 3282-3295.

[5] Brookman-Frazee, L., Stahmer, A.C., Lewis, K. et al. (2012). Building a researchcommunity collaborative to improve community care for infants and toddlers at-risk for autism spectrum disorders. *Journal of Community Psychology* 40 (6): 715-734.

[6] Cañigueral, R. and Hamilton, A.F. (2019). The role of eye gaze during natural social interactions in typical and autistic people. *Frontiers in Psychology* 10: https://doi.org/10.3389/fpsyg.2019.0056.

[7] Canavan, C. (2015). Sensory overload: creating an autism-friendly environment. In: *Supporting Pupils on the Autism Spectrum in Primary Schools*, 56-78. London: Routledge.

[8] Centers for Disease Control and Prevention. (2021). CDC's developmental milestones. Available from https://www.cdc.gov/ncbddd/actearly/milestones/index.html (accessed 30 January 2022).

[9] Cunningham, A.B. (2012). Measuring change in social interaction skills of young children with autism. *Journal of Autism and Developmental Disorders* 42: 593-605.

[10] Friend, M., Cook, L., Hurley-Chamberlain, D.A., and Shamberger, C. (2010). Co-teaching: an illustration of the complexity of collaboration in special education. *Journal of Educational and Psychological Consultation* 20 (1): 9-27.

[11] Goddard, Y.L., Goddard, R.D., and Tschannen-Moran, M. (2007). A theoretical and empirical investigation of teacher collaboration for school improvement and student achievement in public elementary schools. *Teachers College Record* 109 (4): 877-896.

[12] Greenspan, S.I. and Wieder, S. (2007). The developmental individual-difference, relationship-based (DIR/Floortime) model approach to autism spectrum disorders. In: *Clinical Manual for the Treatment of Autism* (ed. E. Hollander and E. Anagnostou), 179-209. Washington, DC: American Psychiatric Publishing.

[13] Kasari, C., Gulsrud, A., Wong, C. et al. (2010). Randomized controlled caregiver mediated joint engagement intervention for toddlers with autism. *Journal of Autism and Developmental Disorders* 40 (9): 1045-1056.

[14] Kasari, C., Gulsrud, A., Paparella, T. et al. (2015). Randomized comparative efficacy study of parent-mediated interventions for toddlers with autism. *Journal of Consulting and Clinical Psychology* 83 (3): 554-563.

[15] Koegel, R.L. and Koegel, L.K. (2019). *Pivotal Response Treatment for Autism Spectrum Disorders*, 2e. Baltimore, MD: Paul H. Brookes Publishing Co.

[16] Ledford, J.R., Zimmerman, K.N., Chazin, K.T. et al. (2017). Coaching paraprofessionals to promote engagement and social interactions during small group activities. *Journal of Behavioral Education* 26 (4): 410-432.

[17] Lin, S., Tsai, C., Li, H. et al. (2017). Theory of mind predominantly associated with the quality, not quantity, of pretend play in children with autism spectrum disorder. *European Child & Adolescent Psychiatry* 26 (10): 1187-1196.

[18] Luyster, R., Richler, J., Risi, S. et al. (2005). Early regression in social communication in autism spectrum disorders: a CPEA study. *Developmental Neuropsychology* 27 (3): 311-336.

[19] McConachie, H. and Diggle, T. (2007). Parent implemented early intervention for young children with autism spectrum disorder: a systematic review. *Journal of Evaluation in Clinical Practice* 13 (1): 120-129.

[20] Matson, J.L., Mahan, S., Kozlowski, A.M., and Shoemaker, M. (2010). Developmental milestones in toddlers with autistic disorder, pervasive developmental disorder-not otherwise specified and atypical development. *Developmental Neurorehabilitation* 13 (4): 239-247.

[21] Moolenaar, N.M., Sleegers, P.J., and Daly, A.J. (2012). Teaming up: linking collaboration networks, collective efficacy, and student achievement. *Teaching and Teacher Education* 28 (2): 251-262.

[22] Mundy, P., Sigman, M., and Kasari, C. (1994). Joint attention, developmental level, and symptom presentation in autism. *Development and Psychopathology* 6 (3): 389-401.

[23] Parten, M.B. (1932). Social participation among preschool children. *Journal of Abnormal and Social Psychology* 27 (3): 243-269.

[24] Pathways.org. (2022). How kids learn to play: 6 stages of how play development. Available from https://pathways.org/kids-learn-play-6-stages-play-development (accessed 30 January 2022).

[25] Pearson, N., Charman, T., Happé, F. et al. (2018). Regression in autism spectrum disorder: reconciling findings from retrospective and prospective research. *Autism Research* 11 (12): 1602-1620.

[26] Rogers, L.J., Zucca, P., and Vallortigara, G. (2004). Advantages of having a lateralized brain. *Proceedings of the Royal Society of London B: Biological Sciences* 271 (Suppl_6): S420-S422.

[27] Sam, A.M., Cox, A.W., Savage, M.N. et al. (2019). Disseminating information on evidencebased practices for children and youth with autism spectrum disorder: AFIRM. *Journal of Autism and Developmental Disorders* 50 (6): 1931-1940.

[28] Shamash, E.R. and Hinman, J.A. (2022). Assessing caregiver stress and coping at time of autism spectrum disorder diagnosis. *Early Childhood Education Journal* 50: 97-106.

[29] Siri, K., Lyons, T., Bradstreet, J.J., and Arranga, T. (2014). *Cutting-Edge Therapies for Autism*, 4e. New York, NY: Skyhorse Publishing.

[30] Snow, C.E. (1987). Relevance of the notion of a critical period to language acquisition. In: *Sensitive Periods in Development: An interdisciplinary perspective* (ed. M. Bernstein), 183-209. Hillsdale, NJ: Erlbaum.

[31] Wiley, P., Gentry, B.F., and Torres-Feliciano, J. (2016). *Autism: Attacking Social Interaction Problems, a Therapy Manual Targeting Social Skills in Children 4-9*. San Diego, CA: Plural Publishing.

[32] Wilson, K.P., Dykstra, J.R., Watson, L.R. et al. (2011). Coaching in early education classrooms serving children with autism: a pilot study. *Early Childhood Education Journal* 40 (2): 97-105. https://doi.org/10.1007/s10643-011-0493-6.

[33] Zero To Three. (2022). The development of play skills from birth to 3. Available from https://www.zerotothree.org/resources/series/the-development-of-play-skillsfrom-birth-to-3 (accessed 30 January 2022).

拓展阅读

[1] VandenBos, G.R. (2015). *APA Dictionary of Psychology*. Washington, DC: American Psychological Association.

[2] Wiley, A.D. (2014). Collaboration Rotation and Technology: Innovative service delivery models for preschoolers with autism. Lecture presented at American Speech and Hearing Association National Convention in Orange County Convention Center, Orlando Florida, November 2014.

第5章 学龄期儿童：小学低年级

School-Age Children Part One: Early Years

龚卫珍 译

学习目标

通过阅读本章，干预人员将能够达到以下目标。

1. 为孤独谱系障碍（ASD）学生家长解释孩子过渡到学校时经常遇到的问题。

2. 列举 ASD 学生在小学阶段常面临的挑战。

3. 找出至少两种不同的积极行为支持策略，帮助 ASD 学生适应学校场合。

4. 制订干预计划，帮助 ASD 学生在学校完成既定目标。

对大多数家庭来说，入学是一件激动人心的事情。对于 ASD 家庭来说，向小学过渡不管是对学生还是家长来说都充满了问题和焦虑（Nuske 等，2019）。他们的孩子能交到朋友吗？老师能满足孩子的需求吗？对干预者而言，我们的任务是帮助 ASD 儿童完成学业课程，并且帮助他们改善社交技能缺陷，以促成合适的同伴交往。对家长而言，我们的任务是提升和教育，同时在关键的过渡期，如幼儿园、小学、初中、高中及以后，提供适当的咨询意见。本章的目的是帮助干预者了解 ASD 学生及其家长在早期学龄阶段共同面临的挑战，以制订策略提升技能，促进学业完成。

一、向学校过渡

（一）诊断前

我们对早期诊断和干预有所了解，尽管 ASD 的平均诊断年龄超过 4 岁，但仍有许多儿童在出生到 3 岁这一早期干预的关键时期未被诊断过（Ozonoff 等，2018）。因为在学校环境中对社会互动的期望增加，ASD 的症状在有同龄人做对比的环境中更加明显，一些在学龄前未被诊断的儿童在入学后更容易被识别出来（Lord，2018），尤其当他们的社交沟通缺陷对他们的学习成绩和学校活动参与产生不利影响时，这些孩子在上学的头几年就能被识别出来。由于孩子没有兄弟姐妹或未上幼儿园，缺少同伴做比较，有些家长从未怀疑过孩子存在发育迟缓或语言迟缓的问题。

事实上，就诊时父母描述的与 ASD 有关的症状程度较轻的儿童，常常比症状严重的儿童晚几年被诊断出来，因此只有少数病例能在 3 岁之前被诊断（Sheldrick 等，2017）。有些家长可能发现了一些可疑迹象，但会"等等看"问题是否能自行缓解；虽然有些孩子从未被正式诊断为 ASD，但家长也可能在早期给孩子进行过针对语言和（或）发育迟缓的治疗。

任课老师通常最先发现孩子的问题，他们具备正常儿童发育知识，并能将有问题的孩子与其他正常儿童进行比较，然后将结果反馈给家长。最初，他们可能会将担忧告诉言语语言病理学家（SLP）或学校心理学家，询问是否需要对这类孩子进行系统评估。

对于这些有问题的孩子的家庭来说，过渡到学校特别有挑战性，因为他们需要同时接受 ASD 的诊断和学习如何利用特殊教育服务去帮助孩子。

（二）明确诊断后

在学校接受干预服务的第一步是接受规范的评估和诊断。通常情况下，即使孩子已经被诊断过或接受过早期干预，学校仍需另行对孩子进行评估。评估内容应包括前面第 2 章和第 3 章提到过的要素。与负责早期干预的个别化家庭服务计划（individualized family service plan，IFSP）团队不同，学校的评估由个别化教育计划（individual education plan，IEP）团队成员进行，见图 5-1。

（三）个别化家庭服务计划

IFSP 由早期干预小组的成员组成，包括言语语言病理学家（SLP）、作业治疗师、物理治疗师、心理学家，以及个案经理和家长。IFSP 以家庭为中心，有些服务可以在家里进行，也可以在诊所进行。因为这个计划是针对早期干预的，家庭是康复的核心，目标会包含照顾者的教育，这样父母就可以在家庭这样的自

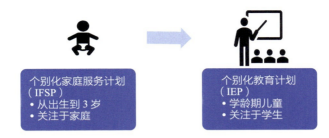

▲ 图 5-1　从家庭转向学校：从个别化家庭服务计划到个别化教育计划

然环境中促进孩子的语言发展。这种观点认为，孩子面临的挑战会影响整个家庭，幼儿的进步与家庭的支持密切相关。

（四）个别化教育计划

IEP 团队同样包括言语语言病理学家（SLP）、作业治疗师、物理治疗师、心理学家和家长。此外，还额外增加普校教育老师、特殊教育老师、资源老师、体适能老师等学校成员。与 IFSP 不同，IEP 的重点是学生及其障碍对获得教育课程的影响，目标是在每个孩子都能获得免费和适当的公共教育（free and appropriate public education，FAPE）的指导和支持下，学生获得学业上的成功。

在美国，IEP 是一份规定了孩子的教育计划和支持服务的法律文件。IEP 通常每年审查一次进展情况，然后至少每 3 年进行一次全面审查。审查过程通常涉及负责学校照顾儿童的各部分，重点是支持儿童教育需求的协作投入。在美国以外也有类似的文件。例如，在英国和爱尔兰称为"特殊教育需求（SEN）"，与 IEP 一样，它也为学校里患 ASD 的儿童提供额外的规定服务。苏格兰则使用"额外支持需求"来表示同类的支持。不同国家使用的名称不一样，美国各州之间的名称也不一样。在加利福尼亚州，早期干预的病例管理人员可以在整个生命周期中为 ASD 家庭提供支持，并协助这些家庭完成服务的过渡。

作为一名干预者，了解你所在州使用的名称和关键利益相关者至关重要，这样做可以了解家长寻求帮助的经历，也可以在整个过程中给家庭提供额外的支持和教育。过渡计划通常在孩子 3 岁前几个月开始。

符合 IEP 资格并需要过渡到学校的 ASD 儿童可以获得所有的支持服务，如果不符合资格标准则无法获得相应的服务，如言语和语言治疗。在美国，不同学区有不同的服务资格标准。例如，某个学区可能会规定，儿童正式评估的分数需要低于平均值的某个百分位等级或标准差才能获得资格。这一资格程序可能会让家长感到沮丧，因为他们要在不同的系统中去尝试和操作，确保他们的孩子能获得适当的支持服务，以完成学业。家长对 IEP 发展的看法表明，为孩子提供合适的学校教育面临挑战；然而，家长的满意度与教师满意度及学校利益相关者有关（Kurth 等，2020）。

二、确定合适的教育环境

评估报告的结果和对记录的查阅有助于确定适合该儿童的教育环境。根据学区甚至学校的不同，选择也会有很大的差别。家长和 IEP 团队应该合作，为孩子取得学业成功创造最佳环境。我们的目标是让孩子在学业上取得成功，而将孩子置于不合适的环境中，会导致他无法上学，或者可能会接收到不利于学习和接触正规课程内容的教育方式。总的来说，不恰当的学校教室布置会导致孩子适应不良，对学习环境和学习效果带来负面影响，见图 5-2。

特殊教育或独立课堂适合中度到重度的 ASD 儿童，这些孩子需要较多的环境支持，例如小班授课和额外的成人支持等。为了满足学生独特的学习需求，需将传统课程进行调整，使其功能更完善。

有些学校可能会提供 ASD 核心课堂，不仅提供标准的学科课程，同时会根据 ASD 学生的情况进行学习方式的调整，包括小班授课、额外的成人支持、接受过 ASD 培训的教师、积极的行为支持策略、视觉时间表和代币制。

对于症状较轻的 ASD 学生来说，尤其是语言和认知正常或者仅有轻微延迟

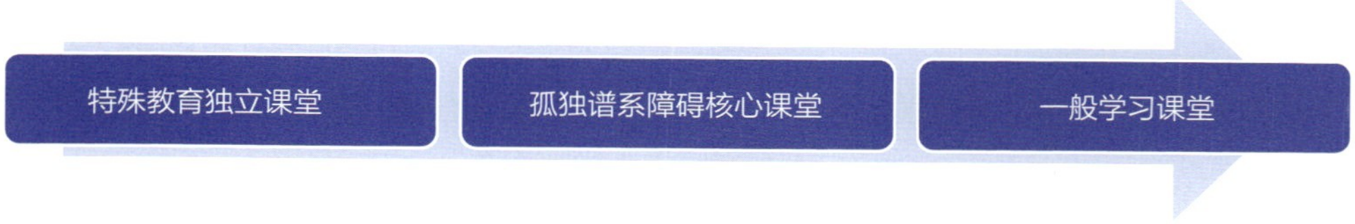

▲ 图 5-2　教育环境限制由多到少

的情况下，一般教育或主流教育可能合适他们，但他们仍需要适当的支持，以满足类似于同龄人的一般教育课程。有时候，他们认为同伴模式对成功社交很重要，所以会把语言能力较好的 ASD 儿童安置在一般教育环境中，然而，主动靠近神经发育正常的同龄人并不会自动促进社交成功。事实上，在一般教育环境下，ASD 儿童往往更容易被孤立，难以充分发展同伴社交圈（Rotheram-Fuller 等，2010）。在这种情况下，可能需要医生的介入，如针对交友的社交技能发展干预。研究表明，对操场工作人员进行简单的培训，可以改善普通小学的 ASD 儿童之间的同伴互动，有利于增加同伴参与（Kretzmann 等，2015）。虽然有证据表明这个干预措施取得了成功，但随着时间的推移，由于与学校要求有冲突和其他障碍，这些针对像操场工作人员等关键利益相关者的措施，往往被证明无法持续起作用（Locke 等，2015）。此外，医生也可以考虑教育策略，如让其他正常同龄人知道，这类孩子在午餐或课间休息时间等非结构化的社交场合中会有很多不一样的行为，并且让他们知道可以怎么做来包容这类孩子。这种积极的方法可以形成具有包容性的课堂，减少欺凌，并促进儿童对神经多样性的接受。

治疗金语

如果你在学校工作，找机会让更多人了解 ASD：帮助学生认识和了解 ASD，以及他们与同龄人不一样的行为方式；询问学生，当他们看到同伴被欺凌时，他们会怎么做；鼓励低年级学生思考如何让所有学生在课间休息时都参与到游戏中来；举办每周一次的午餐会，并安排 ASD 学生可能感兴趣的活动，让他们能在半结构化的任务中和其他同龄人建立关系；发挥创意，让活动更多样化；尽可能多地进行诊室外的治疗，更好地促进技能的泛化，并在生活中进行运用。

三、目标设定

值得注意，许多学龄期 ASD 儿童在语言表达和理解方面都需要进行干预。因此，目标虽然与其他同样需要提高语言表达和理解能力的儿童相似，但不同的是，与同龄人相比，ASD 儿童可能伴随特定的行为异常。因此，在提供直接和间接语言训练的同时，需要根据 ASD 儿童的特殊需求做出调整。

由于 ASD 儿童是一个特殊的群体，在干预时，医生应该选择有循证证据的方法，制订合适的目标，帮助孩子更好地参与进来，并取得进步。例如，有证据表明，ASD 儿童可以通过显性教学和隐性教学的干预方法学习新的语法（Bangert 等，2019）。证据还表明，在对语言进行针对性的干预后，学龄期 ASD 儿童可以提高叙事能力，使用更符合其年龄的语言讲述更复杂、结构更完整的故事（Gilliam 等，2015）。

干预目标要根据正式和非正式的评估结果来制订。有些 ASD 学生可能语言表达能力较好，但面临对学业产生不利影响的挑战；有些 ASD 学生可能语言表达能力较差，需要辅助才能有效地表达他们的需求。因此，确定目标时应考虑以下几点。

- 需要提高的领域：在正式和非正式的评估中有哪些领域发育落后？
- 功能最大化：哪些领域会明显影响学生的学习和社交？
- 领域范围：哪些领域可以相互支持？考虑在不同的领域选择合适的目标：语言理解、语言表达和语用沟通。

找到你可以和其他专业人员一起合作的领域，帮助学生达成干预目标。你也可以在其他领域寻找目标。

四、在课堂上为孤独谱系障碍儿童提供行为支持

虽然行为支持是行为干预学家和行为分析师的主要专长，但所有专业人员，如言语语言病理学家和其他支持 ASD 等残疾学生的专业人士，都要能使用积极的行为支持策略，促进干预的成功（Bopp 等，2004）。以下介绍的都是用于在课堂和其他结构化环境中支持 ASD 学生的积极行为支持策略。需要注意的是，这些策略通常也能有效地用于非 ASD 儿童。我们经常告诉学生，使用这些策略可以提供额外的支持，不会对孩子产生任何不利影响。因此，积极主动地使用这些方法通常是有益的，它能在行为问题出现前就得到了处理，比在问题出现后再进行管理更好（Otten 和 Tuttle，2011）。

除了与 ASD 儿童打交道的医生，所有人都可以通过使用积极的行为支持策略，提高孩子的课堂积极性和参与度。以下例子是我们在临床上和（或）在课堂上观察到的使用支持策略的真实例子。这些调整对于在不同环境中与 ASD 学生打交道的任何专业人士来说都很有帮助。

（一）教室环境的调整

环境安排是一种积极主动的方法，通过提前为学生安排空间来帮助他们更好地完成目标。例如，在像教室或小型干预小组这样的团体环境中，让学生坐在教室前面更容易接近老师的地方，或让有特殊行为需求的学生坐在一起。

治疗观点

无论你的空间有多大或多小，都可以合理利用房间的角落，特别是用来给四处跑动逃避干预的孩子做训练！

把孩子放在角落的地上或椅子上，你坐在孩子前面，这样可以把大空间分割成更小的、更易管理的工作区域。

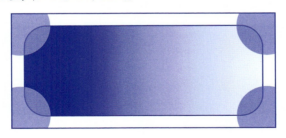

在做环境安排时，不仅要考虑到物理空间，也要考虑到视觉空间。可以将环境中不需要的东西收起来，减少视觉上的混乱；减少墙上的海报或物品，确保 ASD 患者不会因为看到而分散注意力；使用不同的座位选择，如让躯干支持功能较弱的孩子坐在可以为孩子提供更多身体支撑的立方体椅子上（图 5-3）。

这类建议可能来自作业治疗师。然而，我们认为所有的干预者都应该意识到，对有感统失调的 ASD 儿童，由于他们的自我调节功能受到严重的影响，需要使用不同的选择，让他们在课堂上更容易取得成功（Case-Smith 等，2014）。制订措施时应考虑，教师可以使用不同的选择，促进 ASD 学生成功参与课堂（图 5-4）。

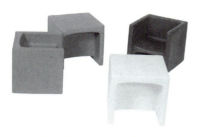

▲ 图 5-3　立方体椅子

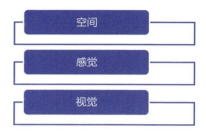

▲ 图 5-4　有助于孤独谱系障碍学生在课堂上取得成功的不同选择

与其他专业人士如作业治疗师合作，可有助于运用各种不同方法在课堂上帮助学生，如使用握笔器可以帮助学生更好地完成书写任务。虽然这看起来微不足道，但正确的支持确实能减少与普通课堂活动相关的压力。其他类似的支持还有负重膝带、指尖陀螺和压力挤压球。

（二）行为塑造

有一个 ASD 儿童，他上课时频繁拍手，这个行为不仅会影响同学们的注意力，也使他无法积极地参与课堂教学。我们会使用图 5-5 那样的视觉提示卡，作为具体的参考来处理行为。注意，指令需是正面表述，它告诉学生"该做什么，而不是不该做什么"。这种方法有助于用新行为取代不恰当的行为，因为两个行为是不可能同时存在的。这张提示卡作为一个视觉提醒放在学生的桌子上，因此不需要大人频繁的口头提醒。

行为塑造工具的主要目的是促进积极的行为支持，从而激发期望的行为。ASD 学生和其他学生一样，受益于预先告知，这能让他们从一开始就知道对他们的期望是什么。通过使用积极的行为支持，不仅可以塑造出预期的行为，还可以在问题发生之前解决潜在的行为问题。所有干预者都可以在任何情况下使用这些方法。

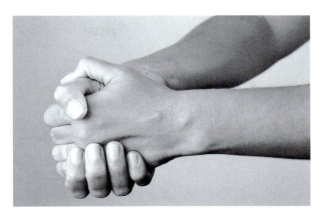

▲ 图 5-5　视觉提示卡
引自 Jopstock/Adobe Stock.

图 5-6 是另一个行为视觉提醒的例子，它提供了简单的课堂"规则"，并让学生根据期望需要参考这些行为。这些行为期望很简单：坐下、手放好和注意看。我们可以看到，这个指示提供了图片和简单文字的视觉支持。当使用这类提示卡时，卡片上所显示出来的信息必须与孩子的语言和认知水平相匹配。

图 5-7 展示的是另一种行为支持，有着更多的图标和文字。医生要根据学生的语言和认知水平来选择最合适的支持方法。如果孩子没办法理解，使用有太多指示或文字信息的提示卡可能无法发挥效果。通常情况下，我们发现从简单

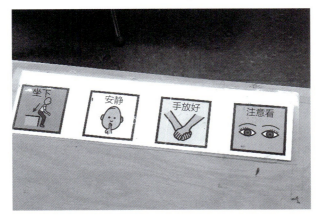

▲ 图 5-6　行为视觉提醒："坐下""安静""手放好"和"注意看"

113

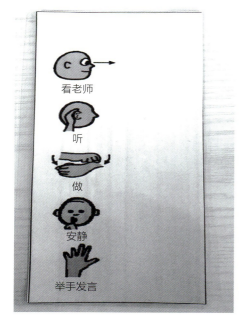

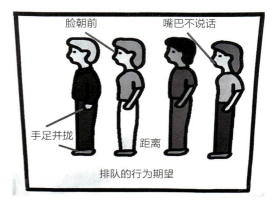

▲ 图 5-7　身体行为期望图

开始，然后根据需要逐渐提高难度是很有帮助的，如果可以的话可以关注以下重点。

- 图片大。
- 文字少。
- 指示简洁。

我们常常先对照提示卡，指着每一张图片，一边读上面的文字，一边回顾对孩子的行为期望。上课时，我们会根据需要不定期地复习这张卡片，强调期望行为。我们也会有意地"抓住孩子表现好的地方"，当孩子做到卡片上的行为时，我们会经常表扬他们。例如，"我喜欢你坐着的样子""你有注意看，很好""John的手放好了（同时竖起大拇指）"。这样做的目的是给予孩子积极的关注，并认可他们在展现预期技能时所做的努力。我们要认识到积极的行为策略是至关重要的，有时老师只关注不良的行为，于是在课堂上、社交技能小组和小组治疗团体里有很多"不！"。请大家停止这种做法！总是用"不要做什么"这样的说法是消极的，单刀直入也未必能使 ASD 儿童理解和适应。相反，大人应该试着换一种陈述方式，通过赞扬好的行为来建立积极的行为，而不是批评消极的行为。我们经常设定一个标准，希望两者至少有 2 : 1 的比例，即赞扬积极行为的次数是批评消极行为的 2 倍。这种做法有助于为学生在干预时创造一个积极的环境，并有助于形成良好的课堂体验。

- 总的来说，可以使用以下公式来支持你的干预。

手势 + 声音 + 肯定 = 良好的行为塑造

- 手势：指向视觉提示图表（提示卡、视觉日程表或行为期望）。视觉提示应在环境中清晰可见。
- 声音：用与孩子发育水平相称的语言清楚地表达期望。声音平稳，态度坚定，语言清晰简洁。
- 肯定：对学生的行为给予口头表扬或重新引导。我们坚持对行为进行具体和明确的表扬。我们最讨厌的就是听到医生说："干得好！""太棒了"这类话，因为孩子并不清楚被表扬的是什么。相反，试着说"坐得好"或"回答得好，我喜欢你的努力"，这类表述不仅积极而且具体。这样，孩子就能确切地知道什么样的行为会获得表扬，当他们寻求更多积极的强化时，他们就会增加这些行为。富有激情地去赞美也很重要，因为你的语气可以帮助传达你的信息，这对接受性语言障碍的 ASD 儿童而言尤其重要。

记住，目标是去管理行为，从而成功地实施干预。如果你不会管理孩子的行为，无论你多么有才华，你都不会成为一名合格的临床医生。因此，你的行为管理方法应该像你的干预方法一样有计划和有组织。

除个人支持外，整个团体的支持也可以使 ASD 儿童获得成功。通常情况下，老师可能会给学生指令，但不会具体说明如何去做，因为我们经常假设孩子自己知道该做什么。普遍地说，明确的指令和视觉支持对 ASD 儿童很重要（Banda 和 Grimmett，2008）。使用视觉支持不会对任何学生造成伤害，它可以为 ASD

学生和某些同龄人提供有效提醒，从而帮助他们在上学期间成功地完成日常任务。

对于年龄较小的学龄期 ASD 儿童，视觉时间表应该包含图片来帮助理解。一个日程表可以由单独的图片组成，也可以配以与学生语言水平相当的文字。日程表应该展示一天的大致安排，帮助孩子知道会发生什么。大人应该在活动开始前先复习视觉时间表，接下来在一天的活动中可以不断使用。拥有好看图片并不重要，重要的是始终如一地、清晰地向学生解释视觉时间表。这一点即使是对语言能力低的 ASD 学生也很重要。同样，恰当使用日程表可以为 ASD 孩子规范行为，提供结构化学习方式。一个好的视觉计划表和日程表有助于确定基调和管理学生的行为（表 5-1）。

表 5-1　个别化教育计划中常用的术语

术　语	别　称	解　释
调整		让学生完成与正常同龄人相同的任务，任务可适当做些改变或调整
附录		可以出现在计划中，用来指出在原计划的服务和（或）支持上的变化
免费且适当的公共教育	FAPE	这个项目有助于指导干预。学生可从中获得服务，改善缺陷，从而帮助他们更好地完成学业
频度	次数	IEP 文档通常包括有关服务数量的详细信息。标准各不相同，有些干预过程可能会设为"每月 × 小时"或"每周 × 分钟"
个别化家庭服务计划	IFSP	通常用于把儿童和整个家庭作为计划主要对象的早期干预服务。这种早期的干预关注于家庭和儿童，对于幼儿来说，照顾者教育和照顾者介导的干预对儿童的成功和实现最佳结果至关重要
个别化教育计划	IEP	这是一份用于学校规定干预服务的具有法律约束力的文件。与 IFSP 不同的是，重点显然转移到了孩子身上，而不是家庭。此外，IEP 以干预目标为导向，直接促进儿童的学业成功。诊断本身并不能决定获得服务的机会，相反，无法获得课程成为接受干预的标志

（续表）

术　语	别　称	解　释
最少限制的环境	LRE	是指学校为残疾学生提供尽可能包容的环境，可以根据学生的需求进行广泛的解读，但最终力求将孤独谱系障碍和其他残疾的学生尽可能地融入正常发展的同龄人中
目标	干预目标	IEP 的目标通常分为短期目标和长期目标。短期目标可以跨越几个月，而长期目标横跨整个学年
基础障碍		IEP 将详细说明主要残疾类型，它是一个正式的诊断，有助于儿童获得更多的干预服务。适合时可以有次要诊断
服务提供模式		在学校中提供的服务有许多选择，这些服务包括将孩子带出教室的"送出服务"，干预者进入教室并在课堂上与学生一起工作的"引入服务"，或干预者直接对课堂老师而不是学生进行工作的提供在校期间使用策略建议的咨询服务。此外，服务形式有个人的或小组的或两者组合的；服务还可以通过传统的面对面模式或远程指导模式进行
签名页		各方必须阅读计划，签署 IEP 文件，表示同意在规定时间内进行指定的项目

主动学习任务

　　参照 John 的日程表，为疑似 ASD 的学生创建一个学科可视化日程表，所使用的文字和图案需符合学生的年龄和语言水平。列出治疗时间内的所有活动，这样你的 ASD 学生就会知道接下来要做什么。

John 的日程表

穿好衣服	

John 的日程表	
上学	
坐公共汽车回家	
吃零食	
作业时间	

代币制可以用于积极的行为支持。在这个系统中，当孩子展现出期望行为时，就会获得代币。之后，这些代币可以用来兑换奖励。要想成功使用代币制，你需要牢记以下几点。

- 要明确获得代币的期望行为：它可以是孩子在干预期间的行为或尝试。
- 奖励必须具有激励作用：孩子能被不同的物品或活动所激发，所以可以询问孩子的父母他喜欢什么，或者观察孩子容易被什么玩具所吸引。
- 除非是自己挣得，否则不能给予：基于这一点，奖励必须与课程设置一致。
- 代币系统应该一致：让学生们知道这个系统是可靠的，从而建立信任。
- 代币制的复杂性需与学生当前的行为水平、对任务的关注程度和总体需求相称。代币制可与即时的或延迟的强化相关联。当首次引入代币系统时，通常会使用即时强化。这样，孩子完成一项任务后立即得到一个更喜欢的物品或活动，就是这样，孩子明白了任务表现与奖励的关系。到后来，当孩子能够接受更多的延迟强化后，可以以一种不可预测的方式间歇性地提供奖励，从而帮助孩子增加执行任务时的灵活性。这种不同的强化机制是行为管理的关键组成部分。

图 5-8 是一个常规的代币板。将魔术贴贴在图表上，根据孩子的需要，一次可以使用 5～10 个代币。一个能容忍更长时间任务的孩子一次可以使用 10 个代币。此外，孩子从每次尝试得到一个代币，变成每两三次尝试得到一个代币。这个并没有具体指定孩子能得到什么奖励，可以提前和孩子口头讨论休息的时间，或者在他们获得代币后再询问他们更喜欢的活动。当然，也可以用图像来展示强化物是什么。

图 5-9 中的代币日历是延迟强化的一个范例，上面显示了学生每个月为奖励而做的努力。

计时器可以帮助学生在活动之间进行转换。对 ASD 学生来说，通常像"再过 5 分钟"这样的时间概念并不容易理解。使用手机上的计时器，如许多免费应用程序的可视计时器，或者其他方法如沙漏计时器，既便宜又有效。这些方法提供了可视化的时间，让孩子能更好地预测一个任务的结束和另一个任务的开始。相比于"时间到了！"这种突然的结束，时间的可视化能减少焦虑，或因为抗拒引发的适应不良行为。

积极行为支持的方法之一是参加适当难度的活动。通常，当任务太具有挑战性或者任务太简单时，儿童都可能会表现出适应不良的行为，对 ASD 儿童来说也是如此。因此，了解 ASD 儿童的优势和弱点很重要。可以聚焦在那些建立在

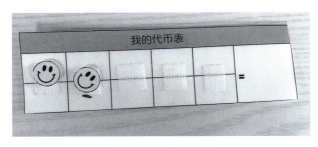

▲ 图 5-8　代币板

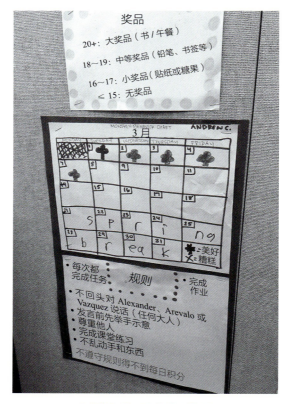

▲ 图 5-9 延迟强化系统

现有优势基础上的具有挑战性的技能，这样 ASD 儿童就不会被他们认为太费力而无法完成的任务压垮。

上面描述的所有措施都可以在个人和小组中使用。在小组中大家可以互相帮助，这是小组成功的前提，显而易见，小组的成功取决于个体的成功。这往往反映了成人的体系，比如公司的成功取决于每个员工的个人贡献。这种方法可能有助于采用同伴支持来帮助 ASD 学生遵循明确的行为目标，尽管某些学生仍然需要个别支持。

总之，虽然你主要不是为了训练某个具体行为，但任何与 ASD 儿童一起工作的人都必须掌握行为管理的策略，以便有效地训练某些技能。因此，基于循证实践的行为支持策略是所有干预者都需掌握的核心技能。有时，某些行为需求可能需要更具体和更高级的支持，这时你需要与其他学科合作，解决阻碍干预实施的问题。然而，所有的干预者都应该具备管理和支持行为需求的基本技能，这是与 ASD 学生恰当地积极地互动的基础。

治疗观点

快速查看行为治疗方法

为了帮助 ASD 和有行为问题的学生，可以使用以下方法。

- 视觉时间表。
- 检核清单。
- 行为提示卡。
- 适当的环境安排。
- 感觉支持。
- 代币制。
- 特定行为的口头表扬。
- 奖励物。
- 可视化计时器。

（三）课程计划

所有的专业人员，特别是对入职前和刚入行的人来说，都应该充分准备课程计划从而有效地实施干预方案。对于职前人员来说，这个过程特别有帮助，因为它可以帮助你仔细思考具体的活动计划来实现目标。当选择活动时，你也可以考虑你的教学计划：你打算如何教授目标技能？很多时候，可能我们计划好了活动，但没计划好当 ASD 孩子没有达到预期目标时，该如何去应对。我们要能提前预判 ASD 孩子是否会做出正确的反应。如果他们能做出正确的反应，那这个目标很可能不会被选作为干预目标。因此，我们鼓励职前人员去思考怎样达到干预目标，评估当支持逐渐减弱时 ASD 孩子的技能增加及其泛化。

做计划时要问自己一个重要的问题："为什么？"临床干预策略应以循证实践为依据，能够反映你对有循证依据的主流干预方法的理解以及对患者的了解，从而判断哪种方法更适合哪类患者及其家庭。这种个别化的临床实践应随着你检测患者对治疗的反应而不断发展。我们可以问这样的问题：我的患者有进步吗？这种方法有效吗？有没有其他更好的方法？记住，基于循证基础的干预只有在对你的患者有效的情况下才是成功的。在选择实现目标计划方法时，需要考虑个体差异、家庭偏好、服务的环境和行为需求。

重要的是，做计划除了为治疗做准备，还能让 ASD 患者知道和你在一起时会发生什么。因此，清晰的计划对患者和干预者都有好处。

主动学习任务

第一部分

以下是一位往届毕业生在临床实习期间提交的教案。找出教案中不清楚的地方，思考怎样才能更好地细化其中的计划，使它能够通过陌生人测试，任何人都可以执行。

教案

姓名：Michael M. 孤独谱系障碍

实际年龄：5 岁 2 个月

年级：幼儿园

目标：在较少提示下，迈克尔用大小和颜色等形容词来描述名词，10 次尝试中成功 7 次。

活动 1

材料：书。

步骤

1. 医生给患者读一段话，在此期间提出问题，让患者试着使用形容词作答。

2. 如果患者有表达困难，医生会用提问的方式对患者进行引导。

3. 对于成功和不成功的尝试，都给予口头表扬。

活动 2

材料：摆放在房间的五颜六色的物品。

步骤

1. 医生和患者玩"我发现……"的游戏。

2. 医生先说："我发现了一些红色的东西"，然后问患者是否看到房间里有红色的东西。

3. 如果患者回答有困难，通过提问"是"或"否"的问题来引导。

4. 对于成功和不成功的尝试，都给予口头表扬。

目标：提高理解能力，迈克尔要在较少提示下执行一步指令，成功率达到70%。

活动 3

材料：某个玩具说明书，蜡笔。

步骤：医生大声读出某个玩具的说明书，如果患者不理解，进行引导性提示。

第二部分

重新设计上述教案，使之清晰明了，从而通过"陌生人测试"，任何人都可以实施这些活动。明确列出需要的提示程度，以及在每个任务中使用的确切问题和（或）指令。

现在讨论另一个初步诊断为孤独谱系障碍的学龄儿童的课程计划，见表5-2。对比第一部分的计划和下面的计划，思考：活动是否明确？是否有明确的循证实践支持？如何通过以下方式实现这些目标：相关的循证实践、积极的行为支持策略、针对既定目标的适龄活动和至少一项在家中完成的任务。

针对该教案，你要做的事情：①对教案进行修改；②与专业人士分享课程计划，征求反馈；③反馈者提供了什么建设性的意见？

表 5-2　教学计划（患者首字母：E；年龄：6 岁 3 个月）

目　标	步　骤	基本原理
确定干预目标	具体化：如何实现这些目标？活动是否适合年龄？包括具体的任务、语言结构、词语、词语组合、手势、提示、行为策略等	为什么选择这个目标？目标的确定需遵循一般发展规律
让患者阅读后进行推理，在很少甚至没有提示的情况下准确率达到 80%	**活动 1** 医生会花几分钟时间问候患者，并解释他们在整个治疗过程中的目标是什么 资料：《猴子捞月》（书） • 图片描述游戏 • 土豆先生和土豆太太 • 井字表 • Roll-N-Go 游戏表 • 带有选项的视觉时间表 步骤：医生介绍《猴子捞月》这本书，让患者讲述故事内容，并问她以下问题 • 猴子为什么要捞月亮 • 猴子捞到月亮了吗 • 猴子是怎么捞月亮的 • 月亮为什么捞不起来 • 真正的月亮在哪里 • 你觉得以后猴子看到水里的月亮还会想去捞吗	这些目标是针对本课程的，患者阅读文章或观察图片后做出适当的推断，理解代词或代名词的使用，并清晰发出以声母 /l/ 开头的词语

（续表）

目　　标	步　　骤	基本原理
提高语言技能，患者理解代词（他、她、他们、他的、她的）的使用，在很少甚至没有提示的情况下准确率达到80%	**活动 2** 医生让患者选择描述鱼上面的图片或者玩土豆先生和土豆太太游戏 图片描述游戏：医生先向患者介绍活动的玩法。鱼上面会有一个磁铁和男性或女性的照片。患者用正确的代词（他、她、他们、他的、她的）描述 10 条鱼上面的图片，然后把鱼放在桌子上，医生和患者轮流一个接一个将鱼钓起来，并进行描述。必要时，医生可以提供提示、线索或示范，如"是男孩还是女孩？" 土豆先生和土豆太太：医生先示范怎么玩土豆先生和土豆太太游戏。医生每次从盒子里取出一个身体部位，让患者说出这是属于谁的。例如，医生会拿出土豆先生的身体部位然后问患者："这是谁的身体？"希望患者能正确回答说"这是他的身体"。如果患者回答错误，如说"是他身体"，医生会通过问"是他的身体还是他身体"来引导患者。以此类推，医生每拿出一个身体部位，就问"这是谁的身体部位？"，如果患者不能回答，医生会一面指着土豆先生和土豆太太，一面问"是他的还是她的？"。如果患者不知道是谁的身体部位时，医生可以建议他寻找一下线索，例如，当不知道耳朵是谁的时候，医生会问她"这个有耳环，土豆先生戴耳环吗？"，并给出答案"不，土豆先生是男的，男生不戴耳环，所以这个耳朵是她的"，同时指着土豆太太提供视觉线索。医生还可以向患者展示耳环，进一步解释什么是耳环。当患者不能将身体部位连接到身体上时，医生可以鼓励患者寻求帮助。医生要对患者的行为进行具体的表扬，如"我喜欢你思考的方式""你用对了词！" 活动结束后，让患者帮忙收拾玩具	

（续表）

目　标	步　骤	基本原理
在很少或没有提示的情况下，患者能发出以声母 /l/ 开头的词语	**活动 3** 给患者选择是玩 Roll-N-Go 游戏还是井字表游戏 游戏开始前，医生先介绍游戏玩法。医生可以说"我们看看谁来做 X，谁来做 O，我们必须在一行中得到三个目标对象（X 或 O）。无论我们把目标物体放在哪里，我们都必须说一个以声母 /l/ 开头的词语。三局两胜，赢的人可以在宝箱里拿一个东西。" 患者需要清晰地说出在 Roll-N-Go 游戏里的以声母 /l/ 开头的物品名称。必要时，医生可以提示或示范，如"一定要把舌头往上抬"	

行为：当患者觉得舌头累了可适当休息。在整个过程中适当给予口头表扬

家庭训练活动：以家里熟悉的物体为目标，与孩子一起恰当地说出以声母 /l/ 开头的物品名称，如篮子（lánzi）、蜡笔（làbǐ）、榴莲（liúlián）等。当孩子不能正确发出声母 /l/ 音时，可以提醒她把舌头抬起来

主动学习任务

以下是一份针对 ASD 小学生的目标计划。

让我们来探讨以下 SLP 毕业生在医院实习时为孤独谱系障碍学生设置的目标计划。

爱德华的短期目标

实际年龄：7 岁 10 个月

1.在最少提示的情况下，能在两个连续的会话中区分词汇初始位置 /t/ 的正确和不正确发音，准确率达到 80%。

2.在最少提示的情况下，能在两个连续的会话中区分词汇初始位置 /d/ 的正确和不正确发音，准确率达到 80%。

3.在最少提示的情况下，在两个连续的会话中，减少在词语初始位置音位后移的现象，准确率达到 80%。

4.在最少提示的情况下，能在两个连续会话中识别和命名常见物品，准确率达到80%。

5.在最少提示的情况下，能在两个连续会话中正确理解和使用代词（他、她、他们、他的、她的、他们的），准确率达到80%。

你会如何改变上述目标？为什么？它们都是SMART［具体的（specific）、可衡量的（measurable）、可行的（attainable）、相关的（relevant）、规定时间内的（time bound）］目标吗？是否符合患者的年龄？是否有依据目标技能习得的一般年龄来确定目标？

下一步：拟定您自己的课程计划来完成上述干预目标。

五、上学日的挑战

（一）课间休息

即使对那些能很好应对课堂的 ASD 儿童来说，课间休息也可能是他们上学早期最具挑战性的学校场景之一；他们通常需要有针对性的支持，来增加社交主动性和参与度（Vincent 等，2018）。与在教室内的活动不同，室外活动更难以预测，社交技能缺陷也可能变得更明显。此外，室外活动时间往往缺乏成年人的监管和帮助，有社交困难的孩子需要自己来摸索同伴间的交往的规则。帮助 ASD 儿童在室外活动中取得成功，对建立同伴友谊至关重要，这也减少了同伴欺凌的机会（Cappadocia 等，2012）。由于医生和课堂教师在午餐或课间休息等非结构化的社交时间并不会在场，因此同伴的协作对于确保社交成功至关重要；当然，让辅助专业人员、课堂助手和操场工作人员参与进来，可能是 ASD 儿童成功的关键（Kretzmann 等，2015）。

1.干预者如何在课间休息时支持孤独谱系障碍儿童

(1)将传统的操场游戏融入你的课程中：使用社交技能步骤来解释游戏规则、

良好的轮流技巧和良好的运动精神的重要性。在小组训练时，可以让 ASD 儿童先在教室内这种安全的场合中练习游戏技能，然后再参与室外的游戏活动。

（2）争取同伴：在学校融合性环境中，许多有循证基础的，可以处理 ASD 儿童社交技能问题的方法，在一定程度上必须得到正常儿童的支持（Dean 和 Chang，2021）。帮助普通同龄人了解神经多样性和差异，能让他们对 ASD 同学表现出更多的宽容和接纳。医生或老师可以取得富有同理心和爱心的同学的支持，让他们成为游戏倡导者和 ASD 儿童的特定同伴。在学校专门成立一个同伴支持小组，可以防止 ASD 儿童课间休息在室外活动时被孤立。当社交能力强、善解人意的同伴发现 ASD 儿童独自一人时，可以邀请他们一起玩。我们可以给这些孩子一个称号，比如"游戏大使"，可以帮助他们确保包括 ASD 儿童在内的所有同学在课间休息时都参与进来，减少对那些在非结构化互动时间被孤立的孩子的欺凌。

（3）为成功做好准备：组织同伴间的互动是很有帮助的。通常，在休息时孩子们会因为"去玩"而解散，他们会组成自己的游戏小组进行游戏。在课间休息开始前做一些准备，能更好地帮助 ASD 儿童。例如，当准备过渡到课间休息时，组织特定活动，让大家组成游戏小组。在孩子们去室外活动之前问他们："你想要和谁一起玩？"和"你要玩什么？"，这促使 ASD 学生在走上操场独自玩耍之前考虑这些问题。如果他们难以回答，可以根据他们的兴趣出发建议玩伴和活动。例如，可以给 6 个学生分配足球，给 4 个学生分配篮球。有时，ASD 学生会由于难以理解规则和（或）运动协调不佳，而不能很好地参与体育运动，我们可以建议进行桌面社交游戏，如拼图或粉笔画，减少体力活动。

2. 潜在目标和干预措施　这一领域的目标包括游戏技巧和同伴互动。

聚焦目标

根据临床数据和（或）辅助专业人员的报告，在最少的成人引导或支持下，学生在课间与同伴一起玩耍至少连续 10 分钟。

3.这在临床实践中是怎样的 干预者可以与辅助专业人员如操场工作人员合作，以改善休息期间的同伴游戏（Kretzmann等，2015）。医生可以示范适当的同伴游戏，例如在课间休息时跟随孩子，与目标孩子、同伴一起踢足球。一开始医生可以在个别治疗时通过询问"我们如何和朋友一起踢足球？"来为这个活动做准备。医生可以帮助孩子发展加入游戏的具体的技能和步骤，如提出玩游戏的要求、遵守游戏规则、良好的运动精神等（Wiley等，2016）。医生可以利用视频来让孩子学会辨别与任务相关的适当或不适当的行为。一旦孩子知道了该做什么，医生就把活动转移到课间休息的自然环境中，并评估孩子的执行情况和使用技能的灵活性。最后，医生可以根据情况为学生提供现场指导和示范，并逐步退出活动。

（二）转换

对于 ASD 儿童来说，任务之间的转换是极具挑战性的，尤其是在喜欢的任务和不喜欢的任务之间的转换。常见的是，ASD 儿童能较好地应对结构化的常规的安排，如果突然停止则会导致行为问题。

1.干预者如何支持孤独谱系障碍儿童 利用视觉时间表为活动转换建立常规，使用符合孩子语言水平的图片和（或）语言来概述一天的计划。视觉时间表可以根据孩子的能力适当地增加或减少复杂度。即使是语言能力很好的 ASD 儿童也能从视觉时间表中受益，我们强烈建议在课堂上实施。事实上，在教室前面设置一个视觉时间表可以帮助有效管理活动转换，对所有孩子都有效，尤其对 ASD 儿童有效（Banda 等，2009）。通常情况下，孩子们在高度结构化和高度一致性的课堂设置中能较好地应对课堂活动，使用视觉时间表可以帮助他们知道接下来会发生什么。小学高年级的学生可能会将日程写在黑板上。

有些教室可能会有像时钟指针这样的图片，帮助孩子们学习如何看时间。如果没有准备这样的图片，可以展示一天活动的视觉时间表，对 ASD 儿童也会有用。

虽然大多数小学的教室都有不同类型的视觉时间表，但并没有一个专门用于活动过渡的结构设置。孩子们常常会在没有任何告知的情况下突然转变，这对 ASD 儿童来说十分具有挑战性。在课堂中，增加一个过渡设置可以帮助 ASD 儿童减少问题行为，提高课堂效率（Iadarola 等，2018）。以下是由 Iadarola 等（2018）开发的日常活动（STAT）计划方法中的过渡时间表、工具和活动（表 5-3）。

过渡行为的强化对所有的尤其是 ASD 儿童有帮助。我们要关注的重点是让学生为即将到来的过渡做好准备（而不是突然改变），清楚地说出你的期望以及你期望孩子如何完成，并使用积极的强化来促进孩子的执行。在很多情况下，如果所有的学生都听从指令，步骤 7 就不需要了。

学生通常会对同伴的正面强化做出反应，并调整自己的行为，这样他们就能得到口头表扬。对 ASD 儿童来说也是如此。积极的行为支持策略可以预防问题

表 5-3　成功过渡的准备步骤

步　骤	该说什么
1. 转换提醒	"我们还有 5 分钟就要做 ×× "
2. 发出信号引起学生的注意	"数 5 声后，准备进行清理，5-4-3-2-1"
3. 清晰地下指令（做什么）	"停下你正在做的事，站起来"
4. 说出行为期望（如何做）	"到门口安静排队"
5. 用语言和视觉提示规定过渡的时限	"停下你正在做的事，站起来，到门口排队，10-9-8……2-1"
6. 观察，对预期行为进行跟进	"我喜欢（学生名字）安静排队的样子。"
7. 看孩子的需要，根据最初的计划和提示来重新引导	"我在等（学生名字）安静地排队"
8. 对成功结果进行强化	"谢谢（学生名字）和（学生名字）听从指示"
9. 发出过渡结束的信号	"大家很棒，现在我们准备去（下一个活动）"

行为的发生和减少行为问题（Neitzel，2010）。我们强调放大积极行为的重要性，而不是消极行为。例如，在课堂上，我们在做一个活动转换，10个孩子中有6个做对了，我们会充满激情地表扬这6个孩子，一面微笑一面说："哇，我喜欢（学生名字）安静排队的样子！""看（学生名字）是多么遵守指令，做得好！"，而不是关注于另外4个做错的孩子。这样既肯定了听从指令的孩子，也促使不听从指令的孩子通过纠正自己的行为来得到希望中的表扬。

很多时候，大人习惯性地把注意力放在少数做错事的孩子身上，而不是大多数做对的孩子身上。这样做会导致：忽视了做对的孩子；营造了消极的课堂氛围（当经常说"不"或制止学生）。事实上，证据显示，在学校进行积极行为的干预和支持，学生能更好地理解老师对行为的期望，能形成更强的信任和尊重关系，学习成绩也更高（Houchens等，2017）。运用过渡步骤进行活动转换并对孩子的行为给予积极强化，可以营造更好的课堂体验。

在课堂上对 ASD 儿童进行干预时，干预者可以与任课老师合作，分享关于课堂过渡的建议，这能帮助更好地管理课堂。如果老师们反映这些步骤太耗时，可以考虑一些效果没那么好的替代方法，如当学生不听从指令时，我们经常要重复指令，或对不服从的学生进行惩罚，这些也浪费时间。如果过渡时间表执行得好，实际上可以最大限度地减少在任务之间转换所需的时间，并减少大人和孩子在活动转换时产生的沮丧感。

2. 潜在目标和干预措施　在这方面的目标包括表达需求（例如提出休息）和增加对任务的专注。

聚焦目标

根据临床数据和（或）教师报告，学生能口头表达要求休息，5次机会中成功3次。

3. 这在实践中是怎样的　医生可能会使用视觉提示卡和辅助交流系统，如手语，来提示学生用语言表达要求。这个目标可以显著提高功能性沟通能力，从而减少适应不良行为，改善课堂表现。医生可以直接示范"我要休息"的手势，并手把手帮助孩子模仿，然后立即给孩子一个简短的、他喜欢的任务或活动。医生可以慢慢地减少示范，如减少直接模仿，从而让孩子模仿说"我要休息"，减少到一边做手势一边说"我要××"，让孩子补充说出剩下的部分。随着孩子能力的提高，医生应该适当减少提示，如减少语言示范和视觉提示，并使用代币制来帮助孩子延长进行非喜爱活动的时间。

主动学习任务

下面是为 ASD 的小学生在教室中设置的代币系统。你认为这个学生喜欢什么活动？与同伴进行角色扮演，讨论如何将这个系统介绍给学生，并在干预过程中使用。

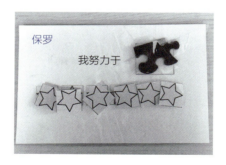

（三）读写任务

有语言能力的学龄前 ASD 儿童也会存在叙事理解和表达方面的困难，且可能持续到学龄期，并对学业产生不利影响（Westerveld 和 Roberts，2017）。由于可能存在复述上的困难，在干预中应设置专门解决这些困难的具体目标和任务。Wallach 和 Ocampo（2022）建议利用书本进行语言示范、语言暴露和扩展语言的练习，从而建立适龄的语言结构和表达形式。在学前班和幼儿园的早期阶段，要促进孩子发展出叙述事件的能力；到了小学阶段，要促进孩子对人物和事件之间关系的理解，同时继续发展更符合年龄的结构化的叙事能力（Wallach 和 Ocampo，2022）。与 ASD 学生一起工作的干预学家认为在干预时持续进行阅读练习，可以提高读写能力，促进学业进步。我们建议采用主题学习的方式制订课程计划，以加强对内容的掌握。

治疗金语

提高 ASD 学生读写技能的小窍门。

- 按"首先——接着——然后——最后"这样的顺序，从简单的 3～4 个步骤开始，进行故事复述。
- 根据需要使用无文字的图画书并进行示范，帮助 ASD 学生讲述故事。
- 与年幼的儿童一起观看图片，让孩子描述图片的内容，而不是照着字念。
- 在翻下一页之前，你可以问"你认为接下来会发生什么？"，让孩子试着做推测。
- 识别书中人物的情感。可以问他："你觉得 ×× 感觉怎么样？""为什么？"根据孩子的情况，尽量多问开放式的问题，并根据需要减少到有选项的问题。

主动学习任务

　　选择一本儿童读物，并制订一个时长为 60 分钟的主题计划，解决 ASD 小学生的认字、语言和发音目标。与他人分享计划，并提供建设性的反馈。

（四）小组工作

　　由于 ASD 儿童的社交技能缺陷，参与小组工作对他们来说是一项挑战；然而，对于学龄期 ASD 儿童来说，小组合作往往是一种期望。

　　1. 干预人员如何支持孤独谱系障碍儿童　干预者可以安排有关积极倾听技巧的社交技能课程，帮助他们成功加入小组。在进行小组任务时，医生可以提供更明确的指导，并频繁地检查，确保学生与他人有效合作。

　　2. 潜在目标和干预措施　这个领域的目标包括轮流发言和维持话题。

聚焦目标

　　根据临床数据和（或）教师报告显示，在结构化的合作任务中 ASD 学生可以与同伴独立轮流进行；在大人极少辅助的情况下，ASD 学生与同伴进行适当的会话，保持一个话题至少四个来回。

　　3. 这在实践中是怎样的　　相对于进行一对一训练，医生可以让 ASD 学生进行小组训练，完成特定任务，这样更能匹配课堂情况。医生可以先教孩子社交故事，如"轮到我了吗"，并把在结构化课堂所需的技能转化为有规则的社交任务，想象孩子和同伴玩棋盘游戏的场景。我们有时会想当然地认为学生们会自然而然地知道如何做"简单"的任务。这并不是真的。我们需要直接教给他一些技能，比如如何在轮流时等待，通过技能步骤的直接指导，帮助 ASD 儿童更好地理解任务的内容和执行方法，从而促进更好的同伴交往和学习。

　　以对话为目标的结构化干预可以帮助语言能力强的 ASD 学生学习恰当的会话沟通规则，包括用提问来扩展对话和沟通修复方法（Muller 等，2016）。在干预过程中，医生可以使用视觉辅助来帮助孩子理解会话沟通的双向合作关系。有的医生会使用来回不同颜色变换的对话火车，或用打排球和打乒乓球来做比喻，从视觉上展现一来一回的互动对会话成功的重要性。在这些例子中，当一方"丢了球"，游戏就结束了，会话交谈也是如此。Wiley 等（2016）提出了使用对话火车来促进维持会话的方法（图 5-10）。

　　（五）独立任务

　　由于 ASD 儿童的执行功能缺陷，他们独立完成任务也很困难（Chan 等，

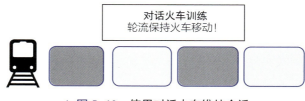

▲ 图 5-10　使用对话火车维持会话

2009）。有时，ASD 儿童很难管理自己，不知道如何开始任务，也不知道什么时候该寻求帮助，这些都会让他们很难独立完成任务。若因此而使 ASD 学生无法完成分配的任务时，有的老师可能会误以为他们不服从安排，或者觉得他们是健忘和懒惰而让他们退出。这些误会会让老师对 ASD 学生产生负面的看法。有证据表明，ASD 学生可以通过专门的训练，提高执行功能（Weismer 等，2018）。

1. **干预者如何支持孤独谱系障碍儿童** 同样，提供更明确的指示可以帮助 ASD 儿童理清思路。将活动分解成更小的任务，以及使用清单并标记完成的项目，是很好的方法。与小组作业类似，通过频繁检查，确保孩子有做任务并能完成。

2. **潜在目标和干预措施** 在这个领域的目标是提高执行功能，如图 5-11 所示。

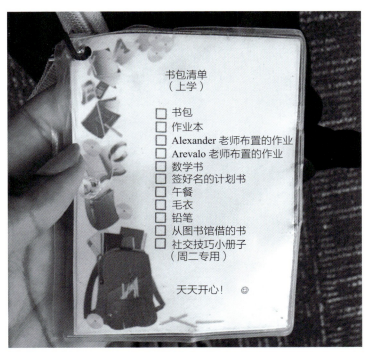

▲ 图 5-11 帮助四年级学生提升组织技能和独立性的执行功能清单

聚焦目标

根据临床数据和（或）教师报告，学生听指令并独立完成一个多步骤的任务，10 次中成功 8 次。

3. 这在实践中是怎样的　医生可以教 ASD 学生怎么组织和计划工作。执行功能缺陷会严重影响 ASD 学生的学习，老师会常常报告学生没有按时提交作业或没有完成学习任务。很多时候，由于他们不能很好地进行组织规划，即使他们理解要做什么，也常常无意识地忽略要去做这件事。想象一下，这对学生和老师双方来说会有多沮丧！

我们曾经评估过一个四年级的 ASD 学生，他的语言表达能力很强，但成绩不及格。他的标准化言语和语言评估达到了平均分，智商也很正常。然而，他在主流学校却表现不佳。向他的老师了解情况后，我们得知，这个学生已经好几个月没有交作业了，所以他成绩很差。经过调查，我们发现，他的作业都皱巴巴地放在书包或教室的小抽屉里。因此，对他的干预重点是提高执行功能，特别是怎么组织和计划以完成任务。用了这方法后，他的学习成绩很快就提高了。图 5-11 中的清单是通过提供视觉支持来促进任务规划和独立完成，帮助学生提高执行功能的例子。

主动学习任务

找到有循证依据的方法来支持干预。

找到 2 篇不同的同行评议的期刊文章，以支持对学龄期的 ASD 患者的循证实践干预。

（六）关于支持课堂需要的说明

干预者可以考虑使用支持和加强学业任务的活动。例如，你可以询问老师最近的活动，并试着把它们融入你的治疗项目中。这种合作可以帮助学生更好地理解课堂内容，特别是当潜在的语言困难使学习任务更具挑战性的时候。通常情况下，我们会在治疗过程中布置阅读作业，如果事先完成了阅读作业，就可以更好地帮助课堂中的学生，让他们有充分的准备，感到更自信和更有能力。如果在上完课之后做，这个练习可以帮助进一步解释概念，并辨认出有哪些地方我们的学生可能未充分理解。

举个例子，一位学生家长曾经说，她的儿子在课堂上情绪非常沮丧，因为这节课的重点是数钱，这是一项功能性任务。由于学生的目标是通过增加数量等修饰成分扩展语言的长度，我们用"我看见 + 数量 + 名词"的结构安排了一个课堂任务，让学生数硬币并在"我看见"这样的短语后面加上数量和名词进行表达（如5角钱、1元钱、20元钱）。老师和家长很快告诉我们，在以学习数钱为目标的课堂上，孩子的适应不良行为和挫败感减少了。

此外，当学生还有其他支持服务时，医生可以与相关学科合作，就类似于在学校与同事一起工作，讨论在学校环境中你的目标怎么完成，和（或）培训员工在日常互动中激发孩子的语言与促进同伴间的互动。事实证明，在ASD儿童干预领域，协作方法可以是提供培训和现场指导，促进更多的同伴参与（Daughrity等，2020）。总的来说，为了帮助学校里的ASD学生，专业人员应该考虑不同领域的协作，以支持团队干预方法。

六、总结

本章回顾了ASD儿童过渡到学校后面临的共同挑战，包括支持行为需求的方法、学业上的困难和社交困难。本章还介绍了如何制订示例课程计划，提供了治疗活动的范例，并讨论如何修改以完成既定目标。干预目标必须是功能性的且与发展年龄相适应的。在干预过程中，虽然目标可能会与那些不是ASD却有语言问题的孩子相似，但是ASD学生可能会有不同的行为和注意力的需求，治疗方案应该专门针对他们进行适当修改。ASD学生在学龄早期面临的共同挑战包括任务之间的转换、遵循课堂指导、在非结构化的社交场合与同伴交往、适当地寻求帮助以及其他困难。干预者应与家长、教师和其他专业人员合作，支持孩子的需求，以促进最佳的学校表现。

沿途反思

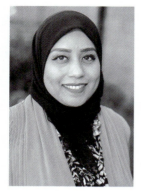

Nadhiya Ito, M.A.

亲爱的新医生：

首先祝贺你选择了一条我认为有成就感的和有意义的职业道路。我已参加工作 16 年，但我依然对我的工作充满激情，就像我刚成为言语语言病理学家那天一样。我们的工作是非常有用的，同样，它也会触动你的心。当孩子第一次学会喊"妈妈"时，你可能是第一个听到的人，你会激动得和孩子家人一起哭，因为他以前从未说过，而他的母亲已经等了整整 6 年。或者，当一个孩子开始会用辅助

与替代沟通系统（AAC）来表达他复杂的想法，他告诉你他觉得"你很酷"，因为你总是"相信他"，这时我也会很开心。作为一个言语语言病理学家，你能接触到患者的生活，并能帮助他们。

然而，我必须诚实地告诉你，尽管这个职业是有回报的，但它同样需要你持续的辛勤工作、奉献和承诺。每一天都可能不像你想象的那样美好。可能要处理很多文案工作，或要考虑工作和生活的平衡。工作时，你可能会发现很难帮助患者取得进步，甚至与患者建立关系；你也可能会因为没能"帮助"你的患者和他们的家人而感到"无助"；有时候你也可能会质疑自己的能力，怀疑自己是否做对了。我想让你知道，越是有挑战性的情况下你能学得越多。作为一名临床主管，我告诉我的督导对象，无论是临床研究员还是毕业实习生，对他们有最大挑战的患者最后通常会成为他们最喜欢的患者，事实往往如此。你要学会在需要的时候寻求支持和帮助。记住，你身后有很多人。

　　我们学习，我们成长，在这个过程中，我希望你珍惜你作为医生的独特性。我说的不仅仅是临床或治疗方式的独特性，而是你要了解自己是谁，同时也要了解自己作为一个医生是谁。大学四年级时，我在乔治亚州亚特兰大市举行的美国言语语言听力协会年会上认识了 Lily Cheng 博士，她后来成了我的导师。我当时参加了由她主持的亚洲太平洋言语语言听力核心小组会议，我被她充满激情的话语打动了。她说："你独特的专业背景能帮助到有需要的人。"作为一名年轻的言语语言病理学科的本科生，它引起了我的强烈共鸣，我开始慢慢地意识到作为"少数人"的优势。我们都有不同的背景：文化、语言、家庭、社会经济、信仰、技能、生活经历等等，这些影响和塑造了我们成为怎样的人和怎样的医生。在很多场合，我独特的背景让我觉得很骄傲，我知道这对我的患者来说也有同样的意义。所以，要记住，人们需要你是因为你是什么样的人，你的不同会带来不一样的价值。

　　最后，我很高兴你在这里。现在，去改变世界吧。

Nadhiya Ito 文学硕士　认证言语语言病理学家
洛杉矶言语语言治疗中心（有限公司）言语语言病理学家、临床主管
亚洲太平洋言语语言听力协会副主席

测试题

1. 学龄儿童的目标应该是？

A. 功能性的　　　　　　　　　　B. 可以完成的

C. 教育相关的　　　　　　　　　D. 以上都是

2. 判断题：在职前人员开始临床工作后，课程计划就没有那么有用了。

3. 判断题：对于孤独谱系障碍儿童来说，任务之间的转换是具有挑战性的；

帮助过渡的支持策略对孤独谱系障碍儿童和同龄人都有帮助。

4.判断题：个别化教育计划（IEP）关注的是家庭对孤独谱系障碍儿童的支持。

5.判断题：学龄期的学生虽然被诊断为孤独谱系障碍，但如果他们学业能跟上，也不会获得干预服务。

6.以下哪项非结构化任务对孤独谱系障碍学生具有挑战性？
　　A.课间休息　　　　　　　　　　B.英语语言艺术
　　C.数学　　　　　　　　　　　　D.科学

7.判断题：对孤独谱系障碍学生来说，安排特殊的学习环境，有很大的帮助。

8.判断题：只有行为专家才需要熟悉积极行为支持策略，因为这是他们的专业领域。

参考文献

[1] Banda, D. and Grimmett, E. (2008). Enhancing social and transition behaviors of persons with autism through activity schedules: a review. *Education and Training in Developmental Disabilities* 43 (3): 324-333.

[2] Banda, D., Grimmett, E., and Hart, S. (2009). Activity schedules: helping students with autism spectrum disorders in general education classrooms manage transition issues. *Teaching Exceptional Children* 41 (4): 16-21.

[3] Bangert, K., Halverson, D., and Finestack, L. (2019). Evaluation of an explicit instructional approach to teach grammatical forms to children with low symptom severity autism Spectrum disorder. *American Journal of Speech-Language Pathology* 28 (2): 650-663.

[4] Bopp, K., Brown, K., and Mirenda, P. (2004). Speech-language pathologists' roles in the delivery of positive behavior support for individuals with developmental disabilities. *American Journal of Speech-Language Pathology* 13 (1): 5-19.

[5] Cappadocia, M., Weiss, J., and Pepler, D. (2012). Bullying experiences among children and youth with autism spectrum disorders. *Journal of Autism and Developmental Disorders* 42: 266-277.

[6] Case-Smith, J., Weaver, L., and Fristad, M. (2014). A systematic review of sensory processing

interventions for children with autism spectrum disorders. *Autism* 19 (2): 133-148.

[7] Chan, A., Cheung, M., Han, Y. et al. (2009). Executive function deficits and neural discordance in children with autism Spectrum disorders. *Clinical Neurophysiology* 120 (6): 1107-1115.

[8] Daughrity, B., Bittner, M., Ocampo, A. et al. (2020). Interprofessional collaboration with speech-language pathologists: training pre service adaptive physical education teachers to facilitate peer engagement among children with disabilities. *Perspectives of the ASHA Special Interest Groups* 5: 1313-1323.

[9] Dean, M. and Chang, Y.-C. (2021). A systematic review of school-based social skills interventions and observed social outcomes for students with autism spectrum disorder in inclusive settings. *Autism* 25 (7): 1828-1843.

[10] Gilliam, S., Hartzheim, D., Studenka, B. et al. (2015). Narrative intervention for children with autism spectrum disorder (ASD). *Journal of Speech, Language, and Hearing Research* 58 (3): 920-933.

[11] Houchens, G., Zhang, J., Davis, K. et al. (2017). The impact of positive behavior interventions and supports on teachers' perceptions of teaching conditions and student achievement. *Journal of Positive Behavior Interventions* 19 (3): 168-179.

[12] Iadarola, S., Shih, W., Dean, M. et al. (2018). Implementing a manualized, classroom transition intervention for students with ASD in underresourced schools. *Behavior Modification* 42 (1): 126-147.

[13] Kretzmann, M., Shih, W., and Kasari, C. (2015). Improving peer engagement of children with autism on the school playground: a randomized controlled trial. *Behavior Therapy* 46 (1): 20-28.

[14] Kurth, J., Love, H., and Pirtle, J. (2020). Parent perspectives of their involvement in iep development for children with autism. *Focus on Autism and Other Developmental Disabilities* 35 (1): 36-46.

[15] Locke, J., Olsen, A., Wideman, R. et al. (2015). A tangled web: the challenges of implementing an evidence-based social engagement intervention for children with autism in urban public school settings. *Behavior Therapy* 46 (1): 54-67.

[16] Lord, C. (2018). For better or for worse? Later diagnoses of autism Spectrum disorder in some younger siblings of already diagnosed children. *Journal of the American Academy of Child and Adolescent Psychiatry* 57 (11): 822-823.

[17] Muller, E., Cannon, L., Kornblum, C. et al. (2016). Description and preliminary evaluation of a curriculum for teaching conversational skills to children with high-functioning autism and other social cognition challenges. *Language, Speech, and Hearing Services in Schools* 47 (3): 191-208.

[18] Neitzel, J. (2010). Positive behavior supports for children and youth with autism spectrum disorders. *Preventing School Failure: Alternative Education for Children and Youth* 54 (4): 247-255.

[19] Nuske, H., Hassrick, E., Bronstein, B. et al. (2019). Broken bridges-new school transitions for students with autism spectrum disorder: a systematic review on difficulties and strategies for success. *Autism* 23 (2): 306-325.

[20] Otten, K.L. and Tuttle, J.L. (2011). *How to Reach and Teach Children with Challenging Behavior: Practical, Ready-to-Use Interventions that Work*, 1e. Jossey-Bass.

[21] Ozonoff, S., Young, G., Brian, J. et al. (2018). Diagnosis of autism spectrum disorder after age 5 in children evaluated longitudinally since infancy. *Adolescent Psychiatry* 57 (11): 849-857.

[22] Rotheram-Fuller, E., Kasari, C., Chamberlain, B., and Locke, J. (2010). Social involvement of children with autism spectrum disorders in elementary school classrooms. *Journal of Child Psychology and Psychiatry* 51 (11): 1227-1234.

[23] Sheldrick, R., Maye, M., and Cater, A. (2017). Age at first identification of autism spectrum disorder: an analysis of two US surveys. *Adolescent Psychiatry* 56 (4): 313-320.

[24] Vincent, L., Openden, D., Gentry, J. et al. (2018). Promoting social learning at recess for children with ASD and related social challenges. *Behavior Analysis in Practice* 11 (1): 19-33.

141

[25] Wallach, G. and Ocampo, A. (2022). *Language and Literacy Connections: Intervention for School-Age Children and Adolescents*. San Diego, CA: Plural Publishing.

[26] Weismer, S., Kaushanskaya, M., Larson, C. et al. (2018). Executive function skills in schoolage children with autism spectrum disorder: association with language abilities. *Journal of Speech, Language, and Hearing Research* 61 (11): 2641-2658.

[27] Westerveld, M. and Roberts, J. (2017). The oral narrative comprehension and production abilities of verbal preschoolers on the autism Spectrum. *Language, Speech, and Hearing Services in Schools* 48 (4): 260-272.

[28] Wiley, P., Gentry, B.F., and Torres-Feliciano, J. (2016). *Autism: Attacking Social Interaction Problems-A Therapy Manual Targeting Social Skills in Children 4-9*. San Diego, CA: Plural Publishing.

第6章 学龄期儿童：学龄后期

School-Aged Children Part Two: The Later Years

杜姝慧　陈嘉洁 **译**

学习目标

通过阅读本章，干预人员将能够达到以下目标。

1. 描述初中到高中年龄段儿童的典型社交技能发展。

2. 定义初中和高中年龄段孤独谱系障碍（ASD）患者常见的挑战。

3. 准备适合年龄且有趣的治疗环境和任务。

4. 计划针对语用语言目标的活动。制订适当的目标并计划治疗活动以针对语用语言差异。

5. 关注 ASD 青少年的成长角色、性、恋爱交往以及性别认同。

6. 为 ASD 青少年独立生活做准备。

Blake 是一位 14 岁的 ASD 男孩。他喜欢与读写有关的一切。他能读一本章节书，能在教室完成作业，并知道如何组织符合年龄要求的句子。他的父母和老师反映说他很友好，能够适应主流环境并不会带来麻烦。他在学校和家庭环境中都是社交独行侠。令人惊讶的是，在治疗室中，他喜欢与所有治疗师互动并炫耀他关于火车的知识。在进展方面，他达到了言语、职业治疗和资源专家计划的目标。此时，你正在考虑退出他的服务。然而，你知道还有更多需要工作的地方。那么一个新手干预者该怎么办？

上述治疗记录了许多 ASD 青少年在学龄期经历的挑战。他的传统治疗目标已经达到，但是开始表现出更多新的和独特的挑战。作为干预者，这可能会让你质疑应该在治疗会话中专注于什么以及如何最大化患者的潜力以帮助实现干预目标。

我们建议在规划阶段特别注意你们国家的服务范围。当患者开始达到大多数传统治疗目标时，学龄后期通常需要调整你的治疗方法。重要的是要制订切实的、相关的、对患者和照护者都有意义的目标，这些目标应与患者的生活、自我和（或）护理相关。

与计划阶段相比，执行阶段同样非常重要，带着明确的有针对性的计划来进行治疗。根据来访者的反应，包括至少两个变化选项。我们喜欢称之为"哦，天哪！"计划。如果发现原始计划不起作用，这个计划应该是你治疗工具包中能够迅速取用的方案。无论你有多少年的实践经验，所有准备好的干预者都有一个"哦，天哪！"计划，以备不时之需。

你可能会问，我怎么知道我需要使用"哦，天哪！"计划？我们的答案很简单。你认为一个青春前期的孩子或青少年会告诉你他们不喜欢什么吗？当然会！与 ASD 患者一起工作时，也是一样。重要的是，无论患者的语言或认知水平是否落后，从解剖学上讲，他们的身体都像任何典型的青春前期的孩子或青少年一样正在成熟。这一因素必须考虑在青少年的治疗规划和治疗过程中，而与诊断无关。

患者会清楚地告诉您当某些事情出现问题时，他们要么通过情绪崩溃，表现出不适应的行为，要么会告诉父母他们感到无聊并且不想再参加，而您环顾四周，您会注意到有 50% 的人停止参加治疗。无论哪种情况，您都不希望这种情况发生在您的眼前，我们也不希望这样的情况发生在您身上。

随着患者年龄的增长，虽然可能出现不适当和抵制治疗的行为，但也要注意你的治疗风格以及在处理学龄后期学生时如何进行调整。本章的主要目的是探讨 ASD 个体在开始进入学龄后期并开始成熟过程中的许多不同的需求。从治疗环境中设定基调到了解青少年的常见社交语用需求，本章旨在为新手干预者成功治疗 ASD 青少年做好准备。

一、父母和青少年的转变

许多青少年的父母反映，当他们的孩子成为青少年时，他们的角色发生了转变，从一个过度保护的父母变成了一个支持性的父母（Van Bourgondien 等，

2014；Marcus 等，2005）。过度保护被进一步定义为无意中限制独立性，为孩子做的比孩子自己做的更多，甚至单独替孩子做决定。需要明确的是，这并不是贬低过度保护的父母，而是为了强调孩子当时需要什么。随着孩子的成熟和希望实现目标的出现，父母可能会感到自己的角色正在转变为指导者和促进者（Van Bourgondien 等，2014），以促进孩子自己做出决定。这种观点也绝不意味着作为父母，他们会变得更容易。事实上，许多父母反馈随着 ASD 青少年过渡到成年期，他们的角色会需要更加全身心投入。

除育儿风格的转变外，青少年和成年 ASD 患者的父母还反馈，治疗过程中的优先顺序也发生了变化，在治疗过程中可以看到。许多在社交技能中问题较少的个人可能会短暂停止干预，父母可能会专注于让孩子参加喜爱的课程或允许孩子在家里放松一下。这时，父母获得支持很重要，他们需要考虑社交技能在整个生命周期中的变化，今天达成目标并不意味着永远不需要干预。随着需求的变化，许多 ASD 患者可能需要继续参与某种类型的社交技能培训。甚至涉及成年人，他们可能是从事高薪企业工作或者是缺乏正常社交互动的青少年沃尔玛迎宾员，社交技能不足是 ASD 的标志性特征。表 6-1 列出的青少年或成年 ASD 患者家长最关注的内容。

作为一名干预者，您可能无法回答父母的诸多问题。但是，我们的建议是预见他们的担忧，并询问父母当前的突出问题是什么。确保您专注的核心领域能够

表 6-1　家长对孤独谱系障碍青少年或成年人的最关注问题

家长优先考虑的问题	家长"现实"的关注点
照顾的连续性	• 谁将照顾我的孩子 • 这个提供者会跟我们在一起吗 • 我的孩子的照顾团队中有谁
未来和财产规划	• 我该如何储蓄以维持孩子的终身生活 • 我的孩子成年后将如何获得幸福和满足感
监护权	• 当我们离开时，谁将照顾我的孩子
转变为成年人	• 什么职业适合我的孩子 • 他们能在大学里成功吗

（续表）

家长优先考虑的问题	家长"现实"的关注点
社交机会	• 我的孩子会有朋友吗 • 我的孩子有什么爱好吗 • 我的孩子会有什么娱乐活动 • 谁会和我的孩子一起玩 • 他们会过着像"正常"成年人一样的生活吗
独立性	• 他们会住在外面吗 • 我如何尽可能地给予他们独立 • 我的孩子一天要做什么？什么样的工作适合 • 我的孩子有成功的技能吗 • 我的孩子知道如何应对紧急情况吗

帮助患者，最终让父母感到安心并解答他们的疑惑。如果你在规划时考虑到了患者和父母的需求和想法，你会发现父母和患者会感觉到他们被倾听了，也会觉得自己参与到了干预的过程中。

二、为成功奠定基调

考虑第 4 章提出的问题：当您进行治疗时，什么会让您感到舒适？我们进一步讨论了人们可能在任何治疗师身上重视的特质。现在，思考一个你会感到舒适，并且愿意讲出私人想法以及工作方式和生活方式的空间。对您来说，什么最重要？也许会想到像整洁、舒适或隐私之类的东西。

在治疗过程中，对治疗师的期望或要求可能因人而异，但相同的是，你对于什么会帮助你完成治疗师可能要求你做的事情有自己的看法。在我们与 ASD 患者工作的过程中，目的是让他们敞开心扉，并开始改变或发展关键技能以获得成功，尤其是要考虑环境设置（Gentry 和 Wiley，2016）：你希望自己的治疗室看起来如何，感觉如何。

当与年长的孩子一起工作时，希望让治疗室更具吸引力，毕竟，你的治疗可能是患者一周中接受的 5 种不同治疗之一。虽然关于环境设置和适用于患有 ASD 的青少年的方法很少，因此我们提供了一些需要考虑的事项（图 6-1）。

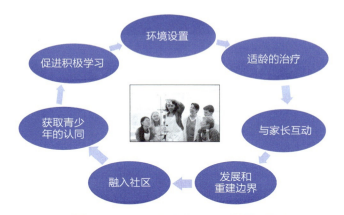

▲ 图 6-1　成功实施青少年治疗课程的要素

引自 Compassionate Eye Foundation/Steven Errico/DigitalVision/ Getty Images.

在调查了 10 位与青少年一起工作的治疗师后，他们给出的建议如下。

- 您的治疗空间不应该"感觉"像学校。
- 没有足够的社交空间，就无法进行社交。
- 有时户外是一个美妙的变化。
- 从儿童椅转向成人或家庭风格的座位。
- 挂起学生的作品，让他们知道这个空间是他们的。
- 张贴一些网络热词或鼓舞人心的帖子，我的学生喜欢研究它们！
- 如果可能的话，可以同时在两个空间内进行工作。

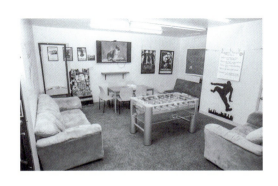

虽然建议让治疗空间更具吸引力，以吸引年长的孩子，但并不希望您外出花

费辛苦挣来的钱来装备您的办公室。相反，我们鼓励您打破常规。作为为青少年服务的言语和语言病理学家（SLP），我们会看到我们中心有一些非常酷的治疗空间。我们很自豪的是，其中一些物品是从我们自己的家里捐赠的，让这里有一种家的感觉。毕业学校的沙发、旧电视机、视频拍摄设备（POV），所有这些都可以在我们的青少年空间中找到。选择重新利用这些物品时，确保每件物品都完好无损、经过消毒，并且适合患者使用。你自己就是一个很好的参考，如果你在自己的空间里感到舒适，你的患者很可能也会感到舒适。

此时此刻，你需要考虑青少年的内心感受。为了实现治疗目标，最有效的方法是多个环境下进行教学，这样大脑就可以通过多通道来获取任务。例如，在一个单词首次出现（Roy，2011）时，治疗师讨论了他是如何追踪他的儿子学会说"水"这个词的。通过 24 小时连续观察和大量的数据分析，他发现他的儿子在使用该词最多的地方学会了这个词。他不是通过一种方式"学习"水，而是通过不同的场景、观察和练习等多种方式，学会了该词。这个想法可以应用于我们如何教授 ASD 青少年新的技能。

教育中广泛认可的一种策略是积极学习策略。积极学习是通过让患者参与学习过程来教授某些东西。它不同于"传统"的教学方法，如果你是专家，你被期望给予知识（Owens 等，2020；Center for Education Innovation，2022；Markant 等，2016）。学习新任务需要不同类型的记忆和检索才能成功。在大脑中，记忆存储在许多不同的部位。通过积极学习，患者可以访问记忆并建立新的记忆，这些新的记忆将在大脑的不同部分储存，同时与所有已访问部分建立连接（Willis，2018）。在实践中，这看起来像是来访尽可能多地使用他们的大脑来最有效地学习你教授的任务。

治疗是一个积极的过程，需要患者做出反应，以引发变化或观察进展。治疗师经常意识不到患者的变化，可能会陷入相同的"教学"旋涡中。我们希望可以避免这种情况发生，尤其在对青少年和成人的治疗实践中。当他们感到无聊或没有动机时，自我决定会使他们拒绝参与。

自我决定是一个人对自我照顾做出选择和决策的能力。在实践中融入积极学习策略，并不断提醒自己使用这些策略是保证成功的关键。考虑基于在治疗中所需的时间顺序和复杂程度制订策略（图 6-2）。

从积极学习策略图中的各个组成部分（Eenter for Innovative Learning，2022）中可以看出，最简单的积极学习策略是写作和大组讨论。如果一个 ASD 患者，在各种概念或技能方面出现问题，避免采取简单的方法！要尝试使用一些更复杂的策略，以有效地帮助患者。另一种方式是避免在会话中使用笔和纸，这对于 ASD 患者来说比较困难。考虑到小肌肉发展、自我调节、读写能力、理解能力和注意力任务的问题，患者会更难学习到你想要教授的技能。

严格按照积极学习策略进行干预耗费时间且实施困难，建议充分考虑自身的治疗风格，惯用的治疗媒介及其熟练程度，去安排自己的治疗方案（表 6-2）。

视频建模和孤独谱系障碍

想象一下你被要求制作特定的食谱。如果你和我们一样，打开平板电脑，在小红书上找到一个正在制作你想尝试的食谱的节目。当你观看这些节目时，你可

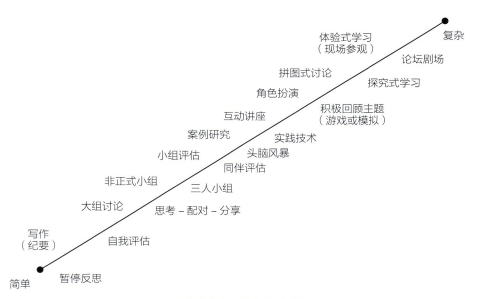

▲ 图 6-2 积极学习策略
这是一些由复杂程度和课堂承诺时间计划的积极学习活动策略
引自 Chris O'Neal and Tershia Prinder-Grover Center for Research on Leaning and Teaching, University of Michigan.

表 6-2　治疗媒介及定义

治疗媒介	结构亮点	积极学习策略
"烫手山芋"	患者坐成一个圆圈；一个装有内容物的碗或篮子尽可能快地传递。每次患者拿到碗时，他们会回答提示	• 暂停反思 • 角色扮演 • 主动复习主题
同伴指导反馈	学生听取同伴的意见并提供反馈	• 小组评估 • 实践技术 • 同伴评估
对话伙伴	学生与已经确定为对话伙伴的同伴配对。要求他们给对方打电话或虚拟或面对面会面。对话伙伴互动必须完成一个特定的任务	• 思考、配对、分享 • 实践技术
"热"椅子	学生坐成一个圆圈，中间有一把椅子叫作"热椅子"；干预者提出问题或任务，要求参与者回答。指示坐在热椅子上的患者将椅子转向自己选择的同伴，以练习良好的目光交流和与某个人交谈	• 小组评估 • 角色扮演 • 探究式学习
社区外出	学生将参与模拟治疗室中教授的关键技能的现实活动。这些活动将从表演任务（与伙伴一起独立从商店购买物品）到不太结构化的社交机会（去看电影）的范围内。治疗师的角色是体验的促进者，必要时是参与者和观察者	• 非正式小组 • 小组讨论 • 探究式学习 • 体验式学习
视频建模和讨论	学生观看一个针对预期学习任务的正确和不正确版本的视频。在视频中间暂停，以检查理解和注意是主动学习的重要组成部分。学生将讨论或重新创建所看到的内容	• 小组评估 • 思考、配对、分享
小组讨论	学生坐在 1/2 或 1/3 的整个小组大小的小组中。学生将参与由干预者引导的讨论。其中的关键组成部分是鼓励主动倾听和检查理解	• 互动讲座 • 头脑风暴 • 同伴评估

引自 Laugeson and Ellingsen (2016); Gentry and Wiley (2016).

能会根据任务做不同的事情。例如，你可能会观看一步，执行它，然后返回到视频中，直到完成食谱。或者，你可能会看完整个视频，执行食谱，并开始在实时尝试中可视化你看到的步骤。无论哪种方式，该视频都有助于将食谱的书面文字变得更加生动，以便我们学习执行新任务的更微妙方法。

　　这个例子与视频建模对支持 ASD 患者实现社交语用成功的有益性有关。事实上，视频建模是一种证据支持的教学方法，有助于提高表现，并广泛用于特殊群体（Green 等，2017；Wertalik 等，2016；McCoy 等，2016）。

允许学生在特定的视角下观察目标行为，然后根据视频中的建模练习多次，直到获得所需的结果。这对于那些受益于视觉支持和观察到有偶发学习情况的 ASD 患者特别有帮助。实践证明，该方法有效，可以用于创建有趣的实践活动。

理论上看起来很好，对吧？具体如何实现呢？适合哪些人群？视频建模对于症状较轻的个体有效（McCoy 等，2016），实践中也发现视频建模确实是一种有用的工具，适用于所有年龄段的 ASD 患者。组织和实施是确保成功的关键技能，特别是对于年轻的和重症的患者有效。图 6-3 展示了社交技能训练的通用公式。该公式在 2018 年美国言语和听力协会国际会议上进行了分享和交流。

花时间考虑正在制作的视频的格式是成功的关键。重要的是要考虑正在创建的视频是为了帮助患者实现什么？表 6-3 呈现出视频建模的类型和目标。

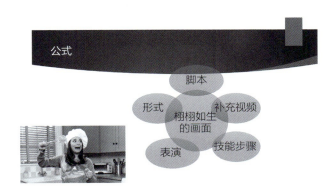

▲ 图 6-3　在团体环境中社交技能训练遵循的公式

表 6-3　视频建模的类型和目标

类　　型	目　　标	在实践中看起来像什么
任务为基础	通过目标技能或功能提高表现	学习有效加入团体所需的技能
情境反应	在新颖的社交场景中适当地回应	学习如何回应他人向他们打招呼

（续表）

类　型	目　标	在实践中看起来像什么
错误分析	可视化自己行动或团体中发现的挑战或不足之处	观察人群中的挑战，确定创建与观察到的错误相关的视频模型的机会。如果有需要更改领域以避免学生感到"被针对"
自我分析	录制了应用适当或不适当的技能步骤或目标行为的视频，或者在自然环境中观察学生，其中社交需求包括预先确定的目标行为	治疗师能够看到患者执行所需的技能。寻找所需的技能，并注意挑战或成长的领域。在观看和分析时，创造了一个整合同伴指导反馈的机会

主动学习任务

花一点时间，设计 ASD 青年患儿的社交技能方案，确定可以使用的视频模拟类型。

行动起来！尝试创建第一个视频模型，并与同伴分享。讨论完成此任务是否容易，在过程中遇到了哪些挑战？

一旦确定了要创建的视频建模类型，思考成功执行所需的关键社交技能步骤。这可能看起来有些不合常理。但是，请记住社交技能缺陷是 ASD 的一个核心症状，对于一些人来说，这些事情可能看起来很自然，对另一些人来说可能感觉很不自然。因此，制订活动计划并确定患者获得成功所需的具体技能非常重要。这样做，将为患者提供清晰、明确、可测量的目标，指导患者的治疗进展和需求。

此外，建议为视频创建一个框架或脚本。进行这个工作时，应检查是否考虑到所有细节，最终作品是否经过深思熟虑。

治疗金语

视频建模大纲

类型：基于任务

社交技能单元：如何加入一个小组

目标：学生将学习所需技能，以有效地加入同龄人的小组完成任务或活动。

社交技能步骤

1. 思考我想要说或做什么来表明我想加入这个小组。

2. 靠近小组成员，让大家知道你想加入。

3. 通过眼神接触或社交微笑表现出对小组中正在发生的事情感兴趣。

4. 如果想加入小组，需要做小组中其他人正在做的事情。

5. 在小组中倾听，以便产生与主题相关的评论和问题。

6. 学会看着别人的脸来判断是否可以加入这个小组。

7. 如果成员看起来不高兴或不友好，他们可能不想让我加入。

剧本

背景：Alexis 看到她的同学在休息时间玩牌。她想和他们一起玩牌，所以要尝试加入这个小组。

花点时间完成这个基于任务的视频模型的计划。完成后，拍摄并分享！

三、青春期和实际的考虑

在治疗 ASD 青少年时，干预者可能会发现治疗的重点从改变缺点转变为识别和最大化当前的优势（Volkmar 等，2016；Schall 等，2016）。这个阶段的患者通常要完成学业，无论这对他们来说很容易还是需要很大的帮助。进入青春期，重点是为仍然存在显著认知和语言障碍的患者提供技能，或为轻中度迟缓的学生上大学或进入职场提供支持（Schall 等，2016）。无论患者的重点是什么，仍需要支持发展社交技能，以有意义地应对生活中的挑战。

无论功能水平如何，许多 ASD 青少年都可以被描述为友谊差、缺乏社交互动，并与他人经历尴尬的社交互动，导致同龄人的拒绝。无论是认知和语言能力较高还是较低的 ASD 个体在成长为青少年时都会面临社交挑战。能力较好的

ASD 也有可能经历更高程度的社交挑战。这可能是由于更多的独立性和参与更多不同的社交互动。

Henry 是一位就读于普通学校的 17 岁 ASD 男孩。他喜欢与交通相关的任何事情。由于 Henry 的社交差，他经常独自一人骑自行车去当地的购物中心。在购物中心，他会遇到一些友善的人，并与他们谈论他对交通的热爱。在交流中，人们的反应不同，有些人认为他是一个有趣的年轻人，有些人觉得他很烦人。有一天，Henry 与一个情绪不好的男子交流。Henry 无法识别这个年轻人不耐烦的表情。那个男人很生气，对 Henry 爆粗口。Henry 感到难过，决定再也不去那个购物中心了。

上面的例子展示了当患者表现出高度口语能力但仍然在 ASD 的核心特征上有困难时会发生什么。一方面，Henry 具有在社区活动的能力，他甚至能解决自己孤独状态的问题；但另一方面，随着独立性的增加，风险也增加了（Law，2017）。Henry 由于无法识别好坏和难以使用所需的工具进行适当的社交互动而面临挑战。此外，他看起来就像一个普通的 17 岁男孩。

虽然他的不当行为被人议论，对于一个 17 岁的少年来说不算是很大的挑战，但容易交到坏 "朋友"。有一天，他的 "朋友" 说服他携自行车乘公交车后，在市内骑行。由于不知道路，他在公交车上迷路了。当局介入并开始搜索 3 天后，他在当地无家可归者收容所被找到。

在这个临床案例中，患者通过做出社交活动来推断他人的意图有困难。更具体地说，患者在理解如何应对各种社交情境方面存在困难，并且独立行动经验有限。虽然在事故之后他的父母想训练他的社交技能，但他的社交技能受到严重影响，使得实施社交行为训练变得具有挑战性。不幸的是，患者很快成年，选择违背家人的意愿停止训练。

作为与这个人群一起工作的干预者，随着学生的年龄增长，将社交技能发展作为重点。这些重要的技能将支持学生维持友谊、同伴关系、职场技能和自我独立性。尽管到了成人期，ASD 患者可能在整个生命周期内继续经历社交能力不足和社交线索判断的困难，因此，社交技能需要得到提升。

治疗金语	
对话三明治 目标：患者将通过吃汉堡的视角讨论对话的各个组成部分。学生将扮演对话三明治中每个组成部分的示例角色。 面包＝开始对话 • 问候和开场白	
肉饼＝对话意图主题 • 提出问题 • 发表评论 • 分享具体信息	
配料＝使对话更美味 • 非语言反馈 • 声音反馈（如 mmhmmm） • 身体姿势	
底面包＝结束对话 • 问候 • 最后的想法 • 祝福	

许多患有 ASD 的青少年报告感到孤独和被孤立（Lasgaard 等，2009；Laugeson 等，2014；Bauminger 和 Kasari，2000；Capps 等，1998；Humphrey 和 Symes，2010）。促进积极的心理健康和鼓励参与同龄人的活动显得十分重要，侧重点会基于考虑的具体学科而有所不同，主要目标仍然是解决社交技能的挑战。下文描述了 ASD 青少年常见的社交技能问题。虽然有建议的发展里程碑，但重要的是要记住治疗方法的转变，即超越发展里程碑，更多地转向让来访者体验到充实的生活和未来所需的关键技能。我们的做法将从关注不足转向对未来的规划和准备（Schall 等，2016；Sundberg，2008）。

四、青少年社交技能的主要问题和解决方案

表 6-4 展示了一些常见的青少年技能问题。

表 6-4　常见的青少年技能问题

常见的青春期需求	患者需要哪些技能才能成功	我如何知道我的患者理解这个
主动倾听	• 身体姿势 • 自我调节 • 共同注意 • 提出问题 • 评论 • 保留关键细节	掌握这项技能将能使患者理解他人的对话并参与交流
威胁	• 为自己辩护 • 向他人报告 • 与他人分享自己的经历 • 捍卫自己	掌握这项技能将能使患者识别和回应他人的威胁，患者也可以了解被欺负的各种情形
友谊	• 分析友谊发展 • 与他人寻找共同点 • 在多种环境下分享经验 • 理解正确和错误 • 接受和回应被拒绝	患者可以与一个有相同兴趣的人拥有亲密和互惠的长期亲密关系
表现	• 声音大小 • 自我控制 • 响应成人指令 • 解决问题 • 社交尴尬 • 应对恐惧和焦虑	掌握这些技能将使患者能够在众人面前向整个团队分享 / 报告信息
社交互动	• 称呼 • 受限制的兴趣 • 关于结构化 / 非结构化的对话，语言 / 非语言回应 • 轮流发言 • 目光交流 • 声音大小	掌握这些技能将使患者能够知道如何开始或参与各种形式的社交互动
青春期	• 适应变化的执行功能 • 理解情感 • 声音、音调和音高 • 公开展示或私人信息暴露	掌握这些技能将使患者理解身体变化

（续表）

常见的青春期需求	患者需要哪些技能才能成功	我如何知道我的患者理解这个
职业兴趣	• 接触职业 • 确定兴趣和爱好 • 职业准备 • 职业安排	掌握这些技能将使一个人能够将自己的优势与适合他们的职业道路相匹配
个人卫生	• 修饰自己 • 培养积极的自我形象 • 心灵理论	掌握这些技能将使患者能够照顾自己的身体和制订衣服穿搭的程序。这包括需要识别什么时候需要增加护理
孤独	• 结交朋友 • 接受拒绝 • 为自己辩护 • 保持积极的心理健康	掌握这些技能将使患者能够应对同龄人的拒绝，并识别适当的社会支持来解决孤独感
关系	• 过程意识 • 区分关系 • 做和不做 • 应对新场景 • 社交场景	这项技能将导致患者能够建立、发展和区分家人、熟人、亲密关系和友谊
感兴趣的人	• 眼神接触 • 声音控制 • 接受拒绝 • 克服焦虑 • 社交脚本 • 发展	在这个领域的能力将导致患者能够使用适当的语言和非语言技巧接近感兴趣的人
执行功能	• 组织和遵循指示 • 任务分析和跟进 • 浏览数字平台 • 制订现实目标	结果是患者能尽自己最大的能力学习和管理自己的生活
独立	• 个人卫生 • 烹饪 • 职业准备	这项技能将使患者能够在社区中管理自己的护理、健康和安全
自我决定	• 为自己辩护 • 理解自己 • 设定和实现目标 • 未来的梦想	这项技能将使患者能够做出关于自己生活质量的选择和决策

（续表）

常见的青春期需求	患者需要哪些技能才能成功	我如何知道我的患者理解这个
对话	• 理解成功对话的过程 • 角色扮演 • 非语言交流 • 克服社交焦虑 • 社交脚本发展	能够与某人流畅地交谈，轮流发言，维持话题，扩展话题，充分的非语言交流

引自 Daughrity (2018); Schall et al. (2016); Laugenson and Ellison (2016); Laasgard et al. (2009); and Gentry and Wiley (2016).

五、建立社交目标

（一）神经多样性的注意事项

治疗师可以根据患者和（或）家长的报告来选择确定目标治疗师，使用临床判断力来确定目标是否适合患者很重要（Mandy，2019）。患者有时候会隐藏、掩饰他们自己无法做到的事情。当患者开始表达这种情况或者出现回避的时候，鼓励他们自我表达可能比较适用，例如，对一个在说话时目光注视和语言表达很难整合的患者，他可以说"虽然我并不总是看着你的眼睛说话，但别担心，我一直都在注意！"这种自我表达的方法可能更适合语言表达能力较强的患者，他们报告保持目光注视感到痛苦和极其困难（Trevisan 等，2017）。在这种情况下，针对自我倡导可能比针对增加目光注视的目标更为合适。这种方法可能有助于减少社交和职业障碍，同时保护自主权并考虑患者偏好。

注意上述列表中提到的各种挑战。现在看看达到总体目标所需的社交技能。您可能已经注意到许多技能是重复的。这是因为关键的社交技能需要在大多数新的社交场景中取得成功。实际上，在我们的实践中，我们称许多这些技能为社交目标。社交目标是可以支持学生进行大多数社交互动的关键技能。在治疗过程中，无论您正在涵盖什么主题或课程，都应该在治疗中加入社交目标。通过各种治疗媒介（例如，"热"椅子、对话伙伴、社区外出），教授和强调这些特定技能，您会发现这些技能会更快地推广到自然环境中。这是因为您已经在治疗会话中通过各种类型的互动使用了这些特定技能。

（二）青少年孤独谱系障碍常见的社交目标

目光接触 ⟶ 患者在与他人互动时能够建立并保持目光接触

清晰的声音 ⟶ 患者将使用适当的发音清晰地传达信息

大声说话 ⟶ 患者将调节声音，至少达到对话水平或更大声

站立不动 ⟶ 患者将调节身体姿势以传达信息并参与社交互动

维持话题 ⟶ 患者将在社交互动中识别和维持与话题相关的言论

克制自己 ⟶ 患者将避免不适应的行为（例如打断和情绪爆发）

众所周知，社交技能的延迟、不良的友谊和难以理解和识别社交提示对许多患有 ASD 的青少年都是一个挑战。现在，想象一下，如果患者能够掌握许多目标，这些结果会如何改变。至少，这将改善社交互动的质量。这也可能会帮助他们建立友谊或获得他们选择的工作。对于一些患者来说，这已经足够了！

社交目标在青少年学生的会话开始时分配。确保患者知道他们的目标至关重要。当您观察到一个孩子没有展示目标时，您可以通过说"记住你的目标！"来提醒他们。这个简单的短语会触发学生在社交互动中掌握您想要他们掌握的一些预先确定的技能。您可能会问，他们如何知道期望？这就是教学任务的作用所在，考虑基本的行为原则，引导一个人改变他们的行为。

在技能的泛化之前，我们建议通过教学任务和提供提示来为患者做好准备（图 6-4）。在下面的治疗金语中，有一个例子可以激发患者对社交目标的意识。

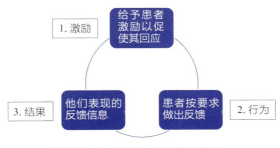

▲ 图 6-4 教学任务和提供提示

治疗金语

目标练习

目标

1.学生将意识到所需的社交目标。

2.学生将使用连续语言谈论已知主题。

3.学生将通过提供反馈来评估同伴表现。

准备

- 将预先确定的目标写在一张大纸或白板上。
- 患者椅子排成半圆形。
- 预先裁剪的带杂乱主题的条带（例如，最喜欢的电影，最喜欢的食物）。
- 计时器。

程序

- 患者将坐在半圆形中。
- 治疗师通过自我建模回顾目标。
- 治疗师提出问题："我们喜欢做什么事情？"
- 学生讨论这个问题。
- 治疗师提出问题："如果你是（社交目标的相反行为），你能做（社交行为）吗？这就是为什么我们要努力实现我们的目标。"
- 治疗师介绍活动。
  - 患者将选择一个带有杂乱主题的条带。
  - 他们将对这个主题说任何他们想说的话，向同伴展示（使用计时器增加社交压力）。
- 治疗师提出问题："_____是否在努力实现他的目标？"
- 治疗师引导学生提供同伴指导反馈。
- 患者将有另一个机会使用相同的主题进行练习。确保患者明白目标是使用同伴所说的话来改进。根据需要淡化触觉和口头提示。

关于同伴反馈的说明

在我们治疗的目标实践例子中作为治疗师并没有给学生的表现提供反馈。相反，建议由学生给出反馈。同伴反馈是一种有意义的策略，在青少年中效果很好。研究表明，与负面反馈和拒绝相比，青少年对同伴以积极或支持方式提出的反馈更为积极地回应（Rosen 等，2019；Butterfield 等，2021）。一项通过跟踪瞳孔扩张捕捉的研究发现，焦虑症患者（$n=22$）对积极的同伴反馈的反应比健康青少年（$n=25$）更好（Rosen 等，2019）。

另一项研究针对青少年女孩，发现无论反馈是积极的还是负面的，青少年女孩都比中立互动表现出更高的反应和兴奋。听取同伴反馈引起了女性参与者的情感主观反应。这些发现证实，同伴反馈任务对于青少年女孩及其同伴一起工作是积极的（Butterfield 等，2021）。

虽然这些研究中的样本大小并没有专门包括 ASD 学生，但 ASD、焦虑症甚至女性可能具有一些相似的特征。例如，许多 ASD 学生可能患有社交焦虑症，或者由于感官过载或孤独而感到焦虑。一位 16 岁的女性 ASD 患者首先是一位青少年女孩。未来的研究应该关注发现同伴反馈及其对 ASD 学生的影响。

尽管同伴反馈在 ASD 人群中的文献记录和研究有限，我们认为该方法至少可以尝试！发现它在实践中非常有效并且喜欢它，因为学生们对此反应良好，而且它给予小组中所有学生一个具体的挑战，以保持参与并准备好在提示时提供反馈。建议在使用同伴反馈时做到以下方面。

• 通过帮助学生理解如何给出积极反馈来指导他们。
• 设定尊重和友善的基本规则，不接受欺凌和拒绝。
• 支持学生制订清晰的反馈结构。对于任何 ASD 患者，语言仍然可能是一个问题。

对于许多患者来说，这是一项新任务，需要时间才能舒适地发言并向同伴提供反馈或支持他们的表现。以下是两位患者的反馈结果："干得好，Ashley！但我听不清楚，你能再大声一点吗？""Joey，我喜欢你的目光交流，但是你说话时动来动去的，下次试着保持不动。"

（三）关系、性别和性

与正常发育的同龄人一样，许多年龄较大的 ASD 儿童渴望亲密关系。除了特定的挑战，一些人还主张 ASD 患者有足够的信息来做出自己性方面的知情决策（Travers 和 Tincani，2010）。虽然这个主题的研究很少，但有限的研究表明，ASD 青少年与同龄人在隐私保护、性教育知识展示和适当的性行为方面存在显著差异（Stokes 和 Kaur，2005）。ASD 青少年的父母报告了更多的性受害恐惧，以及他人对其孩子行为误解的担忧（Ballan，2012）。

虽然患者在社交方面可能达不到相应年龄的水平，但在解剖学上，他们像任何正常发育的人一样。所有人都会成长，都可能开始对他人产生兴趣（性和友谊），作为治疗师需要花时间来解决这个问题，并在患者到达这个阶段时给予支持。在实践中，每年青少年都会经历关于身体变化、建立关系、如何接近感兴趣的人等几个阶段。选择包括各种类型的关系，以便不同年龄阶段的学生在不同情况下想要接近感兴趣的人时都可以舒适地学习。我们的主要目标是展示自我、增强意识、关注自我和他人的安全，提高区分"正确"和"错误"反应的能力。

ASD 特定的社交技能缺陷和典型青春期发现性别认同的挑战，可能会为服务年龄较大的 ASD 儿童的治疗师带来巨大的挑战（Pask 等，2016）。强调社交互动的特定性教育计划，以供 ASD 青少年使用（Stokes 和 Kaur，2005）。研究表明，针对智力障碍个体的性教育计划存在较大的障碍，例如对自然环境的泛化有限，获得知识和技能时需要的干预（Schaafsma 和 Pfaff，2014）。在初中和高中，为 ASD 个体提供服务的治疗师可能有独特的机会支持这一时期的挑战。证据表明，干预手册《健康关系和 ASD》，对增加不同能力的儿童和青少年的性知识产生积极的影响（Pask 等，2016）。

治疗师应考虑年龄、语言水平、共病状况和教育环境等因素，以确定最适合患者的功能水平解决性教育问题。在实施之前，任何关于敏感主题的干预都应征求父母的意见。

父母的性教育已被认为是为支持青少年度过青春期的方法（Nichols 和

Blakeley-Smith，2009）。在与大龄 ASD 学生一起工作时，可能会考虑询问父母是否担心他们的孩子在性方面需要引导，虽然这样的对话可能会让人感到不舒服，特别是对于新手来说，不要回避有助于 ASD 青少年面对危险或由于社交困难以及性行为引导困难而导致被同龄人拒绝的话题。还可以和专业人员合作解决这个问题。例如，护士可以帮助青少年解决性和性健康问题（Chan 和 John，2012）。

主动学习任务

　　如何开始与家长讨论这个复杂的话题？忽略不舒服的感觉，直接询问！向家长提出以下问题。

- 您对孩子在初中或高中探索性别认同方面是否有任何担忧？
- 您认为孩子是否具有正确处理亲密关系的技能？
- 您在家中是否正在讨论这些话题？
- 您是否希望我在干预中讨论这些话题？

六、青春期女孩与月经

　　ASD 青少年女孩与男孩存在不同之处，包括性别特定的青春期问题（Cridland 等，2014）。使用社会故事进行性教育，可以解决 ASD 青少年女孩的月经等话题（Tarnai 和 Wolfe，2008）。Klett 和 Turan（2012）使用社交故事和模拟视觉支持，以增加青少年女孩的生殖发育知识和增强自主照护期间的独立性。

　　你可能会质疑性教育为什么很重要，或者它是否适合你的领域？

　　在 ASD 学生干预方面的专业知识，如果发现自己在回答"如果不是我，那么是谁？"的问题时遇到困难，这个领域可能非常适合干预，因为你具有 ASD 相关社交技能和（或）语言挑战方面的经验。

几年前，我们与一位名叫 Asia 的 ASD 青少年女孩合作。她口齿伶俐，在一个独立教室里学习。一天下午放学后进入干预室时，她的母亲报告说，Asia 在课堂上来月经后整天待在护士办公室里。母亲感到非常担心，因为她已经多次和 Asia 讲解如何在月经期使用卫生巾，但 Asia 在度过月经期的时候出现了倒退。当这个问题被提出时，她说："当我知道需要换卫生巾时，我去问老师是否可以去洗手间，她正在帮助另一个学生，所以我不得不等待。等她帮助完学生后，老师开始上课，我不想离开房间或打扰她而惹上麻烦。"在这种情况下，Asia 的报告表明她知道在如何适当地打断他人方面，存在社交技能困难，并且她正在泛化到整个课堂（例如，不要未经允许离开房间，不要打扰他人）。为了解决她的需求，我们开始在干预室内加入角色扮演任务，针对如何适当地打断权威人士进行干预。我们针对何时打断和何时不打断的情况进行了目标场景的干预。

主动学习任务

根据上述临床情景，制订干预方案活动以满足 Asia 的需求。与同行交换你的课程计划，并讨论你们不同的临床方法。

参与社区活动

随着青少年继续成长并将焦点转向未来和独立，重要的是要参与社区活动，帮助患者自然地发展他们的技能。请记住第 4 章中讨论的层次结构。图 6-5 逐渐地描述了治疗室中的基本行为准则。

当患者在我们的"引导患者成功"图 6-5 中的第 3 步，目标是观察他们的技能。在进行社区活动时尤其要记住这一点，你不是在教授患者技能，而是在观察和帮助促进技能的使用。治疗师的角色是提供患者所需的框架，使患者能够自然地在社区中使用治疗室中教授的目标技能。成功的关键因素是良好的规则和对规则的正确执行。

引领患者走向成功！

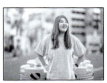

lado2016/Adobe Stock

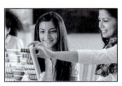

SDI Productions/E+/
Getty Images

步骤3：观察患者在真
实环境中使用这些技
术以促进泛化

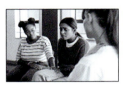

Klaus Vedfelt/DigitalVision/
Getty Images

步骤2：通过调整服务
交付模式来支持任务的
发展

步骤1：在治疗室
中教授一项任务

▲ 图6-5　基本行为原则

在参与社区活动时，建议寻找适合环境的资源。例如，位于市中心和郊区的干预点，应该包括合适的环境和社交场合。在规划和执行时，我们提供以下建议。

- 少即是多。保持活动简单，以便可以进行良好的规划和执行。
- 尽可能使体验自然。允许患者按照他们感到自然舒适的方式参与活动。在舒适的时刻，你可以观察到自然的技能。
- 在社区中放下治疗师的身份，与患者一起进行社交技能训练。如果患者在咖啡厅展示他们的聊天技巧时，就可以与他们一起分享这个时刻。

七、总结

本章讨论了有关 ASD 青少年个体治疗的重要信息。关键是教授患者将缺失的技能转变为帮助患者制订计划。突出了家长的主要关注点、青少年社交技能的常见挑战和建议。最后，鼓励治疗师在社区活动中评估技能的泛化以及后续需要帮助的领域。

沿途反思

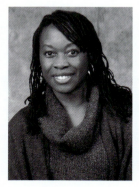

Danai Kasambira Fanin

本章的内容、课程和临床实践将提供有关 ASD 儿童工作的技术知识，希望考虑通过非传统框架来看待 ASD。1990 年的《美国残疾人法案》关注的是障碍，对残疾定义与我们治疗患者的医学模式相一致。然而，类似于聋人社区，残疾的多样性和平等框架也存在于 ASD 人群中。我将描述一些不应该对 ASD 学生说的话，以更好地适应多样性和平等框架。

- ASD 治疗：治疗沟通障碍而不是 ASD 本身。支持或增强孩子可能所拥有的任何声音（例如，手语、书写、图片、语音生成设备、口头表达）。

- 低或中或高功能：如果这些级别可以帮助到你那就记在自己的脑子里，相反，我们要谈论的是患者所需要的支持水平。例如，"高功能"学生可能会进入到普通学校中，独立完成日常活动，但可能需要适度的情绪调节支持，例如，通过视觉策略来处理日程表中的意外变化。因此，只需说他们是需要适度支持的 ASD 学生。

- 患有 ASD 的学生：当然，有些 ASD 和家庭想使用以人为本的语言，但你可以通过使用以身份为本的语言去除 ASD 的污名化，并在儿童被诊断时不要灰心丧气。倾听你的学生和他们的家庭，了解他们使用的术语，但如果你不知道，这是第一次会面，使用以身份为本的语言可能更不容易冒犯。

- 鼓舞人心：呼吁任何残疾人是"鼓舞人心"的现象会让许多非残疾人士感到恼火。当然，可以真诚地赞扬 ASD 学生的具体行为，例如获得荣誉学位或对同龄人特别友善和支持。避免使用"你真是 ASD 人群中的骄傲！"这样的话，可能会让人感到沮丧和尴尬，即使你的本意是好的。

- 培训：避免使用"社交技能培训"或"AAC 培训"等说法。人们认为"培训"一词让他们想到训练马戏团的狗。相反，用"教育或教学"代替"培训"、"家长教育课程"，而不是"家长培训"。

- 无语言：这个术语已经有了不同的演变（例如极少言语），但一些 ASD 成人的前语言更好。虽然言语病理学家认为前言语是婴幼儿典型沟通发展阶段，但前语言对于年长的 ASD 人群也适用，因为它预示着他们未来可能会有口头表达能力。

由于 ASD 不是线性轨迹，更像是一种球形、复杂的特征交互连续体，因此，ASD 倡导者 Stephen Shore 博士所说的"如果你遇到了一个 ASD 患者，那你只是遇到了一个 ASD 患者"的老话仍然成立。因此，所有患者都应该得到个体化的治疗，不应该忽视神经多样性人群的亚文化特征。例如，一些社交技能课程旨在使孩子适应典型的社会，这可能需要他们假装成为正常人或者"掩盖"他们真实的互动方式。由于 ASD 不同的社交风格，不能说没有 ASD 成年人喜欢社交技能课程，或者说没有人想要为了特定目的而学着去掩饰，比如邀请同学一起玩或者通过面试。实际上，所有人都会为了通过工作面试或不在工作中对顾客发脾气而掩饰自己。然而，对于 ASD 人群，不应该给他们的社交方式赋予负面价值，他们可能想与其他神经多样性的人社交，因此不需要学习所有的社交技能干预。言语病理学家必须了解 ASD 学生想要什么，并根据每个学生的意愿定制干预策略。

Danai Kasambira Fannin 博士

认证言语语言病理学家

北卡罗来纳中央大学传播科学与障碍系副教授

测试题

判断题

1. 当关注青少年时，治疗目标应该转向关注未来。

2. 在治疗患者时，最后一步是看他们在没有指导的情况下在治疗室中的表现。

3. 在讨论像性或亲密关系这样的敏感话题时，询问父母是否有因为他们的孩子正处于初中、高中阶段探索性别认同而有任何担忧？

4. 在团体设置中使用同伴指导反馈时，重要的是要确保鼓励和引导患者在告诉其他人他们对表现的看法时要友善。

参考文献

[1] Ballan, M.S. (2012). Parental perspectives of communication about sexuality in families of children with autism spectrum disorders. *Journal of Autism and Developmental Disorders* 42 (5): 676-684.

[2] Bauminger, N. and Kasari, C. (2000). Loneliness and friendship in high-functioning children with autism. *Child Development* 71 (2): 447-456.

[3] Butterfield, R.D., Price, R.B., Woody, M.L. et al. (2021). Adolescent girls' physiological reactivity to real-world peer feedback: a pilot study to validate a peer expressed emotion task. *Journal of Experimental Child Psychology* 204: 105057.

[4] Capps, L., Kehres, J., and Sigman, M. (1998). Conversational abilities among children with autism and children with developmental delays. *Autism* 2 (4): 325-344.

[5] Center for Educational Innovation. (2022).Active learning. Available at https://cei.umn.edu/active-learning (accessed 30 January 2022).

[6] Chan, J. and John, R.M. (2012). Sexuality and sexual health in children and adolescents with autism. *Journal for Nurse Practitioners* 8 (4): 306-315.

[7] Cridland, E.K., Jones, S.C., Caputi, P., and Magee, C.A. (2014). Being a girl in a boys' world: Investigating the experiences of girls with autism spectrum disorders during adolescence. *Journal of Autism and Developmental Disorders* 44 (6): 1261-1274.

[8] Daughrity, B.L. (2018). Parent perceptions of barriers to friendship development for children with autism spectrum disorders. *Communication Disorders Quarterly* 40 (3): 142-151.

[9] Gentry, B.F. and Wiley, P. (2016). *Autism: Attacking Social Interaction Problems: A Therapy Manual Targeting Social Skills in Teens*. San Diego, CA: Plural Publishing.

[10] Green, V.A., Prior, T., Smart, E. et al. (2017). The use of individualized video modeling to enhance

positive peer interactions in three preschool children. *Education and Treatment of Children* 40 (3): 353-378.

[11] Humphrey, N. and Symes, W. (2010). Responses to bullying and use of social support among pupils with autism spectrum disorders (ASDs) in mainstream schools: A qualitative study. *Journal of Research in Special Educational Needs* 10 (2): 82-90.

[12] Lasgaard, M., Nielsen, A., Eriksen, M.E., and Goossens, L. (2009). Loneliness and social support in adolescent boys with autism spectrum disorders. *Journal of Autism and Developmental Disorders* 40 (2): 218-226.

[13] Laugeson, E.A. and Ellingsen, R. (2016). Social skills training for adolescents and adults with autism spectrum disorder. In: *Adolescents and Adults with Autism Spectrum Disorders* (ed. F.R. Volkmar, B. Reichow and J.C. McPartland), 61-85. New York, NY: Springer-Verlag.

[14] Laugeson, E.A., Ellingsen, R., Sanderson, J. et al. (2014). The ABC's of teaching social skills to adolescents with autism spectrum disorder in the classroom: The UCLA PEERS® program. *Journal of Autism and Developmental Disorders* 44 (9): 2244-2256.

[15] Law, B.M. (2017). When autism grows up-and encounters cops. *The ASHA Leader* 22 (8): 54-57.

[16] McCoy, A., Holloway, J., Healy, O. et al. (2016). A systematic review and evaluation of video modeling, role-play and computer-based instruction as social skills interventions for children and adolescents with high-functioning autism. *Review Journal of Autism and Developmental Disorders* 3 (1): 48-67.

[17] Mandy, W. (2019). Social camouflaging in autism: is it time to lose the mask? *Autism* 23 (8): 1879-1881.

[18] Marcus, L.M., Kunce, L.J., and Schopler, E. (2005). Working with families. In: *Handbook of Autism and Pervasive Developmental Disorders: Assessment, Interventions, and Policy* (ed. F.R. Volkmar, R. Paul, A. Klin and D. Cohen), 1055-1086. Hoboken, NJ: Wiley.

[19] Markant, D.B., Ruggeri, A., Gureckis, T.M., and Xu, F. (2016). Enhanced memory as a common effect of active learning. *Mind, Brain, and Education* 10: 142-152.

[20] Nichols, S. and Blakeley-Smith, A. (2009). "I'm not sure we're ready for this. . .": Working with families toward facilitating healthy sexuality for individuals with autism spectrum disorders. *Social Work in Mental Health* 8 (1): 72-91.

[21] Owens, D., Sadler, T., Barlow, A., and Smith-Walters, C. (2020). Student motivation from and resistance to active learning rooted in essential science practices. *Research in Science Education* 50: 253-277.

[22] Pask, L., Hughes, T.L., and Sutton, L.R. (2016). Sexual knowledge acquisition and retention for individuals with autism. *International Journal of School and Educational Psychology* 4 (2): 86-94.

[23] Rosen, D., Price, R.B., Ladouceur, C.D. et al. (2019). Attention to peer feedback through the eyes of adolescents with a history of anxiety and healthy adolescents. *Child Psychiatry & Human Development* 50 (6): 894-906.

[24] Roy, D. (2011). The birth of a word. TED, March. Available at https://www.ted.com/talks/deb_roy_the_birth_of_a_word (accessed 30 January 2022).

[25] Schaafsma, S.M. and Pfaff, D.W. (2014). Etiologies underlying sex differences in autism spectrum disorders. *Frontiers in Neuroendocrinology* 35 (3): 255-271.

[26] Schall, C., Wehman, P., and Carr, S. (2016). Transition from high school to adulthood for adolescents and young adults with autism spectrum disorders. In: *Adolescents and Adults with Autism Spectrum Disorders* (ed. F.R. Volkmar, B. Reichow and J.C. McPartland), 41-60. New York, NY: Springer-Verlag.

[27] Stokes, M.A. and Kaur, A. (2005). High-functioning autism and sexuality: a parental perspective.

Autism 9 (3): 266-289.

[28] Tarnai, B. and Wolfe, P.S. (2008). Social stories for sexuality education for persons with autism/pervasive developmental disorder. *Sexuality and Disability* 26 (1): 29-36.

[29] Travers, J. and Tincani, M. (2010). Sexuality education for individuals with autism spectrum disorders: Critical issues and decision making guidelines. *Education and Training in Autism and Developmental Disabilities* 284-293.

[30] Trevisan, D.A., Roberts, N., Lin, C., and Birmingham, E. (2017). How do adults and teens with self-declared Autism Spectrum Disorder experience eye contact? A qualitative analysis of first-hand accounts. *PloS One* 12 (11): e0188446.

[31] Van Bourgondien, M.E., Dawkins, T., and Marcus, L. (2014). Families of adults with autism spectrum disorders. In: *Adolescents and Adults with Autism Spectrum Disorders*, 15-40.

[32] Volkmar, F.R., Reichow, B., and McPartland, J.C. (ed.) (2016). *Adolescents and Adults with Autism Spectrum Disorders*. New York, NY: Springer-Verlag.

[33] Wertalik, J.L. and Kubina, R.M. (2018). Comparison of TAGteach and video modeling to teach daily living skills to adolescents with autism. *Journal of Behavioral Education* 27 (2): 279-300.

拓展阅读

[1] Children's Neurosychological Services. (2022). Children's developmental milestones. Available at https://www.childrensneuropsych.com/parents-guide/milestones (accessed 30 January 2022).

[2] Freeman, S., Eddy, S.L., McDonough, M. et al. (2014). Active learning increases student performance in science, engineering, and mathematics. *Proceedings of the National Academy of Sciences* 111 (23): 8410-8415.

[3] Mohammadi, F., Rakhshan, M., Molazem, Z. et al. (2018). Caregivers' perception of dignity in teenagers with autism spectrum disorder. *Nursing Ethics* 26 (7-8): 2035-2046.

[4] Van Bourgondien, M.E., Dawkins, T., and Marcus, L. (2016). Families of adults with autism spectrum disorders. In: *Adolescents and Adults with Autism Spectrum Disorders* (ed. F.R. Volkmar, B. Reichow and J.C. McPartland), 15-40. New York, NY: Springer-Verlag.

第 7 章　成人孤独谱系障碍
Autism and Adulthood

麦依萍　译

学习目标

通过阅读本章，干预人员将能够达到以下目标。

1. 为成人孤独谱系障碍（ASD）患者设计至少 3 项治疗任务。

2. 理解成人 ASD 患者的经历。

3. 理解有意义的就业及其对成人 ASD 生活的影响。

4. 解释角色扮演作为干预方法对成人早期 ASD 患者的作用。

5. 分析成人 ASD 患者独立发展的重点领域。

6. 提出至少 3 个问题，以促进成人 ASD 患者及其家属的合作和以家庭为中心的干预（图 7–1）。

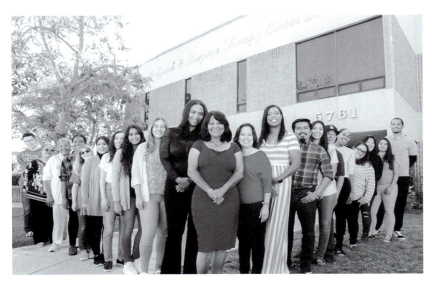

▲ 图 7–1　**Pamela Wiley** 博士和她优秀的干预者

一、背景

20 世纪末以来，人们对 ASD 儿童的意识程度和理解有了进一步的提高，促使了早期诊断的误诊率降低和全国范围内特殊教育机构中的学生人数增加。美国教育部指出，在 2019—2020 学年，ASD 在特殊教育资格标准中的占比为 11%，该比例在 10 年前仅为 5.8%（Riser-Kositsky，2021）。尽管占比增加了，但与以前的研究结果一致，非洲裔美国儿童和西班牙裔美国儿童中被识别为患有 ASD 的频率较低，他们可能无法获得早期干预服务及其所带来的益处（Wiley 和 Gentry，2016；Pearson 等，2021；Hannon 等，2018）。

在未来的 10 年中，预计将有 70 万～100 万青少年步入成年，退出目前以学校为基础的 ASD 服务体系（Autism Speaks，2020）。其中，超过 50% 的青少年高中毕业后的 2 年内找不到工作或不能接受进一步高等教育。最后，只有近一半的 25 岁上下 ASD 患者从未获得过付薪的工作（Autism Speaks，2020）。作为专业的干预人员，我们今天和未来所采取的行动不仅影响到孩子，而且还会影响到他们的家庭。

支持一个孩子，就支持了一个家庭；赋能了一个家庭，就赋能了全社会。

P. Wiley 博士

我们应该积极地利用数据来启发和塑造我们的想法，但不能让其限制我们的努力。作为实践干预者，我们必须打破 ASD 的刻板印象标签。"去标签"这个短语已经成为我们中心在实践中的一种信念。

本章分享了当前和以往的数据，加上我个人的专业经历，呈现了 ASD 患者面临的挑战和取得的进步，而这些患者多数是从 18 个月开始在该中心（译者注：此中心为言语和语言康复中心）长大。目前而言，我的许多学生是充满自信和充满希望的年轻人，他们接受我们的理念"ASD 仅仅只是一个标签，并不能代表你的潜能。"本章还讨论了家长的观点和文化的影响，探讨了有意义的策略，以促进成人孤独谱系障碍的学校环境和生活期许。

二、关于成人孤独谱系障碍的知识

如今，第一波成人 ASD 患者从各种服务体系中获益，包括早期干预、言语－语言治疗、社交技能训练、行为干预、物理治疗、作业治疗和文娱治疗（Wiley 和 Gentry，2016；Volkmar，2018）。这并不包括协助学生们的日常生活技能和需求的其他类型的干预者，比如辅导员、学校助手和日间照护工作者。

成人 ASD 的护理成本在 2015 年约为 2680 亿美元（译者注：此处原著有误，已修改），预计到 2025 年将增加到 4610 亿美元（Wiley 和 Gentry，2016；Volkmar，2018）。成人 ASD 服务占据了很大一部分成本，预计每年在 1650 亿～1960 亿美元。尽管在福利上投入了大量资金，但其中许多人将仍然是低收入者甚至失业。

庇护性就业（sheltered employment）或单一任务的就业适用于病情较严重的成人 ASD 患者。庇护就业被定义为一个残疾人接受工作培训和服务的场所，旨在发展与工作相关的技能和行为，虽然顾名思义这是为成人 ASD 患者设立的安全且受保护的空间，但认知水平较高的 ASD 患者可能觉得这不够充实或觉得无聊，而对于那些介于中间水平的患者来说，他们能得到合适的工作机会更少了（Wiley 和 Gentry，2016；Armstrong，2011）。

年轻 ASD 患者在寻求与其技能和独特兴趣一致的竞争性综合就业机会时，仍然面临着巨大的挑战。值得一提的是，综合环境是指残疾人（不仅限于 ASD）与各种人群尤其是正常人工作和互动的情境。相反，隔离的工作环境是指员工和残疾人一起工作的环境（Wiley 和 Gentry，2016）。实际上，2017 年美国国家孤独谱系障碍指标发布了一份共享就业结果的报告，研究对象为被追踪到的成人 ASD 个体（Roux 等，2017）。报告的结果见图 7-2。

研究结果表明，到目前为止，在智力残疾、学习障碍和言语发育迟缓的残疾人士中，ASD 患者的就业率最低（Shattuck 等，2012）。此外，ASD 患者在缺乏就业环境的理解和支持的劳动力市场中处于显著劣势地位（Baldwin 等，2014）。

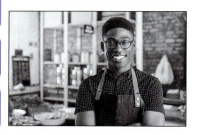

14% 的人在综合环境中从事有偿工作

54% 的人在被隔离的工作环境中无偿工作

27% 的人没有工作或日常活动

在 47 312 名成人孤独谱系障碍患者中，只有 37.5% 的人找到了工作

▲ 图 7-2　**2017 年美国国家孤独谱系障碍指标报告结果**
引自 Schall et al. (2020) and Volkmar (2018).

Bennett 和 Dukes（2013）认为，ASD 患者想要得到工作还有很多困难，即便是大学毕业的 ASD 患者同样面临着就业上的挑战。他们中的很多人即使受聘，也被迫接受兼职或最低工资的职位（Pesce，2019）。

根据我们的工作经验，同时结合研究结果，有几个关键领域通常对成年 ASD 患者充满挑战，这些领域与获得工作和维持工作有关（图 7-3）。

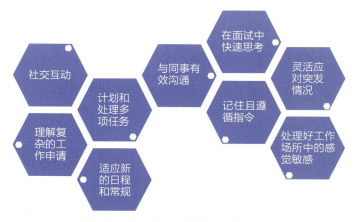

社交互动

计划和处理多项任务

与同事有效沟通

在面试中快速思考

灵活应对突发情况

理解复杂的工作申请

记住且遵循指令

处理好工作场所中的感觉敏感

适应新的日程和常规

▲ 图 7-3　**成人孤独谱系障碍的现状和挑战**
引自 Wiley and Gentry (2016) and Baldwin et al. (2014).

对大学生 ASD 患者的说明

成人 ASD 患者为了追求他们独特的职业兴趣可能会接受高等教育。2017 年，美国教育部和国家教育统计中心报告，只有 40% 的 ASD 患者能够从高等教育机构毕业，而他们的正常同龄人却有 60% 可以毕业（Newman 等，2011）。ASD 大学生通常呈现出很多的困难，但是很少在学校得到支持，这表明更需要设计更有效的过渡性课程以适应他们神经多样性的需求（Anderson 等，2018）。证据表明，尽管在学校中对 ASD 的援助的利用率不高，但接受高等教育的 ASD 患者对提供给她们的支持表示很满意，这表明了学生对于争取自我权益的意识以及对相关援助的可用性等领域仍存在潜在需求（Anderson 等，2020）。对 ASD 学生来说，如果同伴辅导内容包括社交、情感和心理支持，那足以影响到患者在大学的表现（Thompson 等，2019）。相关证据认为针对 ASD 学生的课程行之有效，这些课程包括社交互动和独立生活培训，以及自我倡导、情感调节和适应性技能（Elias 和 White，2018）。有些人建议在高中和大学提供特定的过渡课程，以帮助 ASD 学生准确地识别他们的优点和缺点，以便将来他们选择适合自己技能和兴趣的学校和专业（Anderson 等，2020）。请记住，这个过渡期对于所有学生来说都是一个重大的生活变化，尤其是对于可能已经习惯了更多家长参与的 ASD 学生来说。

美国的一些大学可能会提供特定的支持 ASD 学生的计划。相关初步研究显示，考虑到 ASD 学生从高中到大学过渡的独特需求，学校应开发具有明确记录的指南和足够灵活的计划（White 等，2017）。例如，加利福尼亚州立大学长滩分校提供了"孤独谱系障碍盟友"项目，既向致力于帮助 ASD 学生得到支持和欢迎的大学利益相关者传授相关知识，同时教育他们 ASD 学生在高等教育中可能体验到的自身优缺点。这样的计划可以通过为 ASD 大学生提供教师和同龄人的培训使之受益，以更好地认识和支

持他们的需求。对于大学教师来说，这可能包括教学形式调整，例如将学生
分配到小组而不是让他们自主选择，这可以减少对 ASD 学生的社交要求。

研究表明，ASD 患者在日常生活、自我照顾和功能性交流等适应行为技能
方面存在困难。这些技能对就业、独立和生活质量非常重要（Volkmar，2018；
Meyer 等，2018）。为了更好地了解 ASD 患者的日常生活技能和成长经历，研究
聚焦于了解个体的日常生活技能的发展。

在 2015 年，Husp Bal 等进行的一项纵向研究，评估了 ASD 患者从童年到成
年期间日常生活技能的影响因素和发展轨迹，结果显示，ASD 患者在每个发育
阶段的年龄相关期望值都显著低于正常水平。Smith 等在 2012 年的一项研究中，
比较了 ASD 患者和唐氏综合征患者的情况，他们得出结论，ASD 患者的生活技
能在青春期继续改善，然后在 20 多岁趋于稳定。唐氏综合征患者的生活技能则
在不断发展，并没有停滞。

虽然这些研究表明了 ASD 患者存在"非典型发育轨迹"（Meyer 等，2018），
但希望未来的纵向研究对过渡到成年期后的发育轨迹提供更全面的评估。研究者
进一步强调，需要针对患者的适应性行为进行重点干预，以提高成年后的独立生
活能力和社会交流技能。重要的是确保干预者能全面地解决成年 ASD 患者的服
务问题。

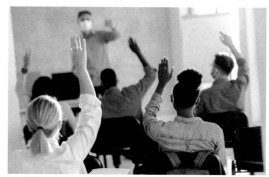

引自 Drazen/Adobe Stock.

治疗金语

对于成年 ASD 患者，可以采用视频示范提高适应性行为和生活技能。请使用以下活动步骤。

第一步：目标

- 学生拍摄自己喜欢的适应性技能或日常生活技能的视频（第 6 章）。
- 同伴将观看并评估优点和需求的领域。
- 学生最终将拍摄与自己相关的具体目标的视频，以展示自己技能的提高。

第二步：准备工作

根据词典中的定义，让学生讨论"离开巢穴和准备独立"的概念。使用以下独立评级表，让学生进行自我反思，了解自己的独立水平（改编自 Wiley 和 Gentry，2016）。

- 例如：独立，属于名词，不依赖于其他事物的存在、运作等。

第三步：治疗顺序

- 向学生解释，照顾自己是让我们迈向独立的一部分。
- 提出问题，"我们怎样才能独立生存？""有什么事是你自己能做并且想做得更好的？"
- 鼓励思考：学生小组头脑风暴，了解他们在日常生活技能方面的不同优势。
- 给出指导：学生将制作自己的视频，展示他们能够或想要在家做的能帮助他们未来独立的技能。视频长度不超过 5 分钟。
- 总结：使用视频突出每个学生的个人技能。鼓励学生指出自己的优劣势，最终发展与此技能相关的个人目标。目标集中在改善当前技能或迈向"下一个"技能的步骤。当活动结束时，需要再次回顾目标的执行。

你的独立技能"充了多少格电"？

说明：花点时间，思考一下你个人每个领域的独立水平。在下表中用百分比来形容你目前在这个领域中的充电程度。记住，在某个领域没达到 100% 也没关系。

独立领域	你我的"电量"有多少	描 述
我能独自乘坐公共交通工具或自驾		
我自己能管理个人卫生		
我可以独自组织并在社区中活动		
我能自己起床		
我能自己挑选衣服		
我能自己洗衣服		
我能自己做饭		

独立领域	你我的"电量"有多少	描　述
我有自己的银行账户并懂得如何使用		
我能自己完成家务		
我能自己完成家庭作业		
当我想与朋友或感兴趣的人约会时，我会主动约人		
我知道如何使用手机来打电话给家人和朋友		
我自己制订预算		

三、我的孤独谱系障碍之旅

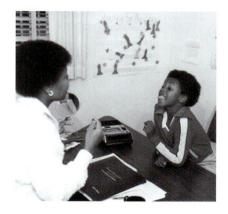

年轻的干预者 Wiley 博士在 1977 年与她负责的第一个患者合影

作为一个拥有 40 多年经验的专业人士，我自身也曾面临挑战，也就是为孤独谱系障碍的年轻患者寻找有意义的就业。其中大多数是男性患者，他们参加过我早期的干预项目、社交技能培训、夏令营演讲和戏剧营，以及一对一语言治疗，在我们的关爱下茁壮成长。我和我的团队见证了他们从不爱说话或很少说话、胆小，甚至还有一定攻击性的孩子，发展成为现在充满自信的青少年，他们能够表达自己的情感、梦想和对未来的期望。然而，对于他们的未来而言，现实却很苍白，有意义的就业选择十分有限！

市面上有很多低认知水平的工作，通常是为残疾人群体提供的，但几乎没有适合"我的"学生的工作，他们其实已经摘掉了"ASD"的标签。尽管前景黯淡，但我仍下定决心为他们创造一个与他们个人兴趣和技能相匹配的未来。

2013 年夏天，我不情愿地向家长提议，因为他们的孩子表现得如此出色，我认为是时候让他们参加与正常同龄人的活动和项目，比如"正常的"夏令营项目。家长们都很惭愧，询问到是否还有其他我可以为他们做的事情，或一起做的事情。

我不想让他们离开我的中心，我决定邀请其中几位作为我们"说说玩玩"夏日演讲营的"演讲伙伴"。这些演讲伙伴是表现出色的高中生志愿者，他们为青少年提供了典型的同龄榜样，并为我们的年幼的孩子充当哥哥姐姐的角色。毫无疑问，家长们都感到宽慰，学生们更是兴奋不已，因为他们不再是"需要帮助的学生"，而是能够像正常发展的同龄人一样为他人提供帮助。我看到了他们自信饱满，更加成熟地行走在未来的道路上。

（一）病例 7-1

尽管他们成长了不少，我也观察到其他令人担忧的情况。例如，有一个年轻人站在教室外，十分入神地盯着墙上的时钟。当被问及为什么站在外面时，他回答说："Nadhiya 小姐告诉我，要等到中午 12 点才能吃午饭。"所以，他的理解只停留在字面意义上，并耐心地站在外面看着时钟，等到中午 12 点。

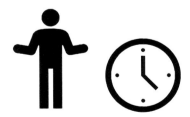

（二）病例 7-2

一个年轻人无意中听到一个家长严厉地对他的孩子说话时，他主动走上前去训斥那位家长对孩子如此苛刻。家长大吃一惊，并向语言病理学家报告此事。语言病理学家跟进并询问我的学生为什么会以这种方式跟家长交流。他回答说："我曾经是那个小男孩。我只是想帮助他。而这位爸爸并没有帮助他的儿子！"虽然我为他展现的自我倡导和对他人的关心感到骄傲，但这样的行为是不恰当的。

（三）病例 7-3

我的第三位男孩注意到一群被称为"语伴"的女孩正在交换手机号码。他鼓起勇气走到其中一个女孩面前并索要她的电话号码。那女孩出于礼貌，犹豫了片刻后给了他。第二天，她哭着走进来，表示自己感到很害怕，打算辞职。用她的原话描述："他不断地骚扰我，整夜不停地打电话给我。"我安抚了她，随后立刻去找那位男孩。当我告诉他那女孩的反应时，他眼里充满了泪水并且说："我只是想和她做朋友。她很漂亮，而且对我很好。"

主动学习任务

请花些时间与伙伴一同进行。将所提供的病例 7-3 中的学生描述与第 3 章中列出的常见社交难点相匹配。你发现了哪些相似之处？对于一位有 ASD 的成年人，这种情况又会呈现出何种差异？

文献显示，成年 ASD 患者中的抑郁症状和自残行为，与自身感受到的孤独感有很强的关联，提示社区融合及社交技能干预对他们的心理健康有益（Han 等，2019；Hedley 等，2018）。在 ASD 患者中，适度的网络游戏被认为能够缓解孤独感并提供更多的交友机会，这并不意味着从中建立起的友情质量很高（Sundberg，2018）。针对 20 多岁和 30 多岁的 ASD 患者的研究表明，那些症状严重且感官敏感的人更容易感到焦虑和孤独。同时也表明，增强感官处理能力可能有助于缓解这些负面情绪（Syu 和 Lin，2018）。理论上，我们知道对于成年患者来说，焦虑和孤独可能是他们常有的体验，但在实际生活中，可能会表现为上述任何一个临床病例中所描述的情况。

作为专业人员，我们深知 ASD 缺少社交线索这一特质会伴随他的终身。例如上面描述的那些临床病例中所看到的无心之举，在与常人共事的工作环境中可能会被误解。尽管我们认为学生已经做好了准备，但实际上我们认为他们需要有进一步支持的新领域。

治疗金语

我对刚入行的干预者建议，持续努力发掘治疗中存在的需求领域。您的目标是为您的患者打下最坚实的基础。

因此，在 2014 年，我设计了一个有针对性的社交技能项目，主要专注于提高工作场所所需的社交技巧。我选择了 8 位学生参与我的试点项目，并免费为他们提供了近 3 年的协助。毕竟，他们克服了所有负面的预期，如常被父母告知的"不可能"和"永远不会"。我和我的团队坚定地决定为他们的未来和生活的下一个阶段做好准备。我们需要所有人的参与，尤其是他们父母的支持。

四、强化过程：家长的视角

借助家庭的支持，孩子的持续成长和幸福感可以最大化。我们经常听到专家说："我无法让母亲参与，或者家庭无动于衷。"事实上，我的大多数学生之所以能够取得成功，很大程度上要归功于我们与家庭建立的真正的伙伴关系。

针对孤独谱系障碍的年轻人及其家庭的干预措施，包括以家庭为中心的培训、个性化规划和职业探索对增强自主决策能力和职业选择技巧产生了积极影响（Hagner 等，2012）。在我看来，真正的伙伴关系意味着重视并鼓励家长的参与，即使与我们的看法相悖。它要求我们即使面对最有挑战性的孩子，也能分享他的积极之处。同样也需要我们把装有半杯水的杯子看作是半满而不是半空，这意味着我们要始终保持乐观，看到每个孩子的潜能，并不加评判地接受"差异"。要求我们专业人员真心诚意地征求和重视家长的意见，不受其种族或社会经济地位的影响。虽然这最后一句话对很多人来说很难接受，但现实是，我们与他人的互动和看法往往是基于我们对他们所属群体的先入为主的印象。

在为学生计划下一阶段工作时，我认为征求已经年满 21 岁孩子父母的意见很有帮助。我着重考虑了他们的未来，并为此做好了准备（Volkmar，2017）。我主要从以下三个问题开始探讨。

- 你面临的挑战是什么？

- 你有什么期望？

- 你的梦想是什么？

我希望制订计划以确保我的学生在与家庭的期望和支持一致的情况下继续成长和成功。

聚焦过渡

研究清晰地勾画了孤独谱系障碍家庭在从高中过渡到成年早期所经历的压力和未满足的需求（Daughrity 等，2021；Cheak-Zamora 等，2015；First 等，2016）。2015 年，我与我的同事 Betholyn Gentry 博士，共同设计了一份题为"过渡还是离开：家长对 21 岁后孤独谱系障碍儿童的看法"的调查问卷（Wiley 和 Gentry，2015）。调查结果在 2015 年的美国言语语言听力协会年会进行了展示。家长们通过电子邮件收到了一个链接，并回答了 20 个与他们年轻时有关的问题，内容涉及其年龄、接受的教育类型、实习和工作经验、年轻时的个人目标、可能影响就业的社交或行为上的挑战、21 岁后可以获得的服务信息以及所需或期望的高等教育。

这项小规模的初步研究揭示了 40% 的年轻人从未有过工作经验，20% 正在积极寻找就业机会；所有受访年轻人都接受过言语语言治疗，其中 60% 接受过社交技能培训，40% 接受过行为管理培训。在 21 岁之前，行为和言语语言疗法被视为有益的；只有 10% 的家长认为他们孩子的社交技能高于平均水平，而半数家长则评价他们孩子的社交技能仍然较差。

家长们最频繁提到可能妨碍就业的词是社交挑战，虽然这些发现仍在进行分析并扩大样本进行进一步研究，但在最初的反馈中，家长们提到的三个关键领域如图 7-4 所示；100% 的家长都表示赞同工作场所需要社交技能培训，并且都希

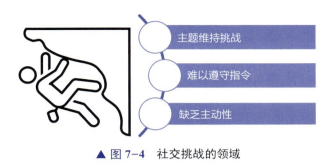

▲ 图 7-4　社交挑战的领域

望在为他们的孩子寻找机会时得到指导或协助。

这些临床发现表明，90% 或更多的受访家长都希望他们的孩子能够就业，不论其功能水平如何。一些家长希望他们的孩子能独立工作，而另一些则认为需要教练的辅助。为学生提供支持的最佳时机是在他们高中毕业前（Murray 和 Doren，2013；Test 等，2014；Fong 等，2013）。

这些小规模样本为我们的中心提供了明确的目标方向。我们致力于培育年轻人所需的技能，使他们能够寻找并坚持有意义的工作。

五、对成人及其文化方面的考虑

在实施任何功能性成年社交技能项目时，对于临床医生来说，了解个体和文化群体的标准与价值观至关重要，同时也要考虑群体内的差异性。还必须考虑性取向和性别偏见，以及当今青少年和年轻人的独特文化，包括社交媒体的持续影响。

文化信仰影响了家长如何看待 ASD 及如何应对它（Millau 等，2018；Bernier 等，2010），还影响了家长对孩子未来的愿景，以及关于他们独立性的预期成果。为了更有效地为多种语言和多元文化的患者提供服务，我们需要更深入地了解他们的文化背景。我们的认知和接受程度对于成功进行社交技能培训至关重要，这需要与他们个人和群体的社交环境和规范保持一致。

在项目的早期，我们要求学生描述他们的文化背景，包括他们的信仰、喜好、习俗、宗教及对他们自己对 ASD 的看法。正如我们所知，一些基本的行为，比如眼神接触，在不同的文化群体中可能会有所不同。作为临床医生，我们无法完全了解每位患者的文化背景。因此，向患者及其家庭寻求关于文化的详细信息变得至关重要。

六、孤独谱系障碍只是一个标签，它无法定义你的潜力

2018 年，我们开始了首个针对就业准备的试点培训项目，并向公众全面开放。至今，我们已服务了数百名患有 ASD 的成人。部分成功归因于我们对关键社交技能的深入培训，确定学生的独特兴趣，并为他们找到有意义的工作。我们的项目重点关注以下关键领域，这些领域被认为与成人的独立性息息相关。

- 职业培训。
- 社交技能。
- 日常生活技巧。
- 个人发展。

这些是首先介绍给我们成人学生的领域，我个人认为这是构建其他技能的基础。学生每月接受 16 小时的培训。

我们所提供的培训是整合了多年来使用过的技巧，重点是提高他们在职场所所需的社交技巧。我们明白社交技能是所有互动的基石，应成为任何工作培训计划的核心（Kellems 和 Morningstar，2012）。我们继续使用示范视频、自我示范视频、角色扮演、社交故事、计算机研究和社区参观，帮助他们在实际环境中应用这些技能（Allen 等，2010）。

我们还定期邀请嘉宾讲师来讨论当前事件，就像图 7-5 中所示的内容。这些话题涉及社会动荡、选举、社区中的无家可归者，以及如何在 COVID-19 大流行期间保持安全。这些时事的讨论很重要，因为它不仅让我们了解他们的沟通方式，清楚哪些需求还未被满足，更重要的是还为他们提供了进行对话的机会。

聚焦目标

学生将展示在工作场所和社区中发生的合适的对话交流。

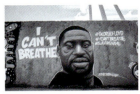
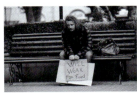

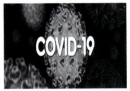

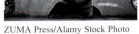

ZUMA Press/Alamy Stock Photo　prostooleh/Adobe Stock

Ⓐ　　　　　　　　　　Ⓑ　　　　　　　　　Ⓒ　　　　　Ⓓ

▲ 图 7-5　讨论当前发生的事件

A. George Floyd（译者注：5·26 美国警察暴力执法受害人）；B. 无家可归者；C. 选举；D. COVID-19

　　此外，我们制造社交困境并鼓励他们与伙伴进行角色扮演以解决问题。一些困境是我们的学生分享或亲身经历过的情境。也讨论了如何适当和安全地使用社交媒体，因为它是当今文化的重要组成部分。尽管真实生活中的互动更能准确预测友情的质量和数量，但使用社交媒体互动的 ASD 成年人表示他们拥有更多亲密的友谊（Mazurek，2013）。有趣的是，适度使用社交媒体的 ASD 成年人，与不使用社交媒体的人相比，会拥有更高水平的幸福感，表明社交媒体可能会产生积极影响，可能作为防范抑郁等常见心理健康问题的方法（Ward 等，2018）。

　　在许多 ASD 个体中观察到的一个共同行为是他们在最初的问候之后无法继续对话，而有些人则可能沉浸于自己的兴趣和爱好，主导整个对话。为了应对这种行为，我们每周组织聊天活动，将学生分成小组讨论特定主题并提出解决方案；每周都会重新确立参与的具体规则、预期和界限。每个小组都有一名队长，其职责是征求每个小组成员的意见，做笔记，鼓励平等的交流，最后向组里汇报。这有助于加强他们的口头表达能力、话题维持能力、倾听和领导能力。我们已经观察到他们在小组交流中的自信和流畅度都有了显著提高。

　　一位天赋异禀但害怕公开演讲的年轻人分享了他的以下观点："当我被要求在课堂上发言时，感觉就像我的大脑遇到了一个无法跨越的壁垒。"他的应对策略是礼貌地拒绝大多数社交邀请，而在我们的课程中出勤不稳定。他在参与我们小组的出勤率从每月 25% 增加到了每月 75%，为社交焦虑问题建立讨论机制和安全场景至关重要。

在团队环境中，学生们意识到他们不是孤立的，通常会从他们的 ASD 成年伙伴中获得力量。

七、环境的重要性

我们的总部占地 16 500 平方英尺，这使我们有机会为年轻人提供专门的空间。我们的学生可以充分利用一流的"作业助手"电脑实验室，以及一个供休息的区域，该区域包括大屏幕电视、零食吧、老式爆米花制作机和推车、按摩椅、乒乓球和台球桌。许多学生在课程开始之前就早早地过来放松，并与他人互动。虽然工作人员没有直接参与，但我们利用这段时间观察学生之间的互动情况，如他们与谁更为亲近、对话的质量如何等。我们还留意那些更喜欢观察他人、独自静坐的社交孤独者。随着时间的推移，即使是这类学生也会因为共同的兴趣而与其他同学建立联系。

我们的总部也拥有三个独特的、全功能的实习训练中心：快递站、澳拜客牛排馆和药店培训中心，见图 7-6，这些培训中心分别由所冠名的公司出资赞助。

在我们完成培训课程后，学生将参与为期 6 周的带薪实习，由我们的言语语言病理学家和项目助理团队予以指导和监督。这些专业人员自培训项目开始以来一直与学生密切合作。多项研究都已证实，实习是帮助残障人士成功找到工作的关键因素（Schall 等，2020；Volkmar，2018）。我们总部的实习计划由以下关键部分组成。

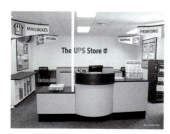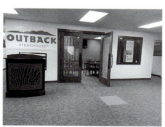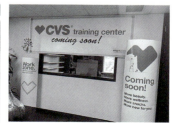

▲ 图 7-6　就业准备培训室（洛杉矶言语和语言治疗中心）

- 实习生每周都会收到反馈和一份正式的书面评估，明确其优点和需改进之处。
- 实习生要在项目的不同阶段对自己的经历和表现进行自我评价。
- 自身定下的挑战往往成为他们的个人目标。
- 反馈信息用于调整培训计划，以满足实习生的需求。

例如，一些实习生抱怨感到疲劳。虽然我们按照加利福尼亚州法律给予了他们规定的休息时间，但我们没有考虑到工作确实很"累人"且需要不断的集中精力，尤其是对于那些从未工作或实习过的学生可能需要更频繁的休息。因此，我们改变了实习的安排，根据他们的要求提供休息时间，使他们有机会以他们喜欢的方式来放松身心。

（一）从简单工作到富有意义的就业的思维转变

迄今为止，我们已成功地将我们的学生安置在各种实习场所。例如，有一名年轻人告诉我们："我并不喜欢与人打交道，但我热爱书籍。只要能与书相伴，我愿意做任何事。"于是，我们为他找到了在公共图书馆的实习机会。

另有一名极具吸引力且风度翩翩的年轻人对社交媒体和广告非常感兴趣。我们帮助他在一家小型医疗诊所找到了实习，并最终他在那里获得了正式工作。该诊所表示，正是他提高了他们的被关注度和商业价值。

有一位从小就跟随我们的年轻女士，她一直梦想成为一名医生。尽管她在理解和表达语言方面存在中度迟滞，但她始终全心全意投入工作。经过我们不断地努力和创造机会，成功地将她安置在一家专门为发育障碍者提供服务的医疗诊所。她担任办公室助理，负责环境维护、协助准备病历，并为护士提供所需的工具。她和她的父母都欣喜若狂。

其他学生被安置在美国连锁药店、澳拜客牛排馆和多个企业的传统职位中，涉及多种工作类型。我们也亲自雇用了2名表示对儿童照料感兴趣，曾参加社区大学课程的学生。他们成了我们早期教育及标准学前课程的课堂助手。我们言传身教，以身作则。

尽管研究数据显示未来可能并不乐观，但工作机会仍然存在，并且许多雇主都愿意加入我们的行列。作为已经投入时间和精力为这群人服务的专家，我鼓励大家展现创造力，将学生的兴趣转化为实习和有意义的工作机会。

不可否认的是，这需要付出更多的努力，但从中获得的回报绝对值得。

主动学习任务

联系您所在社区的两家不同企业，询问他们是否雇佣有像孤独谱系障碍这样的残疾人。如果没有，询问是否可以与他们分享关于 ASD 患者特殊能力的信息，以帮助提高他们的认知。通常，提高社区对 ASD 的认知度，增加患者的潜在职业机会，是为 ASD 成人创造更多的职业机会的第一步。

（二）基于循证的策略

尽管这些信息是为满足我们所服务的患者需求而制订的，但也有一些证实过的方法，如"项目搜索 + 孤独谱系障碍支持"（PS+ASD）（Schall 等，2020），这些在涉及与成年 ASD 患者合作在不断增加的文献中被频繁引用。

尽管有些作者强调需要更为细致的数据，并认为这些成功的策略（Volkmar，2017；Schall 等，2020），应被纳入到不断增加的文献中，但像 PS+ASD 这样的方法为干预者提供了坚实的借鉴。最初是于 1996 年在辛辛那提儿童医院医学中心创建的项目搜索。项目搜索已被证明对帮助残疾人找工作是有效的。而 PS+ASD 是一个相对较新的项目，专注于为 ASD 患者提供工作。成功的关键因素见表 7-1。

表 7-1　项目搜索 + 孤独谱系障碍支持成功的关键要素

组成要素	描　述
教学策略	使用基于证据的教学策略来教授学生关键技能，如职业、社交和沟通技巧。常用方法是应用行为分析（ABA）

（续表）

组成要素	描　述
实习	700 多小时的现场实习经验，实习围绕客户的特定优势、偏好和需求
职业评估方法	继续对技能和需求进行现场评估
简历 / 工作经历	学生毕业时将带着一份完整的简历和增加就业机会所需的关键技能
顺畅地过渡到成年人服务	早在学生从项目毕业之前，就已经设置并执行了如关键社交服务等支持
满足企业需求	这些岗位是机构内目前还没有人担任的空缺职位

引自 Schall et al. (2020).

八、核心治疗领域

个人技能的发展为我们的项目奠定了基础，并已被证明能够提供所需的信心和动力，可以克服逆境。理解和接受"ASD"这一标签，对于自我认同和未来的发展至关重要。

多年来，我们已经观察到许多学生和一些家长在我们开始讨论孤独谱系障碍时会回避。在过去的几年中，我们观察到，有时我们的患者会将 ASD 与以下情感联系起来。

- 自卑感。
- 与众不同或不受欢迎。
- 最重要的，感觉自己被当成异类。

一些父母也深感自责，觉得自己做得不够好，或者对于他们本该可能会做到不同的事情感到遗憾，或者从一开始就感到心灰意冷。我们还遇到一些家长拒绝接受这一诊断，也不鼓励他们的孩子接受诊断。

一个后期加入我们的年轻人被他的母亲告知，如果一个女孩知道他有 ASD 就不会喜欢他。尽管他想了解有关孤独谱系障碍的信息，但从文化的角度来看，他很矛盾，因为他同时也渴望有一段恋情。

家长教育至关重要

在家长与专家合作会议中，家长们经常在集体环境下讨论他们的担忧。家长们经常对孩子过渡到成年早期表示深深的关心（Daughrity 等，2021）。为了帮助家长应对在抚养 ASD 儿童的各个阶段中的挑战，我们专门制作了这门课程，详细内容将在第 12 章中展开讨论。大部分家长认为这样的交流时光对他们非常有益，能够在一个安全的环境中进行深入的反思和交流。当家长们理解并支持我们的目标，他们成年早期的孩子更容易积极参与我们的课程。

在讨论 ASD 这个话题时，我们格外谨慎。我们首先会进行一般性的 ASD 介绍，然后再对照一些关于 ASD 的误解，比如"每个人身上都有一些 ASD 的特质"或"ASD 患者一生都无法取得成功"。紧接着，我们会介绍一些耳熟能详的 ASD 知名人士。学生们对这些杰出的 ASD 患者感到惊讶，并了解到与他们有相同特点的人如何克服困难，从而为自己鼓劲。下面详细描述了这个治疗流程。

治疗金语

步骤 1：目标
- 学生将认识到自己的优点。
- 学生将从个人角度深入了解 ASD。
- 学生将通过从他人视角理解 ASD。

步骤 2：治疗过程
- 向学生阐述：每个人都是独一无二的，我们都有自己的优点和不足。
- 提出问题：你们认为自己有哪些优点？兴趣是什么？你们有哪些值得骄傲的成就？
- 鼓励学生主动思考，并与伙伴讨论自己的优点和成就。
- 分配任务：学生两人一组，选取一个 ASD 知名人物进行研究。如坦普尔·格兰丁、阿尔伯特·爱因斯坦、比尔·盖茨、安东尼·霍普金斯、蒂姆·波顿、查尔斯·达尔文、鲍比·菲舍尔、田尻智、埃隆·马斯克。每组有 20 分钟时间进行讨论研究，并填写相关表格。随后，每组需要向全班展示他们的研究成果。
- 总结汇报

步骤 3：治疗活动说明
指引：为学生准备不同的 ASD 知名人士的图片和姓名，学生可能对其中一些人物比较熟悉。

让学生两人一组选择一个图片进行研究，然后完成下方的工作表。最后，每组向大家展示他们的发现。

最后，我们探讨每个人独特的 ASD 特征以及它如何在生活中体现出来。

理解你自己的 ASD 是自我倡导、自我决定、自我认同、增强自尊心和社交情感发展的关键。个人的发展直接影响到他的就业能力。

在此模块中，学生需要完成 Sorenson 自尊心测试，这能够让我们深入了解一个人如何看待自己，并为我们提供了他们普遍的担忧和关心，与他们的个人功能水平无关。许多学生表示，在新的社交场合中他们容易感到焦虑，不知道该信任谁，何时该信任，害怕在公众面前犯错，害怕批评或拒绝而撒谎。学生们根据这些测试结果设定自己的个人目标。该测试每年进行一次，以确定他们的自尊心是否发生变化。我们发现大部分学生的自尊心持续增长。

主动学习任务

根据以下目标，为 12 名 18—22 岁的学生设计一个有趣且引人入胜的课程和活动计划。

目标

1. 学生能识别自己的优点。

2. 学生能识别他们生活中缓解压力的方法。

3. 学生能说明良好的卫生和积极的社交互动的重要性。

这个模块中，我们还探讨了思想、身体、灵魂的联系，要求每位学生为自己的幸福负责。学生们接受挑战，去找出什么是幸福的关键，并明白锻炼和维持心理健康的重要性。与正常的同龄人相比，患有孤独谱系障碍的成年人不太可能达到健康行为标准，如足量的锻炼、饮食和睡眠，这增加了他们患心血管疾病的风险（Weir 等，2021）。每次课程都从瑜伽和积极的自我肯定开始，即便最初最反感的学生如今也都乐于参与。

职业准备是基于学生的兴趣和技能为他们匹配合适的工作。与正常的同龄人和许多有特殊需要的学生不同，大多数 ASD 学生在高中期间很少参与实习机会。

实习机会让学生有机会体验不同类型的工作，而且不会有失败的风险。很多现在已经成为知名并正在工作的年轻人，包括本书的作者，最初都是在我的语言夏令营中开始做志愿者。因为与这群人积极的经验，他们选择了这个行业，现在已经成为持证的言语语言病理学家。事实上，生命中早期的机会往往会影响他们的职业道路。

我们通过施行 RIASEC 测试开始这一模块。这是 John Holland 在 20 世纪 50 年代开创的测验，也称为 John Holland 的六种职业性格类型。RIASEC 测试基于 42 个问题，询问你对它们的兴趣程度，评分范围是 1～5。它确定了 6 个主要的职业类别。表 7-2 列出了这些类别及其可能转化成的职业。

我们从劳工部的 O*NET 数据库中提取了一份详细的职业列表，旨在为大家提供潜在的职业选择以及相关的职业发展途径。测试为我们确定实习及职业机会提供了强有力的指引。如果学生们认同测试结果，他们将使用该数据库进行研究，了解潜在的薪资范围、各种工作类型、职位空缺情况及所需的教育背景。学生们普遍认为此方法大有裨益，对我们而言这也能让我们了解更适合学生的潜在职业机会，并找到与我们学生的核心价值观、信仰和抗压水平相匹配的职场文化。

表 7-2　基本职业分类（RIASEC 测试）

得分区域	职业举例
现实型	• 机械工程师 • 健康助理
研究型	• 化学家 • 心理学家

（续表）

得分区域	职业举例
艺术型	• 美容师 • 摄影师
社会型	• 助教 • 公共关系师
企业型	• 零售店店员 • 银行家
传统型	• 数据分析师 • 仓库工人

一旦我们确定了可能参与的工作岗位，我们便将重心转向培训职场中所需的社交技能。不合时宜的社交互动最终会对就业结果产生影响。不管我们多么希望将世界看作是包容和友善的，但现实就是表现出社会美德行为的人在职场中会更受欢迎，缺乏这些美德的人将面临被孤立，或者在工作社交圈中存在被排斥的风险，而工作通常是建立关系和内心连接的地方。在职场中得到同事、上司和经理的认可和尊重很重要。

治疗金语

为了深入评估他们对"第一印象"的理解，我们让他们与各种社会背景的陌生面孔接触，包括不同年龄、种族、性格、职业背景的男性和女性，特别是人力资源部门的人员，让他们充当面试官。所有学生都将参与整个过程，观察并评估了自己和他人的行为。每位参与者都会收到书面和口头反馈。我们还录制了整个面试过程，为每位参与者提供直观的视觉反馈。学生们也再次面临挑战，要确定个人目标。
• 您如何为成年 ASD 患者创建模拟面试任务？
• 您会针对哪些技能和目标？

我们强调要给人留下良好的第一印象。孤独谱系障碍的个体通常表现出所谓的"社交盲点"，这意味着他们有时难以理解自己或他人的立场和感受，因此对

他们而言"良好的第一印象"可能并不重要。线下面试和线上面试可能也是个难题。对他们来说，学习并理解同伴和他人的观点非常重要。我们发现利用视频和自我示范视频来比较行为是否合适非常高效。

执行功能是我们培训中另一个重点关注的领域。作为专业人士，我们知道执行功能会影响一个人生活的方方面面。我们也清楚，许多 ASD 学生都存在执行功能的缺陷。研究表明，孤独谱系障碍的学生与正常人之间的差距在青少年时期更为明显（Rosenthal 等，2013）。因此，设计挑战他们的推理能力、适应性、专注力、问题解决能力和在应对意外情况时转变能力的活动非常重要。

我们也乐于学习关于比喻语法和成语知识。据估计，英文中有超过 25 000 种成语表达方式。有些俗语特用于某些群体或人群。我们筛选了 50 种常见的职场短语，并制订了一个限时的俗语测验。学生们觉得这项测试有趣且具有挑战性，但对我们而言，这是识别需要解决的其他领域问题的机会。我们的课程既设有团队目标，也会根据每个学生的特长和需要关注的领域制订个性化目标。虽然我们做事灵活并且准备充足，但有时仍可能会被突如其来的情况所困扰。

例如，我们曾经遇到一个非常聪明的年轻人，他拥有一所顶尖大学的社会学学位。但他非常沮丧，因为他的同班同学都已获得了工作机会，并成功入职。这名年轻人非常友善，有时会提出过于直接的问题。这也被确定为他的个人改进目标。经过 1 年的培训，我们成功帮助他在一家大公司找到了兼职工作。公司员工热情欢迎这名新员工的到来，并进行了培训。

在他最初的入职培训中，他的直属上司"随意地"告诉他要去了解他的同事。我尝试委婉地提醒他的上司，这名年轻人非常喜欢询问和交流，因此建议他在休息或午餐时与同事互相熟悉。但他的上司回应："Wiley 博士，没事的，我们是一个志同道合的团队，他没问题的，我们会照顾好他。"我说"好吧"，但是……在内心深处我更清楚情况。我告诉他们 3 周后我会回来进行后续跟进。

但在不到 2 周的时间里，我接到了这位上司的紧急电话："我们需要你的帮助，我的员工都快疯了，John 整天四处打扰他们，并随意问他们一些私人问题，尽管我的团队成员给了他一些暗示，但他并没有意识到。"

这个情况促使我们对学生入职合作单位时的流程采取更积极的措施。我们编写了主题为"了解我的同事"的社交故事，其中强调先询问"现在方便聊天吗？"并包含了合适的对话内容以及如何正确回应同事。我们还准备了日程表，明确指出当同事并不忙碌时是与他们交流的最佳时机，比如休息时间、午餐时间和下班时间。最终这个问题收获了大家的理解并得到解决。

聚焦目标

与同伴合作，利用多媒体和感官开发一个创新的教学计划来达到以下目标。

1. 参与者将展示对面试准备的理解。
2. 参与者将为突发情况做好计划。
3. 参与者将练习面试。
4. 参与者将判断并解读职场用语。
5. 参与者将熟悉常见的职场对话开场白。

当年轻人准备独立迈向成年人生活，日常生活技能显得尤为重要。在入学过程中，我们发现许多家长实际上承担了其孩子生活的方方面面，从财务管理到满足他们的各种需求，甚至包括个人用品。

同时，我们也知道这些年轻人通过社交媒体认识世界，这代表着他们对生活拥有更广泛的认知。很多人都渴望离开家庭，去体验生活，这与他们的非 ASD 同龄人一致。作为专业人士，我们可以通过开展讨论和实践活动来引导他们走向独立，提高他们按照自己的意愿和欲望独立生活和工作的能力。

对于展现出独立生活能力和兴趣的学生，我们有责任协助他们制订高中毕业后的独立生活计划。学生们可以参与评估他们在日常家务、财务和社区意识等方面的独立程度，从而增加独立于父母生活的可能性，并确保他们在整个社区的安全。此过程中也应积极寻求家长或照养人的支持。日常生活的一部分是培养安全意识，例如：何时拨打 911、家里的安全隐患、人际关系、与执法人员的沟通以及社交媒体的安全使用等。我们特别关注人际关系和与执法人员沟通的安全问题。

研究表明，成人 ASD 患者比正常同龄人更容易遭受性侵害（Brown-Lavoie 等，2014；Gibbs 等，2021）。安全社交关系尤为重要，因为据报道，患有发育性障碍的女性是所有受虐女性中受到身体、性和情感暴力发生率最高的群体（Wiley 和 Gentry，2016）。研究还指出，女性 ASD 患者不论其性取向如何，都更有可能遭遇无法预知的性侵（Pecora 等，2020）。因为患 ASD 的年轻女性在社交推理方面的障碍可能增加了她们被性侵的风险，因此她们可能更能受益于积极成年关系的个人安全培训（Sedgewick 等，2019）。

为了更好地处理这个话题，我们让学生识别了一些"彩旗"情况。让学生了解健康与不健康关系区别是非常重要的。尽管 ASD 患者和正常成年人对于恋爱关系的亲密度有相似的感知，但成人 ASD 患者在情感和身体亲密方面都面临更多的挑战，这意味着他们需要得到更多支持（Sala 等，2020）。随着我的学生变得更加自信，其中一些人已经建立了同性、异性甚至是"双性"关系。如同生活中有些关系是美好的，而有些则不太理想。家长们打电话来寻求帮助。最近我们开始为年轻人组织周末的同性活动。这些小组由年轻人领导，他们更能够理解自身的恐惧、担忧和愿望。家长们对此表示欣慰，因为许多人在进行"性教育谈话"时感到非常不自在。

近些年，我们注意到越来越多的学生对驾驶展现出浓厚的兴趣。因此，许多年轻人开始更深入地参与到社区生活中并尝试开车。研究指出在常规教育环境中，大部分有 ASD 的青少年都有学驾驶的打算，但很少有人在个人教育计划中设定与驾驶相关的目标，这一特殊群体的教育工作者在综合需求方面需要有针对性的措施，帮助他们更好地迎接即将到来的独立生活（Huang 等，2012）。根据 Ruderman 家族基金会发布的一份报告（Kaplan-Mayer，2016），在所有被警察击毙的人中，有 1/3 至一半的人存在残疾或精神健康问题。另一项研究显示，与警察交流互动时，非洲裔和拉丁裔有超过 50% 的可能性遭受不同形式的暴力对待。尽管还没有针对 ASD 患者的明确数据，但鉴于这一人群的复杂性和多样性，我们可以推断他们可能会受到更大的影响（Fryer，2019）。

为了应对这一情况，我们在 2016 年开展了一个名为"谱系盾牌"的新项目，即与执法部门合作的安全培训项目的周末活动，我们的学生实际上是与志愿参与培训的警察一起睡觉和起床的。该计划旨在通过直接教学和角色扮演来教导患有 ASD 的年轻人如何在交通检查中与警察互动。同时，该项目还对警察进行培训，教导他们如何通过识别 ASD 患者的沟通特点来与 ASD 患者互动，以确保双方都能够安全地进行互动。

结果令人鼓舞，所有的警察提供了相同的反馈：他们以前接受过 ASD 培训，但与我们的学生亲密合作使他们更深入地了解了 ASD，更致力于提供安全的互动。根据家长的反馈，我们的学生在与警察互动时能够保持冷静，遵循我们的培训指引行事，并与警察握手告别。

我们的共同成果 经过大家的共同努力和学生们的奋斗，我们成功地为他们找到了有意义的工作，涵盖了各种行业，如餐饮业、便利店、医疗健康、体育、大型企业、非营利组织，以及即将涉足的木制品贸易行业。我们的年轻人拥有了独立感和目标感。

我们运用有针对性且详细的方法为学生、大型企业以及整个社会带来了巨大的回报。这些年轻人不仅获得了独立感和目标感，而且学会了独立自主。工作还为他们提供了更多社交的机会。我告诉他们，他们是这个领域的先锋，他们的努力将为后来的 ASD 儿童铺设道路。

我们的企业合作伙伴成了我们的支持者，他们坚信我们的使命：根据 ASD 青年独特兴趣和技能帮助他们找到"有意义的工作"。我反复强调这一点，因为我深信有意义的工作为我们的年轻人提供了同样的价值和好处，就如同我们每个人一样。

企业通过展示切实的多元文化与社会包容性来获益。研究表明，具有较高多元性的企业能够获得更丰厚的经济利益，员工也变得更有同情心和善解人意。已有多位首席执行官向我们表示感谢，他们提到我们的年轻人是如何改变了他们公司的企业文化。

更广泛地说，整个社会因为我们的年轻人获得了工作并充分融入社区而受益；他们为我们的经济和社会做出了贡献。随着他们在社区中得到更多的认可和融入，他们的存在将有助于打破歧视的壁垒。

随着我们陪伴这些年轻人的成长，我们将持续致力于提供全方位的服务，并始终致力于帮助我们的学生实现他们的目标。他们在生活中的积极表现以及对我们服务的积极回应进一步坚定了我的信念：ASD 只是一个标签，不能限制他们的无限潜能。作为言语语言病理学家，我们在这些人的生命中扮演了无可替代的角色。

作为一个新手干预专家，我将分享一些建议和来自孤独谱系障碍成年人独立生活的真实故事。我真诚希望这些将激励您在治疗孤独谱系障碍个体的道路上继续前进。

请利用研究成果指导决策，但不要让其约束您的行为。遵循患者的需求，聆听家长的心声，这样您将持续为您所服务的人群带来积极影响。

Pamela Wiley 博士

九、总结

随着各种干预和支持措施的出现，很多被诊断为 ASD 的幼儿在成年后，都会拥有丰富的语言表达能力。他们在过渡到成年期、高等教育、就业、建立人际关系及独立生活的过程中将需要各种支持。成年 ASD 患者的干预专家能够支持他们在职场中所需的适应性行为技能和社交技能，使他们在职场中取得成功。目标应侧重于帮助他们找到与他们热情和技能相匹配的有意义的工作，从而过上充实的生活。为了支持他们在社交网络和亲密关系中的安全参与，应考虑针对社交媒体和个人安全进行干预。通过听取 ASD 成年人及其家庭的意见，以及吸引企业领袖和执法部门等社区利益相关者的参与规划他们过渡到成年期，有助于减轻困难，确保他们走向成功。

沿途反思：用他们自己的话做第一手资料

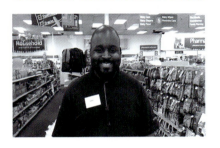

你好，新手治疗师。我是 Justin Sigler，30 岁，目前与我母亲和她的丈夫同住，我在洛杉矶西部学院上学。我希望我们能成为好朋友，当我遇到困难时，你能成为我的倾诉对象。当我被诊断为孤独症和 Asperger 综合征时，我的人生开始发生转变。从很小的时候，无论是在学校还是家中，我都面临很大的挑战。5 岁时，简单的数学运算对我来说就非常困难，这种情况一直持续到现在。我的老师和家人试图教我基本的加法、减法、乘法和除法，但这对我来说太难了。即使现在，我在大学课程中仍然难以应对高等数学。尽管我一直在努力，高等数学依然是我的难关，但我从未放弃过。

随着年龄的增长我已掌握了基础数学，但高等数学和唱歌仍是我的短板。当我与祖母、妹妹和祖父同住时，唱歌反而帮助我缓解了部分抑郁情绪。那段时期对我来说异常困难和恐惧，但随着时间推移，我渐渐好转。

目前，我在美国洛杉矶的连锁药店全职工作。我每天都怀抱希望，努力过得更好。我有一个在就业培训中认识的女友，我希望未来能拥有自己的家庭并深爱他们。期待有一天能与你分享更多关于我的事情。

最真挚的祝愿

Justin

沿途反思：用他们自己的话做第一手资料

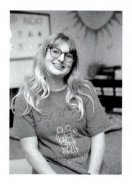

我是 Carrie，今年 27 岁，5 岁时被确诊为 ASD。成长过程中，我面临的挑战包括结交朋友、表达情感以及信任他人。

我觉得难以交到朋友的原因是我外表看起来像一个"正常人"。许多人无法看透我内在的困境，他们对 ASD 的了解非常有限，误以为自己见过一个 ASD 患者就理解了所有 ASD 患者。然而事实上，ASD 患者就像一道彩虹，因为他们具有相似的特征，但也有自己独特的个性和技能。

另一个使我难以交朋友的原因是我需要学习社交技能。因为这点我参加了众多的社交技能课程，并拜访了多位治疗师。我必须非常努力地去建立和维护友谊。同龄人经常使用的一些短语和俗语对我来说也是个难题。过去我很难理解他人和自己的情绪。经过治疗，我现在能够更好地表达自己。

记得小时候，我曾看过一位游戏治疗师。当时我并不理解为何要去做游戏，我非常抵触，甚至有次我整堂课都只是坐在角落里不说话。我认为告诉孩子们他们的诊断结果是非常重要的，这样他们可能会更加愿意接受治疗，并更容易建立信任。

对我最有效的治疗方法是辩证行为疗法（dialectical behavior therapy，DBT）和认知行为疗法（cognitive behavioral therapy，CBT）。DBT 教会了我如何处理冲突、调节情绪和保持专注，而 CBT 则帮助我理性地思考，更好地控制我的焦虑。与此相反，我并没有从团体疗法中获得太多益处，其中大多数参与者是男孩，且功能水平低于我。

幸运的是，我就读的大学为我提供了所需的支持，我以优异的成绩顺利毕业。如今，我在洛杉矶言语语言治疗中心全职工作，担任幼儿园助教。

总之，通过不懈的努力和治疗，我克服了许多障碍。小时候得到的支持对我后来的生活产生了深远的影响，帮助我提高社交技巧并更好地理解情感。

最真挚的祝愿

Carrie

沿途反思：用他们自己的话做第一手资料

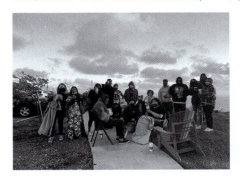

我是 Johnnie，我想分享作为一个 ASD 患者是如何克服障碍和挑战的。3 岁时，我被诊断出患有 ASD，医生告诉我妈妈我可能永远不会说话。我出生在洛杉矶，但当我 5 岁时，我和妈妈搬到了佐治亚州。搬家不久后我开始学会说话了。妈妈对我寄予很高的期望，她是我的坚强后盾。她总是告诉我，ASD 不会定义我，而我会定义 ASD。妈妈要求学校将我纳入包容性的教育环境，并确保我能从高中毕业并获得文凭。尽管我被安排在能随时给予支持的普通教育环境中，我仍然难以被同龄人接纳。

随着年岁的增长，我的同龄人似乎更容易注意到我与众不同的地方，我开始感到社交上的孤立和被忽视。由于我独特的性格，周围的人经常误解我，使我觉得受到了欺凌。我的应对机制是"自我刺激"，但同龄人和一些公共场合的成年人经常将它视为奇怪的行为。我在兴奋或压抑时都会表现出这种行为，包括重复的身体动作、声音、词语或移动物体。这种行为在 ASD 患者中是比较常见的。但我通常告诉自己要保持冷静，来控制这种冲动。

为了克服这些困难，我在高中参与更多的社交和学术俱乐部活动，这种做法我一直保持到大学。目前，我在玛丽蒙特加利福尼亚大学（MCU）就读，这是一个温馨、充满关怀的环境，以及拥有非常顶尖的教授和工作人员。由于 MCU 舒适的环境，我在这里感到放松和受欢迎。我希望这样的经历可以帮助我更好地成长，回馈社会，并能鼓舞他人。

在这个过程中，我得到了家人、朋友、教会成员以及各种社会倡导组织的支持。自 2018 年 11 月回到洛杉矶以来，我得到了许多帮助，包括南洛杉矶中心、加利福尼亚州康复部、洛杉矶社会服务部、洛杉矶言语语言治疗中心以及加利福尼亚州大学洛杉矶分校（UCLA）孤独谱系障碍研究和治疗中心。

最后，我想分享我的个人成就：在 2020 年秋季学期，我在 MCU 的 GPA 为 3.9，2021 年春季学期，我的 GPA 为 3.7。

最真挚的祝愿

John

测试题

1. 判断题：孤独谱系障碍主要是儿童早期的障碍，对成年期影响较小。

2. 对于成年孤独谱系障碍患者的主要关注点包括？

A. 就业　　　　　　　　　　B. 友情和人际关系

C. 独立性　　　　　　　　　D. 以上都是

3. 判断题：成年孤独谱系障碍患者与正常人在心血管健康问题上有相同的风险。

4. "谱系盾牌"是一个针对成年孤独谱系障碍患者的项目，其目标包括以下内容，除了？

A. 提高警察对孤独谱系障碍和沟通差异的认知

B. 提高成年孤独谱系障碍患者与执法人员安全互动的技能

C. 提高成年孤独谱系障碍患者的烹饪和生活技能

D. 通过角色扮演和直接指导提高交通意识

5. 判断题：成年孤独谱系障碍患者比正常人更容易受到性侵害。

6. 对成年孤独谱系障碍患者的干预应涉及（多选）？

A. 来自孤独谱系障碍患者的意见

B. 家庭成员的建议

C. 利益相关者的观点，例如裁缝日工或职业教练

D. 基于循证的研究

参考文献

[1] Allen, K., Wallace, D., Renes, D. et al. (2010). Use of video modeling to teach vocational skills to adolescents and young adults with autism spectrum disorders. *Education and Treatment of Children* 33 (3): 339-349.

[2] Anderson, A., Carter, M., and Stephenson, J. (2018). Perspectives of university students with autism spectrum disorder. *Journal of Autism and Developmental Disorders* 48 (3): 651-665.

[3] Anderson, A., Carter, M., and Stephenson, J. (2020). An on-line survey of university students with autism spectrum disorder in Australia and New Zealand: characteristics, support satisfaction, and advocacy. *Journal of Autism and Developmental Disorders* 50 (2): 440-454.

[4] Armstrong, A.J. (2011). Sheltered employment. In: *Encyclopedia of Clinical Neuropsychology* (ed. J.S. Kreutzer, J. DeLuca and B. Caplan). New York, NY: Springer

[5] Baldwin, S., Costley, D., and Warren, A. (2014). Employment activities and experiences of adults with high-functioning autism and Asperger's disorder. *Journal of Autism and Developmental Disorders* 44 (10): 2440-2449.

[6] Bennett, K.D. and Dukes, C. (2013). Employment instruction for secondary students with autism spectrum disorder: a systematic review of the literature. *Education and Training in Autism and Developmental Disabilities* 48 (1): 67-75.

[7] Bernier, R., Mao, A., and Yen, J. (2010). Psychopathology, families, and culture: autism. *Child and Adolescent Psychiatric Clinics of North America* 19 (4): 855-867.

[8] Brown-Lavoie, S.M., Viecili, M.A., and Weiss, J.A. (2014). Sexual knowledge and victimization in adults with autism spectrum disorders. *Journal of Autism and Developmental Disorders* 44: 2185-2196.

[9] Cheak-Zamora, N., Teti, M., and First, J. (2015). 'Transitions are scary for our kids, and they're scary for us': family member and youth perspectives on the challenges of transitioning to adulthood with autism. *Journal of Applied Research in Intellectual Disabilities* 28 (6): 548-560.

[10] Daughrity, B., Ellis, E., and Wiley, A. (2021). Parent perceptions of challenges for teens with autism spectrum disorder (ASD) transitioning to young adulthood. *Journal of the National Black Association of Speech-Language Pathology* 16 (1): 35-45.

[11] Elias, R. and White, S. (2018). Autism goes to college: understanding the needs of a student population on the rise. *Journal of Autism and Developmental Disorders* 48 (3): 732-746.

[12] First, J., Cheak-Zamora, N., and Teti, M. (2016). A qualitative study of stress and coping when transitioning to adulthood with autism spectrum disorder. *Journal of Family Social Work* 19 (3): 220-236.

[13] Fryer, R.G. (2019). An empirical analysis of racial differences in police use of force. *Journal of Political Economy* 127 (3): 1210-1261.

[14] Gibbs, V., Hudson, J., Hwang, Y. et al. (2021). Experiences of physical and sexual violence as reported by adults with autism without intellectual disability: rate, gender patterns and clinical correlates. *Research in Autism Spectrum Disorders* 89: 101866.

[15] Hagner, D., Kurtz, A., Cloutier, H. et al. (2012). Outcomes of a family-centered transition process for students with autism spectrum disorders. *Focus on Autism and Other Developmental Disabilities* 27 (1): 42-50.

[16] Han, G., Tomarken, A., and Gotham, K. (2019). Social and nonsocial reward moderate the relation between autism symptoms and loneliness in adults with ASD, depression, and controls. *Autism Research* 12 (6): 884-896.

[17] Hannon, M.D., White, E.E., and Nadrich, T. (2018). Influence of autism on fathering style among Black American fathers: a narrative inquiry. *Journal of Family Therapy* 40 (2): 224-246.

[18] Hedley, D., Uljarevic, M., Wilmot, M. et al. (2018). Understanding depression and thoughts of self-harm in autism: a potential mechanism involving loneliness. *Research in Autism Spectrum Disorders* 46: 1-7.

[19] Huang, P., Kao, T., Curry, A., and Durbin, D. (2012). Factors associated with driving in teens with autism spectrum disorders. *Journal of Developmental and Behavioral Pediatrics* 33 (1): 70-74.

[20] Kaplan-Mayer, G. (2016). *The Ruderman White Paper: On police violence, media and disability*. New York Jewish Week, 16 March. Available from https://jewishweek. timesofisrael.com/the-ruderman-white-paper-on-police-violencemedia-and-disability (accessed 31 January 2022).

[21] Kellems, R. and Morningstar, M. (2012). Using video modeling delivered through iPods to teach vocational tasks to young adults with autism spectrum disorders. *Career Development and Transition for Exceptional Individuals* 35 (3): 155-167.

[22] Mazurek, M. (2013). Social media use among adults with autism spectrum disorders. *Computers in Human Behavior* 29 (4): 1709-1714.

[23] Meyer, A.T., Powell, P.S., Butera, N. et al. (2018). Brief report: developmental trajectories of adaptive behavior in children and adolescents with ASD. *Journal of Autism and Developmental Disorders* 48 (8): 2870-2878.

[24] Millau, M., Rivard, M., and Mello, C. (2018). Immigrant families' perception of the causes, first manifestations, and treatment of autism spectrum disorder. *Journal of Child and Family Studies* 27: 3468-3481.

[25] Murray, C. and Doren, B. (2013). The effects of working at gaining employment skills on the social and vocational skills of adolescents with disabilities: A school-based intervention. *Rehabilitation Counseling Bulletin* 56 (2): 96-107.

[26] Newman, L., Wagner, M., Knokey, A.M., et al. (2011). The post high school outcomes of young adults with disabilities up to 8 years after school. A report from the national longitudinal transition study-2 (NLTS2) (NCSER 2011-3005). Menlo Park, CA: SRI International.

[27] Pecora, L., Hancock, G., Hooley, M. et al. (2020). Gender identity, sexual orientation and adverse sexual experiences in autistic females. *Molecular Autism* 11: 57.

[28] Pesce, N.L. (2019). Most college grads with autism can't find jobs. this group is fixing that. MarketWatch, 2 April. Available from https://www.marketwatch.com/story/mostcollege-grads-with-autism-cant-find-jobs-this-group-is-fixing-that-2017-04-10-5881421 (accessed 31 January 2022).

[29] Riser-Kositsky, M. (2021). Special education: Definition, statistics, and trends. Education Week, 21 July. Available from https://www.edweek.org/teaching-learning/special-education-definition-statistics-and-trends/2019/12 (accessed 31 January 2022).

[30] Rosenthal, M., Wallace, G.L., Lawson, R. et al. (2013). Impairments in real-world executive function increase from childhood to adolescence in autism spectrum disorders. *Neuropsychology* 27 (1): 13-18.

[31] Roux, A., Rast, J., Anderson, K., and Shattuck, P. (2017). *National Autism Indicators Report: Developmental disability services and outcomes in adulthood*. Philadelphia, PA: A.J. Drexel Autism Institute, Drexel University.

[32] Sala, G., Hooley, M., and Stokes, M. (2020). Romantic intimacy in autism: a qualitative analysis. *Journal of Autism and Developmental Disorders* 50: 4133-4147.

[33] Schall, C., Wehman, P., Avellone, L., and Taylor, J.P. (2020). Competitive integrated employment for youth and adults with autism: findings from a scoping review. *Child and Adolescent Psychiatric Clinics of North America* 29 (2): 373-397.

[34] Sedgewick, F., Crane, L., Hill, V., and Pellicano, E. (2019). Friends and lovers: the relationships of autistic and neurotypical women. *Autism in Adulthood* 1 (2): 112-123.

[35] Shattuck, P.T., Roux, A.M., Hudson, L.E. et al. (2012). Services for adults with an autism spectrum disorder. *Canadian Journal of Psychiatry* 57 (5): 284-291.

[36] Smith, L.E., Maenner, M.J., and Seltzer, M.M. (2012). Developmental trajectories in adolescents and adults with AUTISM: the case of daily living skills. *Journal of the American Academy of Child & Adolescent Psychiatry* 51 (6): 622-631.

[37] Sundberg, M. (2018). Online gaming, loneliness and friendships among adolescents and adults with ASD. *Computers in Human Behavior* 79: 105-110.

[38] Syu, Y. and Lin, L. (2018). Sensory overresponsivity, loneliness, and anxiety in Taiwanese adults with autism spectrum disorder. *Occupational Therapy International* 2018: 9165978.

[39] Test, D.W., Smith, L.E., and Carter, E.W. (2014). Equipping youth with autism spectrum disorders for adulthood: promoting rigor, relevance, and relationships. *Remedial and Special Education* 35 (2): 80-90.

[40] Thompson, C., Bolte, S., Falkmer, T., and Girdler, S. (2019). Viewpoints on how students with autism can best navigate university. *Scandinavian Journal of Occupational Therapy* 26 (4): 294-305.

[41] Ward, D., Dill-Shackleford, K., and Mazurek, M. (2018). Social media use and happiness in adults with autism spectrum disorders. *Cyberpsychology, Behavior and Social Networking* 21 (3): 205-209.

[42] Weir, E., Allison, C., Ong, K., and Baron-Cohen, S. (2021). An investigation of the diet, exercise, sleep, BMI, and health outcomes of adults with autism. *Molecular Autism* 12: 31.

[43] White, S., Elias, R., Capriola-Hall, N. et al. (2017). Development of a college transition and support program for students with autism spectrum disorder. *Journal of Autism and Developmental Disorders* 47: 3072-3078.

[44] Wiley, P. and Gentry, B. (2015). *Transition or Departure: Parent Perspectives on ASD after Age 21*. Colorado: American Speech and Hearing Association National Convention.

[45] Wiley, P. and Gentry, B.F. (2016). *Autism: Attacking Social Interaction Problems: A PreVocational Training Manual for Ages 17+*. San Diego, CA: Plural Publishers.

拓展阅读

[1] Anderson, A.H., Stephenson, J., and Carter, M. (2017). A systematic literature review of the experiences and supports of students with autism spectrum disorder in postsecondary education. *Research in Autism Spectrum Disorders* 39: 33-53.

[2] Anderson, C., Butt, C., and Sarsony, C. (2020). Young adults on the autism spectrum and early employment-related experiences: aspirations and obstacles. *Journal of Autism and Developmental Disorders* 51 (1): 88-105.

[3] Autism Speaks. (2021). Autism statistics and facts. Available from https://www. autismspeaks.org/autism-statistics- asd (accessed 31 January 2022).

[4] Bishop, H., Boe, L., Stavrinos, D., and Mirman, J. (2018). Driving among adolescents with autism spectrum disorder and attention-deficit hyperactivity disorder. *Safety* 4 (3): 40.

[5] Fong, C.J., Taylor, J., Berdyyeva, A. et al. (2021). Interventions for improving employment outcomes for persons with autism spectrum disorders: a systematic review update. *Campbell Systematic Reviews* 17 (3): e1185.

[6] Nagib, W. and Wilton, R. (2020). Gender matters in career exploration and job-seeking among adults with autism spectrum disorder: evidence from an online community. *Disability and Rehabilitation* 42 (18): 2530-2541.

[7] Pearson, A. and Rose, K. (2021). A conceptual analysis of autistic masking: Understanding the narrative of stigma and the illusion of choice. *Autism in Adulthood* 3 (1): 52-60.

[8] Volkmar, F.R. (2016). *Adolescents and Adults with Autism Spectrum Disorders*. New York, NY: Springer.

[9] Wehman, P., Brooke, V., Brooke, A.M. et al. (2016). Employment for adults with autism spectrum disorders: a retrospective review of a customized employment approach. *Research in Developmental Disabilities* 53-54: 61-72.

第 8 章　孤独谱系障碍和模仿语言
Autism and Echolalia

姚可依　**译**

学习目标

通过阅读本章，干预人员将能够达到以下目标。

1. 从多年来的研究中学习模仿语言的历史观。
2. 区分即时模仿、延迟模仿及格式塔习得语言。
3. 理解模仿语言的功能性或非功能性背后的不同观点。
4. 开发工具和策略，以促进模仿语言儿童进行有意义的语言发展。
5. 确定各种可以支持模仿语言存在的循证方法。

一、模仿语言

一位新手言语病理学家走进房间，对一个最近被诊断为 ASD 的 2 岁儿童进行了评估。在与家长进行访谈时，这位家长分享了对孩子的主要担忧，其中包括这个孩子无法与他人交流和互动，家长说："我觉得她就像活在自己的小世界里。"

一位治疗师正在观察躺在地上的来访者，他一边紧盯着来来回回的玩具火车，一边说："好吧，米奇，我的朋友！我们走吧！"治疗师跳起来说："哦，我还以为他不会说话呢！"来访者的妈妈回答："哦，是的，他不会说话，整天只会说'这来自米奇俱乐部'以及电视里的其他台词。"妈妈摇了摇头，继续谈论她的担忧。

家长和干预者之间的交流多么有趣，对吧？信不信由你，这种现象对家长和 ASD 干预者来说司空见惯。上文所描述的语言，被称为模仿语言，即在讲话时对单词的重复。模仿语言是一种常见的现象，通常持续到 2.5 岁，然后就会消

207

失（Marom 等，2018；Dobbinson 等，2003；Howlin，1982；Stefanatos 和 Joe，2008；Prizant 和 Duchan，1981）。

虽然所有儿童在语言发展过程中都表现出重复的语言，但 ASD 患儿更多见（Van Santen 等，2013；Gladfelter 和 Van Suiden，2020）。模仿语言是 ASD 的一个标志性特征，也是许多 ASD 儿童可能表现出的最容易识别的特征之一。虽然所有的孩子听到某件事后都可能会重复一遍，但 ASD 儿童的这样做的频率更高。研究人员认为，大约 75% 的 ASD 儿童都会表现出模仿语言（Kanner，1943；Schuler，1979；Wing，1971；Gladfelter 和 VanZuiden，2020；Sterponi 和 Shankey，2014）。

在临床实践中，人们可能会将这种表达描述为"模仿"，即你说了什么，然后孩子以同样的风格、语气、语调和速率迅速地重复它。作为一名干预者，我们知道这不仅仅是一个孩子在重复他们所听到的东西。事实上，模仿语言长期以来一直是相关研究人员及从业人员之间诸多争议的根源。

从历史上看，早在 1825 年就有人研究过模仿语言。1943 年，Kanner 是第一个从 ASD 患儿的视角来描述模仿语言的研究者。他将模仿语言描述为包括诸多社会偏见的功能性失调（Kanner，1943；Sterponi 和 Shankey，2014）。1979 年，Adriana Shuler 继 Kanner 之后，首次分析了模仿语言的问题和临床应用。她的文献综述强调，模仿语言不容易被定义并异于正常的模仿形式（Schuler，1979）。由于研究人员所掌握的信息有限，而且它没有用于医学疾病的诊断，模仿语言一词被质疑为毫无意义。

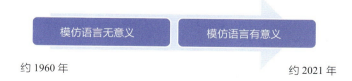

模仿语言无意义　　　模仿语言有意义

约 1960 年　　　　　　　　　　　　　　约 2021 年

对模仿语言的认识有限，主要是由于术语的混淆和缺乏对儿童模仿语言行为的详细描述。这导致研究者很难对模仿语言的鉴别和治疗形成明确的概念。其中一个挑战是无法确定 ASD 儿童的模仿语言是有意的还是无意的，并指出这可能是孩子出色的语言记忆的结果。

　　传统意义上讲，ASD 儿童的模仿语言与其内向性、同一性和有限的交流能力有关（Sterponi 和 Shankey，2014）。也有研究认为，模仿语言对儿童发展语言和理解能力来说是一种干扰（Kenworthy 等，2012）。然而，随着我们对 ASD 的认识、理解和接受程度的提高，模仿语言通常被认为是一种通往有意义的自发语言的可行途径，儿童可以使用这种语言来进行交流。事实上，它支撑着认知的许多关键方面，包括预演、自我管理和学习。

　　美国言语语言听力协会认为，模仿语言是通往有意义的自发语言的可行途径（Stiegler，2015；美国言语语言听力协会，2006）。事实上，长期以来，该观点一直是许多与 ASD 患者打交道的语言病理学家的立场。这是 Sussman 在汉娜中心（译者注：位于加拿大的 ASD 儿童康复机构）的家长指南中发表的声明。

　　"模仿语言是个好兆头，这表明你孩子的交流能力正在发展。很快，他就会开始使用这些重复的单词和短语来向你传达一些信息。例如，在他重复你说的话后，他可能会看着你或者靠近一个物体。或者他可能会记得你用来问他是否想要喝东西的词，然后用这些记住的词来问他自己的问题。你的孩子用从模仿语言中学到的单词开启了有意义的交流的大门。"

（Sussman，2012）

关于格式塔习得语言

　　本章强调，所有儿童都可以使用模仿语言作为发展有意义语言的桥梁。传统意义上，孩子们通过倾听别人在说什么，然后把它分解成更小的单元来发展语言。例如，一个妈妈可能会说，"我们去商店吧。"一个孩子能理解关键词"商店"，然后说"商店！"这些单元开始很小，然后逐渐增加，慢慢达到自发语言的水平。

　　研究证明，许多使用模仿语言的 ASD 儿童可能正在以一种不同的方式发展语言，他们的单词以更长的模块形式出现，称为"格式塔形式"，这种语言习得形式被称为格式塔语言，它开始于多个单词的出现，结束于新颖话语的产生（Stiegler，2015；Lowry，2018）。

当儿童以格式塔习得语言方式发展语言时，简短的多词作品是最先出现的。然而，在格式塔形式中，个体话语和句法结构之间并没有区别。随着语言的发展，孩子们就会增加对句法和规则的理解；他们能够打破格式塔形式，产生更多自发性语言。一旦会创造性地使用语言，这种情况会继续发展下去。

二、格式塔习得语言的各个阶段

表 8-1 显示了格式塔习得语言的四个阶段。理解格式塔语言在概念化模仿语言和确定治疗方法时都很重要。如果你的孩子处于格式塔语言发展的第一阶段，试着通过整合加强认知成长和社会体验的治疗任务来将他们转移到第二阶段。这将帮助他们获得分解和组合语言的能力。您可以继续这样做，并更改目标以帮助

表 8-1　格式塔语言习得的各个阶段

阶　　段	术　　语	描　　述
第一阶段	模仿语言	话语在很大程度上具有模仿性，在对话中起到轮换或自我刺激的作用
第二阶段	减少	认知成长和社会经验促进了具有更多种功能的模仿。儿童语言的模仿性减少。他们将话语分解并重新组合成较短的片段，或者使用单个词和两个词的话语
第三阶段	单个词和组合词	早期的语义句法规则被习得，模仿性语言进一步减少。自发语言增加并获得了以前由模仿语言完成的表达功能
第四阶段	泛化	随着语义、句法和形态规则的习得，语言的自发性和灵活性不断增强。大多数交流由自发产生的话语来实现。只有在疲劳、困惑或分心时才会出现模仿语言

引自 Lowry (2018).

孩子进一步开发，从而进入更高级的阶段。

治疗金语

对于使用模仿语言（格式塔习得语言的第一阶段）的 ASD 患者，干预者可以尝试结合活动，帮助患者分解和组合话语。

任务干预材料：玩具车、积木。

1.临床模型：（发动机声）"撞车！"同时把一辆车撞进积木块。

2.患者模仿："撞车！"

3.医生至少重复剧本 3 次，以牢固地建立起游戏程序。

4.医生设置了任务，但在把车撞到街区之前突然停下，让孩子在没有临床医生模型的情况下完成口头程序。

如果孩子完成了剧本，给予口头表扬和肯定。如果没有完成，就从头再来。

在多年的实践中，其一，一些从业者敦促干预者通过口头斥责来改变行为，比如"不要模仿，不要重复"，以努力解决和减少治疗过程中产生的模仿行为。该方法已经被医生研究并付诸实践（Stiegler，2015；Rapp 等，2009）。其二，另有干预者会把模仿语言作为工具将其进一步发展为有意义的语言。这种形式的重铸也被研究人员记录和使用（Stiegler，2015）。当然，本文作者会混合使用这两种方法。

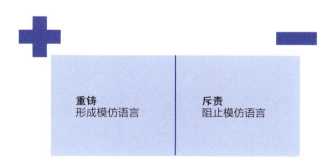

重铸
形成模仿语言

斥责
阻止模仿语言

无论选择哪种思路，都要认真观察每一个患者并时刻了解研究和实践的相关信息，选择最佳的实践方案与同事进行商议。模仿语言是独特的，必须这样对待。

三、模仿语言的类型

模仿语言通常根据时间潜伏期分为两大类（Sterponi 和 Shankey，2014；Powell，2012；Steigler，2015；American Speech-Language-Hearing Association，2021）：即时模仿是指在原始语言输入的两个会话回合内出现的重复语言；延迟模仿是指在明显延迟之后出现的重复语言。下面这个例子中来访者正在接受干预。

干预者：好吧，Johnny，看看我们能不能玩金鱼游戏。

来访者：玩金鱼游戏（坐在桌旁，折叠双手）。

在本例中，我们看到来访者产生即时模仿，重复的语言出现在两个会话回合内。接下来的反应表明对指令的理解和适当的行为反应。让我们把情形稍微改变一下。

干预者：好吧，Johnny，看看我们能不能玩金鱼游戏。

来访者：好，Johnny，好，Johnny（继续在房间里四处走动）。

在这个调整后的例子中，我们看到了另一种形式的直接模仿。重复的言语发生在两个会话回合内。然而，输出和行为反应缺乏对他人指令的理解，并不是一个"适当"的反应。这种重复语言的功能较弱，是口头交流的补充。

主动学习任务

看完即时模仿语言的两个实例后，回答以下问题。

- 模仿语言有什么不同的"功能"？
- 根据每个例子，你的治疗反应会有何不同？
- 写一篇一页以上的反思来回答上面的问题。比较一下小组中其他同伴的反应。

除了时间潜伏期，模仿语言也可以通过功能和模仿频率进行评估（Shield 等，2017；Schuler，1979；Marom 等，2018；Stubblefield，2021）。言语语言病理学家会看到许多包括语言在内的互动是积极的，然而，考虑功能性可以帮助我们确定如何与来访者接触。功能性模仿言语是试图进行交流的尝试性沟通，旨在与他人进行互动。

要确定 ASD 患者在治疗期间是否以模仿为目标，了解模仿语言的功能是很重要的（Schuler，1979；Sterponi 和 Shankey，2014；Stubblefield，2021）。如果选择以模仿为目标，就不应该着重强调模仿，否则可能会激怒或影响来访者。当这种情况发生时，干预者可能会体验到来访者退缩或增加模仿行为。

除对重复言语的模仿外，还有一种差异性模仿，即至少在一个方面与原话不同。在代词替换、韵律变化、语义替换、扩展等方面有所不同（Shield 等，2017；Bebko，1990），见图 8-1。差异性模仿是一种更具创造和加工的语言使用。事实上，一些研究人员将其描述为其他受影响人群（如失语症患者）康复的标志（Shield 等，2017）。

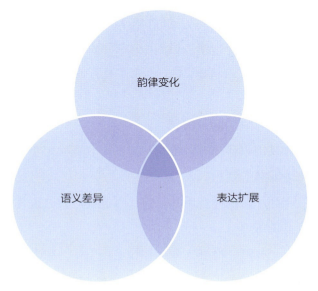

▲ 图 8-1 差异性模仿代词替换的差异

四、对功能的考虑

模仿语言作为一种非典型行为被纳入了 ASD 诊断标准。当与表现出模仿语言的患者合作时，要考虑对方呈现的模仿语言类型。请注意以下各种类型的功能性和非交互性模仿的实际示例。

（一）交互式（全功能）模仿语言

当一个人打算与他人交流时，可以看到交互式或全功能的模仿。虽然它可能不会出现自发和独立产生的反应，但它往往能够被听者根据与特定的交流信息来识别和理解。

- 请求：有模仿语言的人可能会说："该吃蛋糕了吗？"以在同伴的生日聚会上索要蛋糕。
- 轮流：在交替的语言交流中使用短语来填补。

  家长：你想去那个商店吗？

  患者：商店（拿起包，准备出发）。
- 提供信息：语言可以用来提供新的信息，但可能很难连接起来。

  家长：Alex，你午餐想吃什么？

  Alex 开心地唱："我喜欢肯德基！"来表明对流行快餐的渴望。
- 语言完成：用语言来完成由他人发起的熟悉的动作。来访者重复说："够了，Jenny，你该刷牙了！"一边刷牙，一边重复着他们每天早上从照顾者那里听到的话。

（二）非交互性（有限功能）模仿

非交互性或有限功能模仿是有限的交流意图。它通常用于个人，如标榜自己或自我刺激，被视为非典型行为。

- 演练：说话者在用正常的声音回答之前，可能会对自己说几次。这可能是对即将到来的互动的练习。
  - 来访者：重复"好吧，冷静下来，你快上场了！"患者在体育课上等待踢球时看起来很紧张。

- 无重点的演讲：说一些与当前情况无关的话。
  - 来访者：Johnny 正在来回踱步并不断重复一句话："好吧，我抓住你了！"每次都以相同的音量和音调表达。
- 情境关联：由特定的影响触发，通常是情境、视觉、特定的人或经验，通常不是一种交流的尝试。
  - 来访者在社区中与社交技能小组一起外出，看到一个带着孩子的父母就说"嘘，小宝贝。"父母说："哦，他看到孩子的时候总是这样！"
- 自我指导：表示通过一个过程来帮助自己的重复性演讲。
  - 来访者被开除了，去寻找午餐盒并站在门口说："站起来，慢慢走，找名字，排好队。"
- 偶然：当来访者无法过滤环境中发生的情况时，可能会有冲动和自发的行为。

五、实施治疗计划

在治疗中使用模仿语言之前，需要评估来访者是否正在使用模仿语言（Stubblefield，2019；Steigler，2015）。首先，是评估模仿语言的严重程度，建议使用表 8-2 中的严重程度分级。其次，还要考虑影响因素。注意下面的治疗金语中的指导问题，激发相关思考。

表 8-2　模仿语言的严重程度分级

随治疗时间变化的严重程度（%）	严重程度等级
70～100	严重
50～69	中度
25～49	轻中度
≤ 25	轻度

治疗金语

引导问题

1. 这会影响孩子的生活吗？是或否
2. 这是父母的首要任务吗？是或否
3. 这对交流意图有何影响？是或否
4. 说话者是否模棱两可地使用了它？是或否
5. 来访者在认知上是否能够理解行为及其影响？是或否

如果多数答案是肯定的，那么行为训练的塑造法很可能是一个优选疗法。

模仿语言是由于缺乏情境控制或无法有效过滤掉语境中的突发干扰而导致的表达缺陷（Grossi 等，2012）。虽然有一些治疗是针对模仿语言的，但干预者也可以在整个治疗过程中使用其独特的方法，为模仿语言提供自然疗法。换句话说，当它发生时，您再对其进行处理。

对 ASD 患者模仿语言进行治疗的方法有很多的选择，见表 8-3。最主要的方法当属行为治疗，即使用正性强化降低不良行为发生率，使用语言示范和视觉提示增加合适行为发生率（Neely 等，2016）。

表 8-3　孤独谱系障碍患者模仿语言的治疗策略

关键策略	治疗性表现	干预建议
促进语言的启动	为来访者提供主动沟通的机会，而不是回答问题	选择他最喜欢的活动。不要问"这是什么"，试着拿着东西，期待地等孩子给东西贴上标签
引起仔细的观察	一定要观察非言语的理解指标，如目光追随、肢体语言和面部表情的变化。注意模仿语言类型、频率的变化	注意基线并开发数据同步跟踪系统，并至少每 2 个月记录来访者进度
促进低约束的交互	避免高约束的话语（问题、指令）	在一个自然的环境中通过玩耍来创造语言机会
将语言映射到已知的语境	在孩子经常使用的语言中尽量增加语言表达的多样性	如果孩子说："让我们走吧！"改变一个用词，如"让我们吃吧！"

（续表）

关键策略	治疗性表现	干预建议
模拟实用的模型	为来访者提供精心挑选的、个性化的、适合年龄的、高频的、社交性的话语模型，增加实用性语词	以更小、更灵活的词作为手段，促进更新颖、有意义的语言
提供实践的机会	多次重复练习，以帮助来访者学习所需的技能	每次干预课可以安排 10 次机会。一旦来访者干预成功，允许来访者在合适时候和同伴一起练习
加强与社会的联系	增加社交机会	采用循证方法，强调共同注意和社交技能
在特定的环境中保持安静	教导来访者在有仿声干扰或不恰当的环境中保持安静	与来访者一起使用社交技能，在各种社交场合进行练习

引自 Stiegler (2015).

以下列出干预者常用的方法。

- 尽量直接工作。
- 训练来访者如何暂停。
- 基于现实环境下对模仿语言的干预。
- 代入角色。

（一）直接工作

根据作者 30 多年来的经验，认为尊重来访者，就事论事地直接改变模仿行为，该方法是用于当个体的模仿行为干扰了其与他人互动的情况。

主动学习任务

一个新来访者，Johnny，他模仿了在治疗过程中所说的大部分内容。与同伴讨论你如何解决这个问题。

对于中、重度模仿语言的学生，可以直接谈论它。文献表明，来访者通常没有意识到自己存在模仿行为，但却打算利用它来发展人际关系（Stiegler，2015；Lowry，2018；Sterponi 和 Shankey，2014；Stribling 等，2006；Tarplee 和 Barrow，1999）。因此，让来访者意识到这一点可能会改变他们的行为。

"不模仿，不重复"作为一种策略，可以让来访者意识到他们的模仿行为，这是我们常用的一个短语，我不认为这种方法是口头谴责，但我相信它是直接的、明确的，给来访者提供了预期的行为。虽然不是所有的治疗都是积极的，但当你给出明确的期望行为，让来访者很容易地去改变它时，就能达到期望的效果。

使用这个策略时，保持一致是很重要的。意思是，每次模仿行为发生时，试着用同样的方式说同样的话。一旦说了这句话，就引导来访者说一句其他的话，而不再重复刚刚的话。随着时间的进展，干预者的参与度逐渐减少，来访者的目标行为就逐渐增多。

聚焦目标

当被给予不重复的语句时，来访者将会产生与社会互动相关的独立的语言表达。

（二）训练来访者暂停

一旦来访者达到了这个目标，下一个目标应该是让来访者在有人对他说话时暂停一下。在许多社区、家庭和教育环境中，在谈话中或听到谈话时保持沉默是治疗来访者的关键目标（Steigler，2015）。在治疗中，可以用不同的方法训练来访者如何暂停。图 8-2 展示的是用于引发暂停行为的线索。

鼓励来访者分析对方所说的话，然后给出回应。在暂停期间，来访者要给出回应。这是两个不同的任务，必须在治疗中单独处理。鼓励干预者使用传统语言方法教来访者进行语言表达，这些传统方法在第 5 章和第 6 章中讨论过。

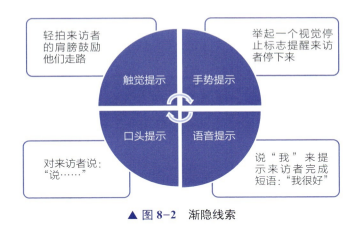

触觉提示
轻拍来访者的肩膀鼓励他们走路

手势提示
举起一个视觉停止标志提醒来访者停下来

口头提示
对来访者说："说……"

语音提示
说"我"来提示来访者完成短语："我很好"

▲ 图 8-2 渐隐线索

　　教来访者暂停有两个作用：积极地分析所说的话；给出一个合适的反应。这两种不同的技能，在治疗中应该分别进行评估，单独处理。在训练有模仿语言的 ASD 儿童时，模仿语言的频率随着语言能力和自发语言的增加而减少（Howlin，1982）。我们鼓励干预者使用传统的语言方法来帮助来访者提高语言表达能力。

治疗金语

使用视觉提示和特定的短语搭配，用于提升来访者产生新句子的能力。先教短语搭配"我+看见"，然后添加一个视觉提示。接着改变视觉提示，使其保持不变的短语搭配结构。想象一下，当你使用"我+看见"作为撬点时，就能说出很多语句！

　　在表达性语言技能发展的过程中，儿童除了单词模仿或短语模仿外，还会有暗示模仿。例如，干预者可能会展示一张图片或物品，并通过"说"提示语言。表现出模仿的 ASD 儿童可能会模仿包括命令在内的整个话语，而不只是目标。在这种情况下，"提示－暂停－指示"的方法已被证明可以有效地减少指令的模仿（Valentino 等，2012）。

　　此外，对来访者提出的语言要求，将影响来访者使用的模仿语言的类型和数量（Gladfelter 和 VanZuiden，2020）。研究人员发现，像"wh..."这样的高约束性话语或要求来访者命名和标记的命令往往导致更多的模仿。在治疗中，谨慎选择你向来访者展示的语言类型。试着先在一个简单的语言环境中训练暂停技巧，来访者在相应的语境中就会增加语言表达。

（三）基于现实环境下对模仿语言的干预

以下是 Susan Stokes 的例子。

> 一个有模仿语言的孩子在课间休息时对他的老师生气，他可能会突然说"见鬼去吧，中尉！"事后老师发现，孩子一直在看《几个好人》这本书，并且用了一个书中与愤怒有关的短语来表达他当时的感受。
>
> （Stubblefield，2021）。

在治疗环境中，如果你想把这句话联系起来，你可以说"我不是中尉，我们也不会让别人去死，这可不好。"然后你将使用同样的步骤来帮助来访者做出反应，引导他说"我疯了"或"请多休息一下"。这种类型的回应有助于即时模仿，在两个对话回合内起作用。此外，对于模仿语言，通过发出声音来使其中断和重新定向，有助于抑制 ASD 儿童的模仿行为，增加适当的行为（Ahearn 等，2007）。

对于延迟模仿，可以通过引用它的来源将现实情境带到模仿语言中。在实践中，可能会听到一个干预者说："哦，你在模仿达菲鸭吗，现在不是学达菲鸭的时间"或"那不是达菲鸭，那是汽车。"这之后，还会引导来访者产生更合适的表达。随着来访者语言能力的提高，支持来访者说出他们真正想说的话是很重要的。

- 给出一个具体短语。
- 为来访者提供示范性的选择。
- 让来访者自发地表达。

将模仿语言带到现实情境中，有利于产生更多有意义和相关联的语言。使用这个策略时，教来访者在什么情况下说什么，目标是将其推广到类似的互动和语境中。

（四）代入角色

研究表明，ASD 患者在游戏中常表现出更强的模仿能力（Gladfelter 和 Van Zuiden，2020）。当和来访者玩游戏时，就会出现一些相应的有意义的模仿行为，代入孩子们正在扮演的角色，对那些使用延迟模仿的学生尤为有效。

与一个能背诵超级英雄口号的来访者一起工作的经历让我十分难忘。我让来访者参与了一个以游戏为基础的治疗任务：玩玩具。来访者在独自玩耍时，他一边反复哼唱蝙蝠侠的曲子，一边来回移动他的车。在那一刻，他表现出了语言刻板、延迟模仿、即时模仿和重复语言（Taylor 等，2005；Steigler，2015）。语言刻板在 ASD 中更常见，可以作为 ASD 的诊断条目之一（Lewis 和 Bodfish，1998；Bodfish 等，2000）。

除声音之外，来访者还以重复的方式来回滚动汽车，他的身体也表现出重复的动作。我第一次加入他的游戏时说："好的。轮到我开车了！"然而，来访者与我的目光交流很少，并转过身避免与我互动，继续重复的动作。接着，我再次加入他的游戏，这一次当他哼着曲子的时候，我唱了蝙蝠侠的主题曲，并说："蝙蝠侠！"在正确的音调、音高和旋律中，我抓起一棵树轻轻地撞到他的车上。来访者停下来了，在那一刻，他和我有了短暂的目光交流，眼神里充满了疑惑。令人惊讶的是，此时此刻他看起来很懊恼。如果他能说话，他一定会说："什么！这是我的世界！"互动转瞬即逝，他迅速转过身去，继续他的重复动作。

在那一刻，他表现出了共同注意，也表明他能够停止重复的行为。我没有放弃，这是我找到的新策略：加入来访者的世界，哪怕是一秒钟。我继续这样做，在三次重复操作之后，来访者开始表现出与我接触的兴趣。随着时间的推移，在半结构化的游戏任务中，来访者的模仿语言减少了，与我共同关注的兴趣增加了。

另一种临床选择是使用非典型的传统方法，如话剧和戏剧治疗。通过正常同龄人、视频示范和行为支持对 ASD 进行预初研究，发现 ASD 儿童在心理理论、面部识别和社会情感技能方面得到改善（Corbett 等，2011）。戏剧疗法已经成为一种基于循证的 ASD 疗法，可以增加友谊、社会互动、情感识别和语言表达技能（Andersen-Warren，2013；Godfrey 和 Haythorne，2013；Beadle-Brown 等，2018；Trudel 和 Nadig，2019）。

戏剧治疗

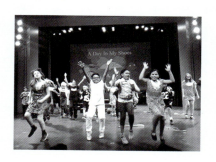

2007 年，作为一名刚刚获得戏剧专业本科学位的年轻言语语言病理学家，我的第一份工作，在 ASD 儿童的语言治疗项目中担任负责人。这个世界闻名的项目，让孩子们在治疗中培养激情，同时在枯燥的治疗中得到一个休息的机会。

在那段时间里，我的任务是为学生们安排活动。我被他们的记忆能力所吸引。他们可以看懂书面文字并完美地阅读，然后一字不差地回忆。许多学生从事剧本创作，他们会背诵电影或各种媒体中的台词。我总是被学生的这两个特点所吸引。

作为一个对戏剧感兴趣的年轻人，我很好奇，如果我们从创作、排练和制作的角度来参与剧本的编写，学生们会有什么反应？我向全班介绍了这个项目，它激励了学生，他们对创造小组的不同角色产生极大的兴趣。对学生来说是一个很好的机会，可以用来练习会话技巧、轮换以及发展对角色扮演的理解。一些学生还在夏令营日的非戏剧时间进行戏剧排练。由于参与戏剧和设计好的"脚本"，学生们的技能得到了泛化。在社交技能、共同注意、发音技能和自信等方面取得了特别大的进步。学生们也玩得很开心，治疗也非常成功。

同年，家长们观看了学生们在露天公园里创作的戏剧。父母为他们的孩子找到了一个了不起的爱好而感到自豪，他们也有了像星星一样闪耀的时刻，在很短的时间内表现出了惊人的成长。作为一名治疗师，我觉得在做治疗的过程中，既享受了乐趣，也看到了成长。我的任务完成了，但我意识到它还没有结束，我需要继续坚持下去，因为我的来访者正在变得更好。

我当时没有意识到戏剧疗法后来会成为一种 ASD 的循证疗法（Andersen-Warren，2013；Godfrey 和 Haythorn，2013；Beedle-Brown 等，2018；Brondino 等，2015；Trudel 和 Nadig，2019；Wiley，2012）。这也是戏剧之王和皇后（译者注：一种游戏疗法）夏季强化戏剧营和社交技能项目的起源，这个项目成立于 15 年前，为来自世界各地的 5—15 岁的儿童提供服务。该项目起源于公园，如今被邀请在 2016 年世界特奥会开幕式上为数千人表演，在数百个专业剧院里，面对观众和专业音乐家一起表演。

当我回想时，我意识到那一刻我的热情实现了我的目标，那就是帮助别人。使用像模仿语言这样经常被视为适得其反的表达，来培养艺术才能，对我来说终身受益。我鼓励新手干预者尽可能地将热情与目标结合起来，你可能永远不知道你什么时候已经变得非常成功。

欲了解更多关于戏剧国王和皇后夏季节目的信息，请访问 https://speakla.com/drama-kings-and-queens/。

六、总结

模仿语言是重复别人说过的话，是 ASD 的一个标志性特征，大约有 75% 的 ASD 患者有此症状。本章分享了模仿语言的历史背景、表现和治疗方法。随着时间的推移，我们对模仿的概念和治疗的应用也在不断发展。美国言语语言听力协会的立场是，模仿语言可以在治疗中作为通往正常表达语言的桥梁。本章强调了治疗模仿语言的主要工具、治疗策略和治疗方法，还给出了不同类型的模仿语言及其来访者。

沿途反思

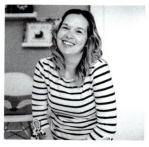

Clare Harrop 博士

我一直与儿童打交道，但我对 ASD 的关注始于我在曼彻斯特大学读博士期间。我参加了学前 ASD 交流试验研究项目（PACT），该项目是由言语语言病理学家开发并实施的，在英国开展的 ASD 学龄前儿童的多中心、随机、对照研究（Green 等，2010）。

在接下来的几年里，我一直在多学科的团队中工作。我喜欢与临床医生及临床科学家一起工作，不管是用眼动追踪，还是脑电图描记等方法。虽然与临床应用相距甚远，但为 ASD 患者诊断和治疗的初衷不变。

PACT 研究为我提供了深入的国际研究培训经验，开启了我的职业生涯。现在回想起来，我学过的很大程度上是将 ASD 视为缺陷的医学模型。我怀疑，如果是在 2021 年进行训练和研究，情况会有很大不同。神经多样性运动（Kapp，2020）改变了我对 ASD 患者进行研究的方式以及我对研究结果的解读。我希望未来的临床医生能在传统的 ASD 医学模型和神经多样性运动之间找到一个愉快的平衡，认识到一些个体需要更多支持，ASD 的思维方式不同，而非错误。

我思维方式变化的一个明显例子是，我如何研究 ASD 的限制性和重复性行为（restricted and repetitive behaviors，RRB）。我早期的工作聚焦于将 ASD 的样本与典型发展的样本进行比较，认为 RRB 是需要被改变或移除的行为。随着时间的推移，我在很大程度上受到了诸如 Kapp 博士（Kapp 等，2019）等 ASD 学者工作的影响，而改变了这种观点。我的团队不仅描述这些行为本身，还研究父母如何回应这些行为及这些行为的潜在根源。例如，移除或限制某些 RRB 可能对 ASD 个体有害，因为它们中的一些可以作为控制焦虑的机制。专注的兴趣可以被用作与同伴共享兴趣或通往就业的途径。

当我作为一个研究生开始进入这个领域时，首先是硕士，然后是博士，我并不清楚自己最终会走向哪里。我没想到我的计划将包括培训多种新方法或将我的工作对象从幼儿扩展到青少年甚至成人。目前，我是北卡罗来纳大学教堂山分校联合健康科学学院的助理教授。虽然我在一个临床部门，但我是发展心理学家。我的研究生涯已经融入跨学科团队中，涵盖了心理学、精神病学、教育学、言语和听力科学以及职业科学。与此相符，我最大的建议是可以有一个明确的计划，但在 ASD 事业中要对变化和新方向持开放态度。你将总是继续学习并拥有多样化的工具箱！

Clare Harrop 博士

助理教授，北卡罗来纳大学教堂山分校

测试题

1. 判断题：比较互动和非互动模仿语言的形式。用一种模仿语言来描述它的治疗效果。

2. 判断题：用你自己的话，描述四种类型的线索，可以教来访者暂停以避免模仿语言的发生。

3. 判断题：讨论干预者在选择针对或不针对模仿语言时需要考虑的关键因素。

4. ASD 儿童的模仿语言有一个明显的模式，符合哪种风格？

A. 鹦鹉学舌   B. 格式塔语言

C. 神经正常的语言发展   D. 口吃

5. 在治疗时，使用低水平的语言约束是很重要的。一个例子是？

A. "wh..." 问题   B. 格式塔形式

C. 命令　　　　　　　　　　　　　D. 以上所有

6. ASD 儿童出现模仿语言的比例为?

A. 85%　　　　　　　　　　　　　B. 75%

C. 50%　　　　　　　　　　　　　D. 10%

7. 一种针对模仿语言，改变并建立在模仿语言基础上的具体方法是?

A. 音乐疗法　　　　　　　　　　　B. 戏剧国王和王后

C. 汉娜的方法　　　　　　　　　　D. 线索点暂停

E. 以上都是

8. 即刻模仿语言发生?

A. 在交流的 2 个对话回合中　　　　B. 在 5～7 个对话回合中

C. 经过 2 次对话的交流　　　　　　D. 经过 3 次对话的交流

9. 完成以下表格（填空）

关键策略	治疗表现
促进言语启动	专注于让来访者有机会主动表达语言，而不是回答问题和提示
引起仔细和持续的观察	
	避免使用高限制性话语，如问题或命令
将语言内容映射到已知的上下文中	

参考文献

[1] Ahearn, W., Clark, K., and MacDonald, R. (2007). Assessing and treating vocal stereotypy in children with autism. *Journal of Applied Behavior Analysis* 40 (2): 263-275.

[2] American Speech-Language-Hearing Association. (2006). Principles for Speech-Language Pathologists in Diagnosis, Assessment, and Treatment of Autism Spectrum Disorders across the Life Span. Rockfield, MD: ASHA.

[3] Andersen-Warren, M. (2013). Dramatherapy with children and young people who have autistic

spectrum disorders: an examination of dramath 'rapists' practices. *Dramatherapy* 35 (1): 3-19.

[4] Barrow, C.T.E. (1999). Delayed echoing as an interactional resource: A case study of a 3-year-old child on the autistic spectrum. *Clinical Linguistics and Phonetics* 13 (6): 449-482.

[5] Beadle-Brown, J., Wilkinson, D., Richardson, L. et al. (2018). Imagining autism: feasibility of a drama-based intervention on the social, communicative and imaginative behavior of children with autism. *Autism* 22 (8): 915-927.

[6] Bebko, J. (1990). Echolalia, mitigation, and autism: indicators from child characteristics for the use of sign language and other augmentative language systems. *Sigh Language Studies* 66: 61-78.

[7] Bodfish, J., Symons, F., Parker, D., and Lewis, M. (2000). Varieties of repetitive behavior in autism: comparisons to mental retardation. *Journal of Autism and Developmental Disorders* 30 (3): 237-243.

[8] Corbett, B., Gunther, J., Comins, D. et al. (2011). Brief report: theatre as therapy for children with autism spectrum disorder. *Journal of Autism and Developmental Disorders* 41: 505-511.

[9] Dobbinson, S., Perkins, M., and Boucher, J. (2003). The interactional significance of formulas in autistic language. *Clinical Linguistics and Phonetics* 17 (4-5): 299-307.

[10] Gladfelter, A. and Van Zuiden, C. (2020). The influence of language context on repetitive speech use in children with autism spectrum disorder. *American Journal of Speech Language Pathology* 29 (1): 327-334.

[11] Godfrey, E. and Haythorne, D. (2013). Benefits of dramatherapy for autism spectrum disorder: a qualitative analysis of feedback from parents and teachers of clients attending rounabout dramatherapy sessions in schools. *Dramatherapy* 35 (1): 20-28.

[12] Grossi, D., Marcone, R., Cinquegrana, T., and Gallucci, M. (2012). On the differential nature of induced and incidental echolalia in autism. *Journal of Intellectual Disability Research* 57 (10): 903-912.

[13] Howlin, P. (1982). Echolalic and spontaneous phrase speech in autistic children. *The Journal of Child Psychology and Psychiatry* 23 (3): 281-293.

[14] Kanner, L. (1943). Autistic disturbances of affective contact. *Nervous Child* 2: 217-250.

[15] Kenworthy, L., Wallace, G.L., Powell, K. et al. (2012). Early language milestones predict later language, but not autism symptoms in higher functioning children with autism spectrum disorders. *Research in Autism Spectrum Disorders* 6 (3): 1194-1202.

[16] Lewis, M.H. and Bodfish, J.W. (1998). Repetitive behavior disorders in autism. *Mental Retardation and Developmental Disabilities Research Reviews* 4 (2): 80-89.

[17] Lowry, L. (2018). *The Meaning Behind the Message: Helping Children Who Use Echolalia*. Toronto, ON: Hanen Centre Early Language Development Program.

[18] Marom, M., Gilboa, A., and Bodner, E. (2018). Musical features and interactional functions of echolalia in children with autism within the music therapy dyad. *Nordic Journal of Music Therapy* 27 (3): 175-196.

[19] Neely, L., Gerow, S., Rispoli, M. et al. (2016). Treatment of echolalia in individuals with autism spectrum disorder: a systematic review. *Journal of Autism and Developmental Disorders* 3: 82-91.

[20] Prizant, B. and Duchan, J. (1981). The functions of immediate echolalia in autistic children. *Journal of Speech and Hearing Disorders* 46: 241-249.

[21] Rapp, J., Patel, M., Ghezzi, P. et al. (2009). Establishing stimulus control of vocal stereotypy displayed by young children with autism. *Behavioral Interventions* 24 (2): 85-105.

[22] Schuler, A. (1979). Echolalia: issues and clinical applications. *Journal of Speech and Hearing Disorders* 44: 411-434.

[23] Shield, A., Cooley, F., and Meier, R.P. (2017). Sign language echolalia in deaf children with autism spectrum disorder. *Journal of Speech, Language, and Hearing Research: JSLHR* 60 (6): 1622-1634.

[24] Stefanatos, G.A. (2008). Regression in autistic spectrum disorders. *Neuropsychology Review* 18 (4): 305-319.

[25] Sterponi, L. and Shankey, J. (2014). Rethinking echolalia: Repetition as interactional resource in the communication of a child with autism. *Journal of Child Language* 41: 275-304.

[26] Stiegler, L.N. (2015). Examining the echolalia literature: where do speech-language pathologists stand? *American Journal of Speech-Language Pathology* 24: 750-762.

[27] Stribling, P., Rae, J., Dickerson, P., and Dautenhahn, K. (2006). "Spelling it out": the design, delivery, and placement of delayed echolalic utterances by a child with an autistic spectrum disorder. *Issues in Applied Linguistics* 15 (1): 3-32.

[28] Stubblefield, H. (2021). Understanding echolalia. Healthline, 19 November. Available from https://www.healthline.com/health/echolalia (accesse3d 1 February 2022).

[29] Sussman, F. (2012). *More than Words: A Parent's to Building Interaction and Language Skills for Children with Autism Spectrum Disorder or Social Communication Difficulties*, 2e. Toronto, ON: Hanen Centre.

[30] Taylor, B.A., Hoch, H., and Weissman, M. (2005). The analysis and treatment of vocal stereotypy in a child with autism. *Behavioral Interventions* 20 (4): 239-253.

[31] Trudel, C. and Nadig, A. (2019). A role-play assessment tool and drama-based social skills intervention for adults with autism or related social communication difficulties. *Dramatherapy* 40 (1): 41-60.

[32] Valentino, A.L., Shillingsburg, M.A., Conine, D.E., and Powell, N.M. (2012). Decreasing echolalia of the instruction "say" during echoic training through use of the cues-pausepoint procedure. *Journal of Behavioral Education* 21 (4): 315-328.

[33] Van Santen, J., Sproat, R., and Hill, A. (2013). Quantifying repetitive speech in autism spectrum disorders and language impairment. *Autism Research* 6 (5): 372-383.

[34] Wing, L. and Wing, J.K. (1971). Multiple impairments in early childhood autism. *Journal of Autism and Childhood Schizophrenia* 1 (3): 256-266.

拓展阅读

[1] Blanc, M. (2013). Echolalia on the spectrum: The natural path to self-generated language. *Autism Asperger's Digest*, March/April.

[2] Hyams, P., Rae, J., and Dickerson, P. (2007). Two forms of spoken repetition in a girl with autism. *International Journal of Language and Communication Disorders* 42 (2): 427-444.

[3] Peters, A. (1972). Language learning strategies: does the whole equal the sum of the parts? *Language* 53 (3): 560-573.

[4] Roberts, J. (2014). Echolalia and language development in children with autism. In: *Beyond Echolalia: Promoting language in children with autism* (ed. J. Arciuli and J. Brock), 55-74. Amsterdam, The Netherlands: John Benjamins.

[5] Schuler, A., Rydell, P., and Mirenda, P. (1994). Effects of high and low constraint utterances on the production of immediate and delayed echolalia in young children with autism. *Journal of Autism and Developmental Disorders* 24: 719-735.

第9章 孤独谱系障碍和社会公正
Autism and Social Justice

黄 俏 关晓文 张桥芬 **译**

学习目标

通过阅读本章，干预人员将能够达到以下目标。

1. 定义并描述文化能力在 ASD 诊断和治疗中的重要性。

2. 列出文化能力连续谱的步骤。

3. 识别来自不同文化背景的 ASD 患者可能会如何经历种族歧视和偏见。

4. 作为 ASD 患者的干预者，识别并利用资源以继续发展文化能力。

为了更好理解 ASD 和社会公正的关系，本章首先介绍相关的重要概念。尽管不能对这个主题进行全面阐释，我们仍努力探寻干预者如何在宏观环境下构建一个专业工作框架，希望在该框架下，鼓励临床医师在进行 ASD 干预相关工作时，从整体的角度去考虑问题，特别是对于少数民族文化背景的 ASD 患者。

一、孤独谱系障碍与文化能力

教育和健康交叉领域的专业人士拥有独特的机会，可以通过缓解边缘化社区现有的不平等差异来帮助解决社会不公的问题（Horton，2021）。美国言语语言听力协会（ASHA）将文化能力定义为理解和适应多元文化以及在此文化背景下的专业人员与患者 / 家庭的互动，见表 9-1。这个定义指出了专业人员和患者的重要性。

通常，专业人员可能只从患者的角度考虑问题，而没有意识到要展现文化能力，必须同时了解自己的文化。许多人可能对文化有狭隘的认识，没有把包

表 9-1　美国言语语言听力协会（ASHA）的关键定义

术　语	定　义
文化能力	处理语言和文化所需的知识和技能；这种知识和技能随着时间的推移而不断发展，并跨越整个生命周期
文化谦逊	始终进行自我评估和自我批评，调节临床过程中暗含的权力失衡
文化响应	根据个人的文化背景为其提供服务，并有能力向其他文化背景的人学习，以尊重的态度与他们相处

括种族、性别、性取向、社会经济地位、宗教、年龄和健康（残疾）等因素考虑进去。鼓励所有临床医生花时间认识自己的文化和受文化影响的价值观，以及可能赋予某些文化身份的特权。通过完成《多元化和社会公正教学》中的"压迫矩阵"练习可以帮助个体从特权的视角来构建社会身份（Adams 和 Bell，2016）。

文化能力在 ASD 的诊断和治疗中至关重要，因为诊断很大程度上受到照顾者报告和对行为表现观察的影响。临床医生必须能够对家长使用适当的访谈方法来有效地识别 ASD 的症状存在与否并进行适当地解释。在分析患者的行为时，临床医生必须确保自身文化偏见不会干扰自己的临床判断。在干预中，家长对治疗的认可度和参与度可能会受到干预者相关因素的影响。

区分文化能力和文化谦逊等术语对所有旨在为文化和语言多样化的患者提供道德关怀的临床医生很重要。"能力"一词可以传达一种完成的观念，与需要终身学习的能力相区别。

文化谦逊意味着个体在成长和技能完善过程中始终保持谦虚的状态。临床医生必须承认自身持有的假设和偏见，才可以与不同的家庭建立专业联系，创建相互尊重和合作的临床空间（Harry，2018）。这些技能有助于我们展示文化响应性，承认文化在我们的互动中的重要作用，适当地回应患者，为他们提供最好的伦理呵护，见图 9-1。

文化意识是文化能力的连续谱中关键的第一步，因为理解自己的文化更有

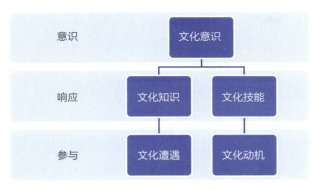

▲ 图 9-1 文化能力的连续谱

利于去理解自身在互动中的独特观点和偏见（Campinha-Bacote，2002；Hunt 和 Swiggum，2007）。Kimberle Crenshaw 解释了文化交叉这一术语，对于临床医生来说，重要的是在与家庭互动时意识到自己对 ASD 和残疾的看法，同时注意到他们的文化身份的交叉如何影响到这种观点。

主动学习任务

考虑您的文化背景如何影响您对 ASD 的解释以及如何思考最佳治疗方案。从医学和社会疾病观考虑，文化背景是否影响您对疾病的具体认知？您的文化是如何看待医学的？您是否倾向于信奉科学并相信专业知识？在充分了解自身文化背景后，就可以了解其他文化的不同观点。

在与 ASD 患者一起工作时，文化知识和文化技能对于个体的文化响应能力至关重要。干预者应该了解其他文化和观点，以便在临床互动中适当地回应。在为 ASD 家庭服务时，了解文化如何看待 ASD 及其他神经发育障碍很重要。因此，采用较为委婉的方式进行诊断可能比较合适，以便让家庭有足够的时间处理诊断并寻求有针对性的干预服务。

考虑到许多临床医生可能没有接触过文化和语言多样化的社区，文化知识具有挑战性。然而，需要注意的是，临床关怀应该具备文化敏感性，因为临床医生必须具有区分障碍和差异的特定知识和技能（Crowley 等，2015）。在与 ASD 患者合作时，了解文化规范至关重要，因为 ASD 的诊断标准基于行为基础。例如，在特定文化中，成年人之间的眼神接触是不合适的行为，医生不应该将缺乏眼神接触作为主要的诊断参考，这就是真正考虑到当地的文化规范。护理领域的研究表明，通过临床观察和互动，可以提升职前临床工作人员文化能力、改善临床访谈技巧、培养灵活的评估能力和契合患者的文化观点（Hunt 和 Swiggum，2007）。

要成为为 ASD 个体提供有效帮助的临床医生，应始终审视自身的文化能力，学会认识自身还有很多需要学习的技能和成长的空间。文化能力不是临床医生在成长过程中某一刻的技能，而是一个在长期临床互动和文化体验下持续发展的过程（Hyter 和 Salas-Provance，2019）。证据表明，即使是不稳定的短期学习也可以提升初学者如职前人员的文化意识（Daughrity，2021）。

主动学习任务

根据自身文化背景，回答以下问题。

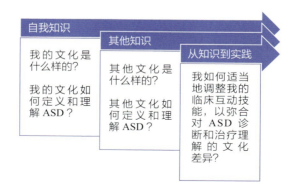

图上的箭表示一个持续的过程，而不是一个有限的结果。

在为 ASD 家庭服务时，对有多种文化或语言的家庭表现出文化响应能力是很重要的。对所有家庭一视同仁是不合适的，因为每个家庭都会因其文化背景的不同而面临不同的环境。许多临床医生错误地说，"我对所有家庭一视同仁，所以我做得很好。"要明确认识到，服务的目标不是平等对待每个患者和家庭，公平地对待每个家庭，从而满足个体化需求，提供合乎伦理、有效的临床服务，见图 9-2。

Cross 等（1989）将文化能力视为从文化破坏性到文化成熟性连续谱中的一系列技能，见图 9-3。

极端地看，文化破坏性是对群体有明显歧视性和伤害性的行为模式，这种

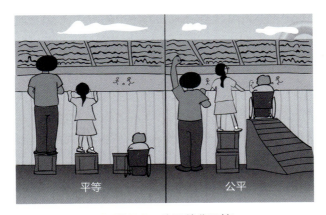

平等　　　　　　公平

▲ 图 9-2　公平并非平等

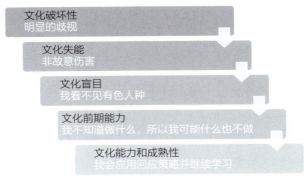

文化破坏性
明显的歧视

文化失能
非故意伤害

文化盲目
我看不见有色人种

文化前期能力
我不知道做什么，所以我可能什么也不做

文化能力和成熟性
我会应用回应策略并继续学习

▲ 图 9-3　文化能力连续谱

模式是对医疗保健体系不信任的根源。例如，在实践中，尽管疫苗与 ASD 之间的联系已经被彻底否定，仍然有一些父母认为接种疫苗会导致他们的孩子罹患 ASD（Taylor 等，2014）。对于有色人种家庭来说，与其简单地否定他们的信仰，不如考虑一下他们为什么会因为历史上的不公平医疗对待而对医疗保健体系不信任，比如塔斯基吉实验（译者注：以 400 名非洲裔黑种人男子为研究对象的梅毒人体实验）。

主动学习任务

查找以下内容。

- Tuskegee 实验。
- 密西西比州阑尾切除术。
- Madrigal 诉 Quilligan 案。
- Relf 诉 Weinberger 案。

考虑到这些历史案例，来自少数民族背景的孤独谱系障碍患者的家人会如何对医疗系统产生不信任？

文化无能：是指伤害到不同人群的政策或方案，但不包括故意伤害。例如，在文化、语言多样的 ASD 患者家庭中，干预者缺乏临床经验，未能采用适当的交流方式让家庭参与评估和干预，可能会导致家庭对服务的认同度降低以及服务的使用减少。

文化盲目性：是指往往出于善意，但也会造成伤害的做法。"我看不到有色人种"的说法，往往忽视了在有色人种社区会受到不良影响或不平等对待，研究表明，在学校里，患有 ASD、语言和学习障碍的黑种人和非洲裔美国学生，比同龄白种人受到更大的负面影响，这主要是因为学校实行了零容忍政策，这些政策使得这些学生更容易被卷入学校与监狱之间的关系网，也就是所谓的"学校到监狱的输送管道"。另外，有色人种的残疾学生在少年司法系统中的比例也比较高，他们更容易受到法律制度的影响（Johnson 和 Muhammad，2018）。如果人们"看不见颜色"，即忽视了种族差异，他们就可能忽略在学校惩戒中存在的种族不平等问题，从而让这种不公平的待遇持续下去，而不会进一步探究和解决这个问题。

主动学习任务

完成以下线上自我测评和表格。

- 美国言语语言听力协会文化能力自我测评。具体见以下链接 http://www.asha.org/practice/multicultural/self.
- That's Unheard Of www.thatsunheardof.org.

完成了以上测评，思考以下问题。

- 我学过什么？
- 我想要学习什么？
- 为了帮助 ASD 患者，我要继续学习什么？

文化潜能：是指机构和个人想要做得更好的愿望。如果这些尝试不能反映出不断学习和成长的必要性，那么这些尝试可能就不会成功。文化能力包括文化成熟和文化谦逊，专业人士应积极学习新知识，意识到文化能力之旅持续终身。想要更好地为不同的 ASD 家庭提供服务，提供高影响和高质量的临床护理是成功的关键。

二、社会公正与孤独谱系障碍的关系

尽管有证据表明，ASD 患者在刑事司法案件中比例不高（King 和 Murphy，2014），但法院的言语语言病理学家已经认识到，患有 ASD 和其他沟通障碍的人可能会因为他们的沟通缺陷而被误解或面临较高的惩罚风险（Stanford，2019）。暴力行为不是 ASD 的核心特征，但伴随暴力行为的 ASD 患者很难同情受害者，因为他们很难共情和理解他人的观点（Baron-Cohen，1988；Barry-Walsh 和 Mullen，2007）。

新的研究表明，刑事法官和陪审团在考虑 ASD 患者的刑事诉讼中确定罪责困难，量刑更困难（Berryessa，2014a，2014b；Berryessa，2016；Allely 和 Cooper，2017）。证据表明，媒体不恰当地将 ASD 与暴力行为联系起来，可能会对公众和司法系统产生不良影响（Berryessa，2014a，2014b）。作为 ASD 方面的专家，临床医生处于特殊的地位，在刑事诉讼期间可以提供急需的教育和专业建议，帮助做出合乎伦理的司法判决和量刑（Freckelton，2013）。人们还认识到培训可以帮助到从事刑事司法的专业工作人员更好地与较轻症状的 ASD 和其他残疾患者打交道，因为对 ASD 的理解不足往往会造成误解，给 ASD 患者及其家人带来灾难性的后果（Browning 和 Caulfield，2011）。

主动学习任务

听播客或阅读成绩单。讨论如何与患有孤独谱系障碍的年轻人合作，以应对与警察的冲突。

- Gray，法学博士（2019）。ASHA 之声播客首播：沟通障碍与司法系统领导者直播，9 月 11 日。https://leader.pubs.asha.org/do/10.1044asha-voices-cognitive-communication-disorders-and-the-justice-system/full.

回顾第 4 章中关于医疗保健工作者和服务人群之间差异性的讨论。对于临床医生而言，重要的是要考虑社会公正与 ASD 的关系，并在治疗过程中充分考虑患者的文化背景。在 COVID-19 大流行期间，ASD 患儿的家长中，有色人种比白种人对疫苗存在更多顾虑（Chang 和 Kochel，2020）。

刑事司法系统对有色人种和低收入群体会产生不同程度的影响，从逻辑上推断，患有 ASD 的低收入少数族裔人群，可能会增加与执法人员及随后的刑事司法人员发生负面互动的风险；受教育程度低、确诊时间晚以及存在共病等也可能会增加个体面临刑事司法困扰的风险（Dein 和 Woodbury-Smith，2010），确诊时间晚和受教育程度低等因素对低收入少数族裔人群的影响差异较大。证据表明，许多 ASD 患者在被监禁后才首次被诊断为 ASD，如果他们能在早期被诊断和进行治疗，那么结果就会迥异（Mayes，2003）。医生必须明白，在现行的教育和刑事司法体系中，并非所有人都能得到平等的对待，也不是所有人都能平等地获得机会和支持。

三、获得认可体现社会公正

医生在与不同文化、语言背景的 ASD 家庭合作时，系统性障碍会对患者获取认可产生不良影响。例如，一个文化无能的例子是个体并非有意忽视文化的消极影响，但仍然缺乏充分帮助少数民族患者的能力，参考 2017 年关于美国加利福尼亚州公共事务顾问的残疾患者服务差异的报告。调查结果表明，患有 ASD 和其他残疾的少数族裔患者比白种人患者获得的干预服务更少。这些差异可能会对少数族裔的 ASD 患者家庭产生影响。研究结果表明，这些家庭获得的服务的机会更少，与疾病的严重程度无关，与他们的种族和民族背景关系更大。

总体而言，尽管现在差距已经缩小，非洲裔美国人和西班牙裔儿童被确诊为 ASD 时间更晚（Valicenti McDermott 等，2012）。此外，美国少数族裔社区人员在贫困和工资较低的工作中所占比例过高，更难获得医疗保险等福利，从而少数族裔的 ASD 患者家庭无法获得针对性的干预服务。作为一名致力于为 ASD 家庭服务的干预者，看到以上差异常常令人感到不安，因为早期服务和针对性的干预措施会对患者的发展轨迹产生重大影响。考虑到潜在的影响，我们将 ASD 患者之间的差异与社会公正联系起来，早期诊断、及时干预、取得较好干预效果等社会认可，可以使少数族裔患者获得更好的干预结果和较高的生活质量。

（一）临床医生如何为患者带来改变

作为医生，每个人都必须尽最大努力与不同文化背景的 ASD 患者进行临床互动，以满足患者的个体化需求，提高帮助患者发展人际互动、解决冲突的能力，减少语言和社会沟通缺陷带来的不恰当解读，帮助他们获得社会公正认可。

医生可以针对以下方面，帮助 ASD 患者与执法部门之间进行积极的接触，以最大限度地减少社会司法系统的负面结果。

（二）理解他人的观点和非言语暗示

ASD 患者在理解他人的观点和非言语信息的能力有限，可能在心理理论方面存在困难，并可能假设所有人都是这样的观点，帮助 ASD 患者理解不同观点对于解决上述社交缺陷至关重要。

治疗金语

干预措施建议
- 试着读一本书，谈论人们对同一事件的不同看法。
- 观看电影预告或视频短片，谈论对不同角色的反应。
- 解释面部表情等非言语信息，以推断人物情绪。

（三）做出预测

做出预测可以帮助 ASD 患者了解自身行为的潜在后果，比如"如果我做 X，结果可能是 Y"。一些 ASD 患者在预测行为结果方面存在困难，因为他们只考虑此时此地。帮助患者了解下一步可能发生的事情，可以帮助他们调整自身行为，以获得预期的反馈。

治疗金语

干预措施建议
排列图片卡：向患者展示两张相关的图片，并让他们预测下一张卡片的内容。例如，您可能会出示相关图片并说。

1. James 要去跑步。

2. 要下雨了。

3. 接下来会发生什么呢？

合适的答案可能是"James 会被淋湿"或者"James 会跑回家"。

通过书籍或媒体分享做出预测；问患者："你认为接下来会发生什么？"

可以使用视觉提示，一旦患者做出预测，继续执行任务查看最终结果。讨论患者的预测是否正确。在预测下一步行动时，哪些线索可能会被遗漏？

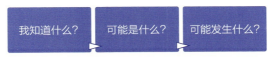

（四）遵循指令

遵循指令可以帮助患者正确的遵循口头指令，例如在交通堵塞时发出的指令。一些患者由于语言缺陷或其他言语语言技能存在障碍，难以在没有提示的情况下遵循指令，从而使对 ASD 和语言缺陷障碍缺乏了解的执法人员认为他们违反了规定，导致冲突升级。

治疗金语

干预活动建议

- 跟随指示任务：发出 1～2 步骤的指令，逐步减少提示。
- 空间概念：发出空间方位概念的指令，指导者让患者把手放在方向盘上或放在后背。这种类型的任务可能对那些能独立驾驶或在社区走动的 ASD 患者更有帮助。
- 角色扮演：与患者一起练习与权威人物的接触，如执法人员或校园警察。尝试用不同的语调完成任务，在实际情境中可能存在警察大声命令的情况，可能会让患者感到震惊并产生困惑。

（五）社交技能小组

社交技能小组有助于 ASD 患者提高与同龄人互动的社交技能，并促进与执法人员、教师和其他权威人士的良性互动。除了直接教授社交技能外，社交技能小组还增加了发展恰当同伴关系的可能。例如，在 ASD 患者出现跟踪骚扰行为时，使用基于证据的实践（如视频建模、社交故事、脚本和视觉支持）的直接干预方法可以减少问题行为，同时也促进适当的社会融合（Post 等，2012）。总的来说，建立友谊、提供陪伴、积极和富有成效的社交互动可以帮助 ASD 患者避免被孤立和感到孤独（图 9-4）。

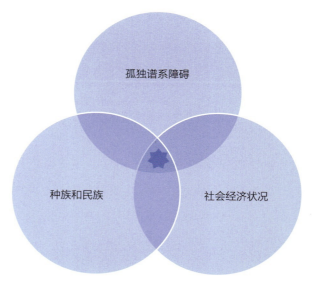

▲ 图 9-4　少数族裔孤独谱系障碍儿童家庭的影响因素（★. 最大影响）

四、残酷的事实：需要探索的病例

列举全国新闻报道的 ASD 患者和刑事司法系统的个案，如 Matthew Rushin、Neli Latson、Preston Wolfe（框）、Charles Kinsey 和 Arnaldo Rios Soto。

Preston Wolfe *病例*

作者：Minyvonne Burke，NBC 新闻，2021 年 4 月 23 日

加利福尼亚州的一位父亲控诉一名警察，在处理他患有 ASD 的十几岁儿子的事件中，表现出不必要的攻击性。这位父亲说，在周三下午的传讯中，瓦卡维尔的一名警官将他 17 岁的儿子 Preston 摔倒在地，并朝他的脸上打了一拳。

Adam Wolf 周四在脸书上写道："我支持警察，但我不支持暴力"。"该警察和相关部门必须对自己的行为负责。任何儿童，无论是否残疾，都不应该受到这样的对待。"

警方表示，下午 2 点 30 分左右接到报案称，可能有人被刀或管子刺伤，一名警察随即被派往现场。警方在新闻稿中表示，警察发现被袭击的受害者是一名受了轻伤、但不需要治疗的 16 岁青少年。

警方表示，嫌疑人是一名 17 岁青少年。

警察要求嫌疑人坐下，他照做了。当警察拿出手铐时，嫌疑人开始激烈反抗，并试图起身逃跑。新闻称，作为回应，警察将嫌疑人推倒在地，趴在地上。

这一事件被门上的摄像头录了下来，Wolf 在他的脸书上分享了一段相关视频。

在视频中，警察告诉 Preston 坐下。警官说："我不会再说了，你坐下。" Preston 坐在路边，警察从他身上抓了东西并扔了出去。

这名少年随后起身似乎要逃跑，但警察抓住他并将其摔倒在地。第二个视频显示，这名警官和 Preston 之间似乎发生了扭打。"你会受伤的。"警官说。"别让我再伤害你了。"

Wolf 在他的脸书中说，他的儿子患有 ASD 和 ADHD，看起来行动比较笨拙且幼稚。

他指责这名警察扔了他儿子的摩托车，并说 Preston 是因为害怕而试图离开。

"我的儿子变得很害怕，就像所有 ASD 患者一样。"警官去触摸 Preston，这时 Preston 逃走了。此时，Preston 感到困惑和害怕，他离这位警官越来越远。这时，这位警官把 Preston 扔到地上，随后扑在 Preston 身上，猛击他的面部。

两天后的周五，NBC 新闻记者无法联系到 Wolf。随后他联络 NBC 湾区电视台，表示警察的行为"令人作呕，不应该发生"。

警方称，这名少年被逮捕并拘留了大约 1 小时，然后被传唤并交给他继母。警方在新闻稿中表示，该警察身份不明，他并不知道这名青少年有特殊需求。

"我们知道社交媒体上的视频可能会让人不安，"代理警察局长 Chief Ian Schmutzler 说。"当我们接到 911 报警电话，涉及使用致命武器进行袭击和可能的刺伤时，我们会立即做出反应，以确保附近人员的安全。我们的警官对嫌疑人有清晰的描述，而被捕的未成年人符合这一描述。"瓦卡维尔警察局正在调查这起事件。

NBC 新闻允许转载。

主动学习任务

1. 假设您是上述患者的干预者。虽然我们无法预测结果，但您会针对性促进哪些类型的技能，从而改善结果？

2. 现在，假设您被传唤到法庭上为你的患者做出陈词。您的陈述包括哪些内容？

3. 接下来，假设您要为执法人员和司法人员做关于 ASD 的培训，为帮助刑事司法工作人员更好地了解 ASD 人群，您的培训会包括哪些内容？

4. 研究和调查其他 ASD 患者向司法机构咨询的病例。完成以下表格后，与同事交换所填表格并进行讨论。

姓　名	案件的细节情况（时间、地点、人物）	ASD 患者怎么参与	偏见怎么产生

孤独谱系障碍患者遇到执法人员

对于 ASD 患者，尤其是有色人种的男性 ASD 患者，遇到执法人员时，直接处理预期行为比较合适。虽然这种话题可能会让医生感到不适，大多数患者并没有与执法人员发生冲突，但在干预中涉及这类话题，会改变 ASD 患者的生活。

干预者应当提示，患者在与执法人员接触时，主动告知病情的好处，可以帮助警官敏感地识别到，患者的攻击性行为可能被误解。美国的一些州有 ASD 信息告知卡，供他们在遭遇执法人员时使用。通过主动告知和寻求帮助，父母、监护人或律师可以帮助 ASD 患者在与执法人员的接触中争取最大利益。

除了回顾与这些与执法人员接触相关的社交技巧外，角色扮演活动也可以提供额外的帮助，让 ASD 患者有思考自身行为和参与练习的经验。遗憾的是，这些实践并不能保证患者避免不良遭遇。因此，除了与患者一起参与临床实践之外，医生还应继续寻求解决司法体制内部的偏见。

主动学习任务

对比病例

来访者 A

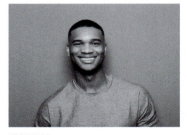

模拟照片

来访者 B

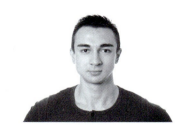

模拟照片

1. 考虑到本节开头提到的病例，尤其是 Preston Wolf 的病例，见前文病例描述，ASD 患者是一名有色人种的学生时，与白种人同龄人有什么不同？

2. 假设 ASD 患者的症状相同，那么有色人种的学生可能面对哪些司法体

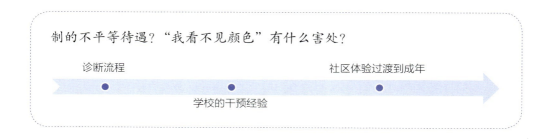

制的不平等待遇？"我看不见颜色"有什么害处？

诊断流程　　　　　　　　　　　　　　　社区体验过渡到成年

　　　　　　　　　学校的干预经验

五、总结

　　文化能力对于有效诊断和治疗不同文化、语言背景的 ASD 患者非常重要。医生在对 ASD 患者及其家人进行干预时，应努力表现出文化响应。非故意的偏见可能会导致不同背景的 ASD 患者接受的服务和支持差异较大，而不完善的教育、刑事司法体制可能会加剧有色人种与白种人之间的差异。在帮助患者提高自身技能的同时，医生应不断为患者提供支持，并尽可能对体制进行广泛的改进，以提高公平性，提供合乎伦理的高质量照护。对于 ASD 患者的干预者，除了需要考虑文化能力外，还应保持在评估和干预过程中的反种族主义姿态。

测试题

　　1. 解释并定义您的自身文化能力？涵盖了哪些不同关系？为什么了解自身文化能力对不同文化背景的 ASD 患者提供服务很重要？

　　2. 为什么文化能力与 ASD 评估和干预实践相关？

　　3. 文化能力差异如何导致 ASD 诊断和治疗的差异？

　　4. 作为一个需要与 ASD 患者接触的专业人士，将如何继续培养自身专业能力？确定需要进一步学习的专业继续教育。

　　5. 文化响应性对于普通人和 ASD 患者有什么用处？

参考文献

[1] Adams, A. and Bell, L.E. (2016). *Teaching for Diversity and Social Justice*. Hoboken, NJ: Routledge.

[2] Allely, C. and Cooper, P. (2017). Jurors' and Judges' evaluation of defendants with autism and the impact on sentencing: a systematic preferred reporting items for systematic reviews and meta-analyses (PRISMA) review of autism spectrum disorder in the courtroom. *Journal of Law and Medicine* 25 (1): 105-123.

[3] Baron-Cohen, S. (1988). An assessment of violence in a young man with Asperger's syndrome. *Journal of Child Psychology and Psychiatry* 29 (3): 351-360.

[4] Barry-Walsh, J. and Mullen, P. (2007). Forensic aspects of Asperger's syndrome. *The Journal of Forensic Psychiatry and Psychology* 15 (1): 96-107.

[5] Berryessa, C. (2014a). Judicial perceptions of media portrayals of offenders with high functioning autistic spectrum disorders. *International Journal of Criminology and Sociology* 3: 46-60.

[6] Berryessa, C. (2014b). Judiciary views on criminal behavior and intention of offenders with high functioning autism. *Journal of Intellectual Disabilities and Offending Behaviour* 5 (2): 97-106.

[7] Berryessa, C. (2016). Brief report: judicial attitudes regarding the sentencing of offenders with high functioning autism. *Journal of Autism and Developmental Disorders* 46 (8): 2770-2773.

[8] Browning, A. and Caulfield, L. (2011). The prevalence and treatment of people with asperger's syndrome in the criminal justice system. *Criminology & Criminal Justice* 121 (2): 165 180.

[9] Campinha-Bacote, J. (2002). Cultural competence in the delivery of healthcare services: a model of care. *Journal of Transcultural Nursing* 13 (3): 181-184.

[10] Chang, J. and Kochel, R. (2020). Vaccine hesitancy and attributions for autism among racially and ethnically diverse groups of parents of children with autism spectrum disorder: a pilot study. *Autism Research* 13 (10): 1790-1796.

[11] Cross, T., Bazron, B., Dennis, K., & Isaacs, M. (1989). *Towards a Culturally Competent System of Care: A Monograph on Effective Services for Minority Children Who Are Severely Emotionally Disturbed*. Washington, DC: CASSP Technical Assistance Center, Georgetown University Child Development Center.

[12] Crowley, C., Guest, K., and Sudler, K. (2015). Cultural competence needed to distinguish disorder from difference: beyond Kumbaya. *Perspectives on Communication Disorders and Sciences in Culturally and Linguistically Diverse (CLD) Populations* 22 (2): 64-76.

[13] Daughrity, B. (2021). Exploring outcomes of an asynchronous learning module on increasing cultural competence for speech-language pathology graduate students. *American Journal of Speech-Language Pathology*.

[14] Dein, K. and Woodbury-Smith, M. (2010). Asperger syndrome and criminal behavior. *Advances in Psychiatric Treatment* 16: 37-43.

[15] Freckelton, I. (2013). Autism spectrum disorder: forensic issues and challenges for mental health professionals and courts. *Journal of Applied Research in Intellectual Disabilities* 26 (5): 420-434.

[16] Harry, E. (2018). Cultural reciprocity in special education: building bridges to crosscultural understanding with parent. *Journal of Early Childhood Studies* 2 (2): 383-396.

[17] Horton, R. (2021). *Critical Perspectives on Social Justice in Speech-Language Pathology*. Hershey, PA: IGI Global.

[18] Hunt, R. and Swiggum, P. (2007). Being in another world transcultural student experiences using service learning with families who are homeless. *Journal of Transcultural Nursing* 18 (2): 167-174.

[19] Hyter, Y.D. and Salas-Provance, M.B. (2019). *Culturally Responsive Practices in Speech, Language,*

and Hearing Sciences. San Diego, CA: Plural Publishing.

[20] Johnson, S. and Muhammad, B. (2018). The confluence of language and learning disorders and the school-to-prison pipeline among minority students of color: a critical race theory. *American University Journal of Gender, Social Policy and the Law* 26 (2): 691-718.

[21] King, C. and Murphy, G. (2014). A systematic review of people with autism spectrum disorder and the criminal justice system. *Journal of Autism and Developmental Disorders* 44 (11): 2717-2733.

[22] Mayes, T. (2003). Persons with autism and criminal justice: core concepts and leading causes. *Journal of Positive Behavior Interventions* 5 (2): 92-100.

[23] Post, M., Haymes, L., Storey, K. et al. (2012). Understanding stalking behaviors by individuals with autism spectrum disorders and recommended prevention strategies in school settings. *Journal of Autism and Developmental Disorders* 44: 2698-2706.

[24] Counsel, P. (2017). *Assuring Equitable Funding of Services for Children with Developmental Disabilities*. Palo Alto, CA: Lucile Packard Foundation for Children's Health.

[25] Stanford, S. (2019). Casualties of misunderstanding: communication disorders and juvenile injustice. *The ASHA Leader* 24: 44-53.

[26] Taylor, L.E., Swerdfeger, A.L., and Eslick, G.D. (2014). Vaccines are not associated with autism: an evidence-based meta-analysis of case-control and cohort studies. *Vaccine* 32 (29): 3623-3629.

[27] Valicenti-McDermott, M., Hottinger, K., Seijo, R., and Shulman, L. (2012). Age at diagnosis of autism spectrum disorders. *Journal of Pediatrics* 161 (3): 554-556.

拓展阅读

[1] Derr, A. (2003). Growing diversity in our schools: roles and responsibilities of speech language pathologists. *Perspectives on Language Learning and Education* 10 (2): 7-12.

[2] Ebert, K. (2013). Perceptions of racial privilege in prospective speech-language pathologists and audiologists. *Perspectives on Communication Disorders and Sciences in Culturally and Linguistically Diverse (CLD) Populations* 20 (2): 60-71.

[3] Hampton, S., Rabagliati, H., Sorace, A., and Fletcher-Watson, S. (2017). Autism and bilingualism: a qualitative interview study of parents' perspectives and experiences. *Journal of Speech, Language, and Hearing Research* 60: 435-446.

[4] Ijalba, E. (2016). Hispanic immigrant mothers of young children with autism spectrum disorders: how do they understand and cope with autism? *American Journal of Speech Language Pathology* 25 (2): 200-213.

[5] Keller-Bell, Y. (2017). Disparities in the identification and diagnosis of autism spectrum disorders in culturally and linguistically diverse populations. *Perspectives of the ASHA Special Interests Groups* 2 (14): 68-81.

[6] Pearson, J., Hamilton, M., and Meadan, H. (2018). "We saw our son blossom": a guide for fostering culturally responsive partnerships to support African American autistic children and their families. *Perspectives of the ASHA Special Interest Groups* 3 (1): 84-97.

[7] Riquelme, L. (2013). Cultural competence for everyone: a shift in perspectives. *Perspectives on Gerontology* 18 (2): 42-49.

[8] Wiley, P., Gentry, B.F., and Torres-Feliciano, J. (2016). Autism: *Attacking Social Interaction Problems-A Therapy Manual Targeting Social Skills in Children 4-9*. San Diego, CA: Plural Publishing.

第 10 章　孤独谱系障碍与辅助沟通系统

Autism and Augmentative and Alternative Communication

陈淑梅　译

学习目标

通过阅读本章，干预人员将能够达到以下目标。

1. 定义辅助沟通系统（augmentative and alternative communication，AAC）。

2. 确定至少一个高科技和一个低科技的 AAC 系统，可适用于极低语言水平的孤独谱系障碍（ASD）患者。

3. 描述照顾者的购买对于 ASD 学生成功使用 AAC 的重要性。

4. 列出使用 AAC 系统的 ASD 患者沟通能力的四种不同因素。

　　一名新手教室助理正在帮助一小群患有 ASD 的儿童进行图书共读任务。阅读的时候，她偶尔停下来问孩子们一些理解性的问题，让暂无口语能力的儿童指着书中的图片。当班主任进入房间时，她询问了儿童的 iPad 使用情况。助理回答说："哦，我还以为我们不需要它。"，老师马上回答说："你做什么都需要它！设备就是学生的声音！"

　　辅助沟通系统（AAC）是一种代替口语表达的交流工具。该工具有助于由于言语表达有显著困难、言语清晰度低而交往能力差等的 ASD 患者。由于症状表现的异质性，ASD 儿童的口语能力也具有高度异质性，增强口语交流的方法通常是提高沟通技能（Tager-Flusberg 和 Kasari，2013）。因此，当 ASD 患者不能使用正常语言时，使用 AAC 可以使其受益（Ganz，2015）。总的来说，使用 AAC 的目标是促进有效沟通，将信息更有效地传递给交流伙伴。

　　研究显示，使用行为干预和自然情景干预方法的同时，使用语音生成设备（SGD）的 ASD 儿童（Meer 和 Rispoli，2010），言语能力得到改善，有时 AAC

的反应时间甚至没有他们的口语反应来得快（White 等，2021）。

AAC 经常会被专业人士误解，特别是那些缺乏临床经验的人，这表明 AAC 在支持患者方面仍然缺乏说服力（Light 和 Drager，2007；Sanders 等，2021）。在言语语言病理学家（SLP）的早期职业生涯中，许多人认为需要更明确的 AAC 培训，特别是在矫正词法和句法方面（Kovacs，2021）。重要的是，没有口语并不意味着没有沟通，因为一些患者只是用不同的表达方式进行交流，并非一定要通过言语进行表达。

不说话不意味着不思考

不说话不代表不思考！许多没有言语表达的人可以拥有一定的接受语言能力，如果言语表达的模式不成功，就要找出替代模式。在我们多年的实践中，经常遇到一些患者，他们虽然没有口语，但一旦给出一种便于表达的方式，他们就能表达出美妙的想法。虽然 AAC 系统本身受益于专门的知识和指导，本章有助于澄清一些误解，并鼓励从业者在适当情况下考虑这种方法，尤其是考虑将 AAC 运用在语言能力比较差的 ASD 患者的康复中。

一、孤独谱系障碍患者的非语言和语言成分少

"非语言"和"语言成分少"在临床实践和研究文献中经常被使用，但界定迥异，需要更一致的理解和描述，以更好地理解它们的差异（Koegel 等，2020）。需要注意的是，一些 ASD 患者及其家庭可能更倾向于使用"语前"或"语言成分少"来描述患者的言语能力有限，而不使用"非语言"进行描述。

被归类为"非语言"的人可能会表现出一些有限的言语。在本书中定义的"语言成分少"是指在不同语境中所被理解的单词少于 10 个的个体。这些 ASD 患者通常表现出明显的异质性，因为 ASD 是一种异质性障碍，而这一特殊人群可能存在其他共病，如智力障碍和（或）运动障碍。这些人可能会因为无法流畅地表达需要和愿望，表现出不适应性行为。

"语前"可被用作一个术语，用于描述那些还未发展出口语和言语能力的年幼 ASD 儿童。

语言成分少或非语言可用于描述那些还未发展出语言并且在未来不太可能把语言输出作为主要交流模式的儿童。

幼龄的 ASD 语前儿童是 AAC 的适用对象，可以帮助他们较容易地发展出语言交流技巧及有效性交流。例如，一位患者在 3 岁时，因没有发展出可被理解的言语被归类为前口语阶段。然而，在通过引入手势 AAC 的方法，同时也着力于口语输出训练后，他发展出了典型的语言表达沟通技能。

二、辅助沟通系统的类型

（一）高科技选项

在考虑评估和干预之前，区分不同类型的 AAC 是重要的。AAC 可以用不同的方式来分类。AAC 的一种分类方式是高科技或低科技。"高科技"通常引用文本来使用语音生成设备（SGD），如 Dynavox 或语音生成应用程序，如 Touch Chat 或 Proloquo2Go，这些都与 iPad 等设备兼容（图 10–1 ）。

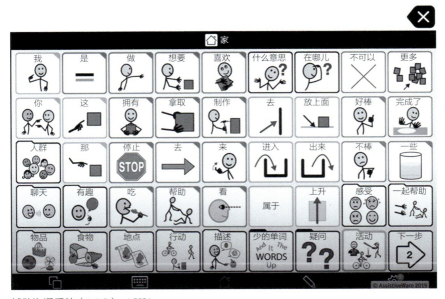

辅助沟通系统（AAC）–ASHA

▲ 图 10–1　一个语音生成应用的例子

几十年前，由于成本高和设备笨重，这些设备通常无法被使用。在设备变得更轻、更耐用的情况下，技术进步帮助缓解了这种现状。虽然设备的成本显著降低，但经济困难往往会阻碍社会经济水平较低的儿童去使用这些设备以改善沟通。

（二）低技术和无技术选项

低技术的 AAC 选项包括使用铅笔、书写纸、通信板和使用图像交换沟通系统（picture exchange communication system，PECS）等方式。这通常是经济有效的模式，可以用来快速确定 AAC 是否可以作为一种可行的交流系统被个体使用。例如，干预者可能会尝试使用包含核心词汇的简单选项板（图 10-2）。这样的系统可以用简单的手绘来快速创建。那么如何在用户端使用它们呢？

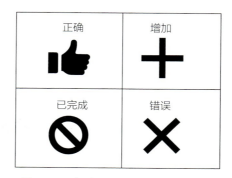

▲ 图 10-2 包含核心词汇表的简单选项板

治疗金语

1. 介绍一个简单的"是 / 否"或"更多 / 全部完成"的任务。你可以介绍一些孩子喜欢的活动，比如吹泡泡，如果孩子不太投入，可以介绍一些身体接触活动，比如如果孩子喜欢的话，可以进行挠痒痒。

2. 和孩子一起参与他们喜欢的活动，然后停止。

3. 清晰地指向"更多"的图片或文本，然后继续任务。重复至少 3 次。

4. 在第四次试验中，停下来，等待孩子的反馈。如果孩子一开始没有反应，你可以把纸推近孩子，让他们用它来交流。如果孩子继续没有反应，可以用他的示指指着目标单词，然后继续这个动作，再让他独立完成任务。

当孩子掌握了任务后，您可以添加额外的选项和（或）使图标或文本变得更小。当孩子有困难时，可以考虑把图标做大一点，减少选择，把它们放在离彼此更远的地方，和（或）包括把颜色作为另一个差异的标志。

正确

错误

　　视觉表达被强有力的证据支持可以促进 ASD 患者的交流（Quill，1995；Meadan 等，2011）。对于在口语表达方面仍然困难的 ASD 来说，手语也是一种选择，将表达性语言以视觉形式呈现出来可能有助于这些儿童将手语作为口语表达的替代性选择。干预者可以考虑将手语和口语输出结合起来，以此方法鼓励语言能力较弱的 ASD 患者进行沟通。

主动学习任务

在你的干预课程中查找下列词汇的标志。

看完这些标志后，和同伴一起练习。

- 更多信息。
- 全部完成。
- 游戏。
- 是。
- 否。

　　在讨论 AAC 的有效性时，我们应该最先讨论促进成功交流的四种类型（图10-3；Light 和 McNaughton，2014）。

　　操作能力包括有效操作 AAC 设备的能力，例如使用操作功能（如打开设备）和使用后退按钮（如关闭设备）等功能。对于有运动障碍的 ASD 学生来说，这

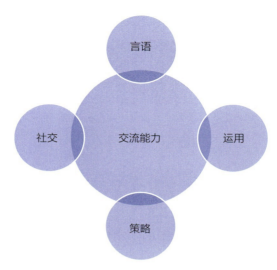

▲ 图 10-3　交流能力的不同类型

种考虑尤其重要，因为干预的医生在实施 AAC 时应该考虑运动障碍，这将影响
实施系统的类型，以使学生能够成功。

治疗金语

操作评估和干预目标
- 定位和访问设备上的图片符号。
- 演示导航工具的使用（如打开、关闭、清除、删除、返回）。
- 选择类别文件夹浏览恰当的符号。
- 用示指在设备上选择恰当的符号。
- 激活消息栏。
- 擦除信息。

语言能力包括 AAC 设备特有的语言代码知识和核心词汇。这个领域的一个共同目标是增加话语的平均长度。可以考虑使用一种包括 SGD、手势、手语和（或）适当的口头近似语等的整体沟通干预方法。有证据表明，极低语言水平的学龄 ASD 儿童可以通过关注联合参与和游戏干预，同时结合 SGD 的方法，在自发性语言方面取得进展（Kasari 等，2014）。

在临床实践中，这可能看起来像是确保孩子在自然环境下（比如休息时间）能够轻松使用他们的 AAC 设备，从而在玩耍过程中提供社交机会。

治疗金语

社交评估和干预目标

• 使用 AAC 共享。

• 增加有意沟通。

• 使用 AAC 对共享活动进行评论。

• 增加启动速率。

• 提高反应率。

社交能力包括发起、维持和终止交往互动等社会互动技能。这个领域的一个重要目标是语用的使用，因为一些使用 AAC 的语言能力有限的患者经常通过使用语言提出请求。这一技能通常是早期的目标，让使用者询问想要的和所需要的，如果使用成功，可以显著减少不良行为。然而，这种成功并不针对语言的其他语用领域。比如使用语言来实现更多的社交交往，进行信息共享。干预可以专注于通过直接建模创造交流机会和增加使用者产品。激励使用者参与，以增加使用者想要对任务提出意见的可能性。

三、干预建议

为提高 ASD 患者的语言和社交能力，使用 AAC 进行干预。

• 确保孩子在整个活动过程中能很容易地获得 SGD。

• 建立一个明确的常规：将至少三个已完成的训练视为既定的常规。

• 通过指导和陈述来示范对活动的评论。

• 通过限制提问提供交流机会：试着做一些陈述来提示开始。

• 融入非语言沟通线索（目光注视，特定的面部表情），以鼓励社交。

治疗金语

在与使用者建立一个猜谜游戏程序后，你可以开始指着一块拼图说，"看！"或"哇！"，然后你可以说："看！我看到……"，同时向孩子展示物品，给予孩子行为模仿的机会。确保通过微笑和面部表情将高情绪融入任务中。在建模时通过清晰的设计将手势融入进来。在适当的情况下，在孩子的设备上模拟评论，以便孩子看到如何发起此类评论，并与他人进行分享。

沟通策略能力包括，使用 AAC 对某些存在互动限制的个体实施补偿策略。干预目标应该集中在增加患者的持续性，以修复沟通障碍。例如，干预者可能会转身离开使用者，故意忽略使用者的提示，以促进使用者通过其他恰当的方法来获得关注，如轻拍肩膀和（或）重复信息。

这些类型的任务对于帮助使用者学会使用各种方法成功地获得关注和传达交往信息具有重要作用。这些技能可以很好地被应用到自然环境中，在自然环境中，学生可能需要学会坚持，以便在各种条件下成功地与伙伴合作。因为自然环境比传统的治疗室环境要难预测得多。

想象一下，一个幼龄儿童在一个嘈杂的操场上吃力地与同伴交谈，而 SGD 在第一次尝试时并不容易被其他同伴听到。在以后的生活中，如果这项技能没有得到重点培养，挑战可能会随着时间的推移而持续存在，例如老年使用者在嘈杂的餐馆中交流，或者当店员正在忙于摆放货架时引起店员的注意，向他寻求帮助。

总的来说，哪一种方法最能帮助学生在交际能力技能方面获得最大帮助。重要的是，不仅要注意增长的领域，还要注意相对优势的领域。干预者应该寻求识别使用者的沟通能力，认识到自己的行为，促进更多的积极互动（Stiegler，2007）。记住，目标是有效和成功的沟通。

四、引入辅助沟通系统

所有的干预者在与使用者的交流互动过程中，都会自然地使用非技术性的 AAC 方法，如手势、肢体语言和面部表情。许多干预者也使用简单的标志，如"更多"或"全部完成"作为语言输出的视觉表达。

虽然以前 AAC 只是在多年未能激发口头语言表达后才被引入，但目前提倡应该更早地在早期干预中引入 AAC，以帮助那些存在理解力差或存在语言表达困难的幼儿（Romski 等，2015；Cress 和 Marvin，2003）。

使用 AAC 的成年 ASD 患者提倡尽早引入 AAC 以促进交流选择，而不是在语言表达持续失败后仅将 AAC 作为最后的选择（Donaldson 等，2021）。虽然

AAC 项目的开发可能是 SLP 的主要领域，但协作是使用者成功和技能泛化的关键。干预者应该寻找其他关键的利益相关者来共享 AAC 方法，让使用者有机会跨越多个领域和环境使用 AAC。这样的跨专业协作显著地提高了使用者对通信方式的使用，并在不同环境之间创建了一致性。

照顾者的支持和文化考虑

也许 AAC 被成功使用最重要的因素之一是获得照顾者和利益相关者的支持。纳入照顾者是很重要的，因为与临床环境中训练有素的专业人员相比，父母在家中往往能引起更多的交流，这表明父母的参与是促进 ASD 极低语言水平儿童跨语境交流的关键组成部分（Barokova 等，2020）。为保证 AAC 的成功使用，使用者必须在不同的环境和交流伙伴中统一地使用它。

对于非洲裔美国人、非洲裔家庭以及其他有色人种家庭来说，对残疾和沟通的文化观点可能会影响干预者的建议是否被采纳（Parette 等，2002）。

因此，为使用 AAC 的 ASD 患者提供服务的 SLP 和相关工作人员，必须优先培训家长和教师来使用设备（DeCarlo 等，2019）。

通常情况下，孩子们只能在正式的干预时间使用 SGD，比如在语言治疗过程中。然而，AAC 应该贯穿儿童的一天，以提供最有效的交流机会。这包括日常活动，如玩耍、吃饭时间和社区漫游。基于这一观点，干预人员应该优先考虑对父母的培训，以促进在不同环境中使用 AAC。研究表明，通过远程实践进行的培训和指导可以增加家庭成员对 SGD 的建模和使用（Douglas 等，2021）。

在推广使用 AAC 时，临床医生应该敏锐地意识到父母对 SGD 的看法。对于在掌握语言交流技能上存在困难的 ASD 患者而言，早期使用 AAC 可能有助于促进交流能力。研究认为，学生使用 AAC 会影响整个家庭，而 AAC 使用的积极成果很大程度上依赖于家庭的支持（Angelo，2000；Parette 等，2000；Mandak 等，2017）。

在向疑似 ASD 儿童的家庭推广 AAC 时，干预者应该考虑家庭的偏好，因为他们的支持是使用者成功沟通的必要条件。临床医生应谨慎解释 AAC 的使用目的，因为许多家庭可能会将其视为"放弃"语言的迹象。恰恰相反，早期引入

AAC 可以促进交流，减少不良行为。

最初不愿接受 AAC 方法的家庭，可能会接受一种综合使用近似性语言、AAC 和（或）手势的交流方法。这种方法支持儿童以各种方式努力，成功地传达预期的信息。研究表明，通过全面交流，包括视觉图形符号、手语和（或）SGD 的干预对使用 AAC 的 ASD 患者有最好的效果（Nunes，2008）。事实上，当家庭成员能够亲眼见证成功的交流时，他们最能认同 SGD。在这种情况下，邀请父母参加治疗会有助于将他们纳入干预过程，并直接向他们展示 AAC 方法。

关于评估的说明

对于使用 AAC 的 ASD 患者，在评估过程中应给予特别考虑。在评估时，应该确保评估准确地反映了使用者的技能，而不是反映表达的局限性。例如，使用高科技 AAC 设备的使用者可能无法使用图标来很好地识别图片中的项目或回答问题。没有考虑到反应的差异可能会严重误解工作者的评估结果，并且可能会让使用者受限。可以考虑从接受性语言任务开始，对语言表达受限的使用者使用指向和（或）以及是（或）否的回答。为了评估表达能力，可以考虑使用一个完整的语言交流分析评估使用者的能力。评估时，应该注意患者独立使用 AAC 的能力，以指导干预方法。

五、干预注意事项

无论为 ASD 患者使用哪种 AAC 系统，治疗前的准备工作对这一人群来说都是非常重要的。干预者必须对会话任务和活动深思熟虑，以便在干预沟通期间提供更多的交流机会。我们建议考虑增加建模、时间响应和临床反馈的机会，纳入同行模型，规划环境安排和任务选择。

在使用 AAC 进行功能性交流的 ASD 儿童中，建模已被证明使用通信板教授儿童语言理解和语言表达有效（Drager 等，2006）。

当与这一人群进行工作时，应该采用建模干预措施，以清楚地表明如何有效地使用 AAC 系统。例如，考虑图 10-4 中的方法。

时机是关键，因为物品的归还必须立即跟在沟通尝试之后，以明确建立沟通的有效性。对于表现出行为问题的使用者来说，这一点尤其重要，因为使用者必须了解到他们的 AAC 模式比不良行为（哭泣、发脾气等）更有效。此外，为了使任务具有启发性，所使用的玩具或活动必须是孩子所感兴趣的，因为每个孩子可能会被不同的事物所吸引。

有些孩子喜欢被挠痒痒，有些孩子则相反。一些孩子可能喜欢泡泡，而另一些孩子则相反。临床医生必须使用儿童的偏好物品。为了找到合适的玩具或物品，干预者可能会询问父母。临床医生也可以在房间里放置各种各样的玩具，并记录使用者选择玩什么。在使用建模干预时，重要的是在取消提醒之前确定使用者已经理解，以允许使用者更独立地演示使用（图 10-5）。

除了把建模作为一种提示策略外，干预者还应该采用一种从最少到最多的方法，以促进儿童使用多模态沟通策略的 AAC，见图 10-6（Finke 等，2017）。

这种方法除了语言模型和预期延迟外，还包括作为语言提示的提问题策略、语言暗示策略和图形建模策略（Finke 等，2017）。

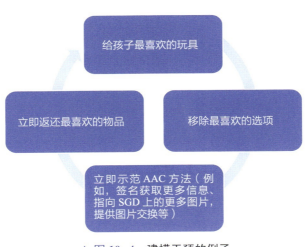

▲ 图 10-4　建模干预的例子
AAC. 辅助沟通系统；SGD. 语音生成设备

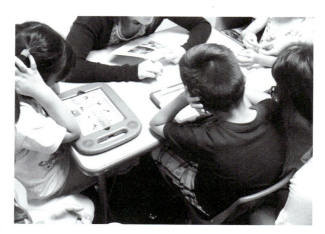

▲ 图 10-5　在小组干预设置中使用通信设备

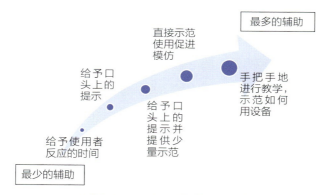

▲ 图 10-6　从最少到最多的辅助

　　在收集数据和评估治疗效果的同时，干预者必须考虑儿童所需的提示类型和提示数量。请记住，最终目标是促进儿童独立进行交流。

　　可能需要考虑在较长时间内，以最大限度地采取替代干预办法。虽然应该对每次会话是否成功进行评估，但 1～2 个月评估一次干预效果最好。

　　评估反馈会让您能够确定患者在使用 AAC 的状态中是否能够获得稳定的效果，这种循证评估为临床实践提供了良好的手段，并确定是否应尝试新的方法或当前的方法是否对使用者有用。一些方法可能比其他方法更合适，例如，辅助沟通，曾遭到美国言语语言听力协会等专业协会的质疑（2018）。

一些家长继续提倡使用身体支持的方法，比如通过手指和手腕来直接沟通。针对错误方法的直接反击必须由与 ASD 儿童打交道的专业人员引导，这包括家长教育和有效的基于循证的干预策略（Trembath 等，2016）。

选择合适和有效的治疗方法，以及与文化背景相适应的家长辅导，对于避免家长采用被质疑的方法至关重要。因此，干预者应在整个干预过程中对照护者保持敏感，优先考虑家长的参与和教育，并根据循证实践选择最能满足使用者及其家庭需求的治疗方法。

（一）整合同伴模型

当提倡使用 AAC 时，干预者应该考虑纳入正常发育儿童。通常，一个使用 AAC 的孩子可能是在他们的教室、家庭和社区中唯一不使用语言交流的人。纳入正常发育儿童可以帮助使用 SGD 的 ASD 儿童增加交流行为，同时也可以为正常发育儿童配备工具，以支持他们使用 AAC（Trottier 等，2011）。在适当的情况下，可以加强 AAC 的媒体宣传。

教育正常发育儿童如何使用 SGD 来支持他们的同龄人，以在教室中增加 SGD 的应用。研究表明，正常发育儿童与 ASD 儿童同时使用 SGD，可促进 ASD 儿童的交流、发出请求和增加评论，见图 10–7（Bourque 和 Goldstein，2020；Thiemann-Bourque 等，2017；Thiemann-Bourque 等，2018）。

如果在学校工作，干预者可以考虑给学生进行一次关于多样化的活动以介绍 AAC。虽然大多数孩子将平板电脑与游戏联系在一起，但干预者可以说明平板电脑真的可以用于交流。

我们经常告诉孩子们，当他们的同龄人使用 AAC 时，"平板电脑就是他们的声音"，有助于阻止孩子们经常因为好奇而拿走使用者的 AAC。试着问："如果有人把你的声音拿走了，你会有什么感觉？"与此同时，你要教育使用 AAC 的孩子进行自我辩护，这样孩子们就能学会掌控自己的声音。

将正常发育儿童与使用 AAC 的 ASD 儿童结合是有益的，使用 SGD 和 PECS 的方法可以帮助他们增加与 ASD 同龄人的交流，促进社交技能及社交参与（Thieman-Bourque 等，2016）。

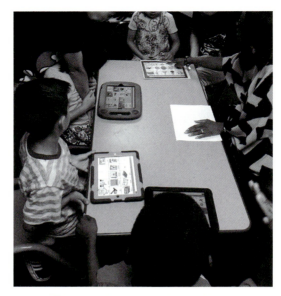

▲ 图 10-7　在教室环境中使用通信设备

（二）环境安排

在帮助 ASD 儿童使用 AAC 时，环境安排是关键。在干预过程中，确保儿童的设备触手可及（图 10-8）。将设备视为儿童能力的延伸，因为设备是儿童表达沟通的重要手段。

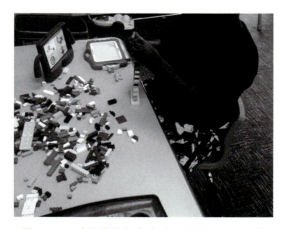

▲ 图 10-8　确保通信设备在孩子们触手可及的地方

干预者在与使用 AAC 的儿童一起工作时，环境因素很重要，见表 10-1。例如，临床医生可以用水活动代替感觉游戏，或用不太可能妨碍 AAC 使用的感觉任务代替面霜膏。

表 10-1　适用于 AAC 使用者的临床医生干预活动的例子

活动目标	选择初始任务	调整任务
使用载体短语标记动物	我会把玩具动物藏在面霜里，以融入感官元素	将玩具动物藏在干豆或意大利面中，不会对辅助沟通系统（AAC）使用产生不利影响的相同任务
在游戏中增加评价	我会用手指来画画，因为这很有趣，也具有互动性	使用蜡笔或彩色铅笔完成同样的任务，并空出手指使用 AAC
提高游戏技能	我不需要孩子完全掌握 AAC，只关注他的游戏过程	将 AAC 放在触手可及的地方，以便进行交流及游戏
目标和适应过程		

治疗金语

干预建议

当使用基于循证的干预方法时，语言成分少水平的 ASD 儿童在主动性交流方面得到了更多的改善，它共同关注游戏、SGD 和丰富的 AAC 环境（Kasari 等，2014）。

怎么做？将图片添加到 AAC 中，可以使交流更为融合，可以拓宽沟通者的交流环境，利于他们日常交流，尤其是对于口头交流困难的人。

使用 AAC 的学生不仅能够看懂文本，而且能够理解语音的意义，还在自然环境中给予了阅读和拼写的机会。将图片添加到 AAC 中，以帮助他们提高对设备符号的熟悉程度，可以鼓励孩子在家里使用，进行类似的操作（图像及标识）。

主动学习任务

确定环境中要为其创建符号和标签的三个事物。根据可用的物品，你可以使用钢笔、铅笔、纸张颜色或打印品。

治疗金语

尝试将 AAC 合并到活动任务中。将使用者端 SGD 的页面复制成黑色和白色，并让使用者端将图标着色以匹配他 / 她的设备。在进行主动干预任务时，这个匹配任务让使用者有机会更加熟悉设备图标。

治疗金语

研究表明，干预者可以使用准备、提供、等待和回应的策略来增加 ASD 学生的社交活动（Douglas 和 Gerde，2019；Douglas 等，2013；Douglas 等，2014）。步骤如下。

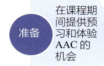 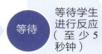 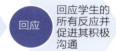

准备：在课程期间提供预习和体验 AAC 的机会

提供：通过引导、提问和评论提供交流的机会

等待：等待学生进行反应（至少 5 秒钟）

回应：回应学生的所有反应并促进其积极沟通

治疗金语

提前完成阅读任务。在进行图书分享的干预计划时，确保在孩子的设备上提前添加关键词汇或符号并学会使用，这样孩子就有更多的机会积极参与图书分享活动。在阅读任务之前、之后或相应扩展任务时，尽量让孩子使用相同的词汇。增加专题讨论，为了让干预者和使用 AAC 的孩子都能够进行多次尝试，鼓励干预者和孩子对同一话题各抒己见。

可以在 YouTube 上找到儿童书籍，考虑以多种方式参与图书分享活动，以帮助提高参与度，因为许多孩子可能会更积极地参与数字媒体活动，提供这两种选择也提供了多种交流机会（图 10-9）。

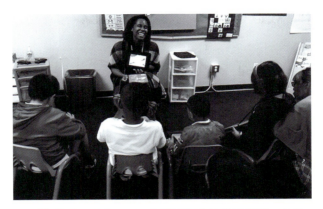

▲ 图 10-9　**Dr.Belinda** 正在用标准的书板阅读一本书
在平板电脑上展示 YouTube 网站

主动学习任务

　　选择一本可以用于干预的传统儿童读物。预先添加一些关键词，以便为孩子提供最具沟通性的尝试，最多选择 10 个单词和（或）短语，接下来，创建孩子可以用来沟通的词汇表。

六、总结

对于那些言语表达能力欠佳的 ASD 患者，应该考虑使用 AAC。

在选择合适的系统时，干预者应该考虑语言、操作、社交和决策的能力。

应尊重文化和语言差异，以确保使用者和家庭支持 AAC 的使用，并理解如何跨语境使用该系统，以获得最佳效果。

适当整合 AAC 可以显著提高语言成分低水平的 ASD 患者的交往能力，减少不良行为，促进愿望和需求的表达。

在许多情况下，使用多种表达性沟通方法（手语、近似语言、手势和 SGD）会产生最积极的效果。

考虑使用 AAC 的干预者应该花时间研究文献，以确定最佳的方案。

从事 ASD 儿童 AAC 干预的人员，应接受专业的继续教育，以提高自己实践的有效性和实施干预的信心。

沿途反思

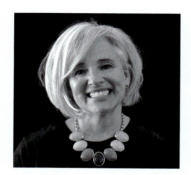

Margaret Vento-Wilson 博士

ASD 是一种持续终身的神经发育性障碍，社交沟通障碍是核心症状之一。对于许多 ASD 患者来说，自然语言对个体而言很重要，可以是极低语言水平的存在，甚至是完全未发展（Tager-Flusberg 和 Kasari，2013）。

在过去的几十年里，研究领域随着对残疾看法的转变而不断拓宽，人们不再将 ASD 定义为严重的沟通障碍，而视其为具有更为迫切沟通需求的状态。满足这些需求是 SLP 在面对不同的患者和环境中肩负的重要职责。

我的 ASD 临床经验是在一所小学获得的，当时我作为一名 SLP，参与了一个以 ASD 为重点的特殊教育项目。这个项目的学生需要持续的支持，许多人没有表现出自然语言或有限的自然语言，以至于他们的沟通需求和沟通能力之间存在着显著的差距。我的日常临床工作都是为了缩小这一差距，这经常涉及 AAC 的引入。

我常常希望在成为 SLP 的第一天，走进办公室时，就会意识到一些尤为重要的事。因此，我向未来的从业人员提出以下建议，以便他们在开始职业生涯时，就能牢记一些我花了多年时间才形成的核心信条。

- 关注不同：该点至关重要，会影响到孩子后续的发展。一旦遇到幼儿开始表现出高度的沟通支持需求，或 ASD 患者和具有复杂沟通需求的人找到你，就应立即引入 AAC。

- 潜力无处不在：无论年龄或状态如何，在向某人介绍 AAC 之前，都不需要他是否具备某种能力。因为辅助沟通系统是多维的，每个人都有适合自己的选择。将这一理念带入临床工作中，可以验证这样一个原则，即交流不是一种特权，而是一项基本人权，所有人都应享有这一权利。

- 探索参与模式：这种模式更能体现出《国际功能、残疾和健康分类》（ICF）的社会功能。虽然它最初可能看起来很复杂，但将其纳入你的实践中，可以指导你与 ASD 患者和具有复杂交流需求的人一起工作，并有助于改善功能。

- 坚持到底：辅助沟通是一个长期的过程。ASD 患者和具有复杂交流需求的人必须同时掌握辅助沟通系统和自己的语言。进展往往是渐进的，随着时间的推移，这些渐进的步骤会逐渐增加。无论何时引入辅助沟通技术，都要有耐心并坚持不懈。

- 清晰认知：语言有限或缺乏自然语言并不等于无话可说。相反，忽略了恰当的沟通往往会导致无法说话。

我希望这些建议对作为新从业者的你有所帮助，当然，对我来说也有帮助。然而，我认识到，你们每个人都必须开辟自己的道路，遭遇自己的错误，体验自己的成长，这就是学习的内化方式。

也许这些建议可以提供一些有效的信息，当您不确定如何继续或已经无计可施时，您可以在某个时候重温这些信息。

无论如何，预祝您在临床工作中一切顺利，因为我们所做之事，无论是宏大或是微小，都具有重要的意义。

Margaret Vento-Wilson 博士

言语语言病理学助理教授

加利福尼亚州立大学长滩分校

测试题

1. 判断题：对于使用 AAC 的孤独谱系障碍儿童，干预专家应该采用一种最具启发性的方法。

2. 有效导航 AAC 设备的能力被称为什么？

A. 操作能力　　　　B. 语言能力　　　　C. 社会能力　　　　D. 策略能力

3. 教你的使用者在出现沟通障碍时坚持修复，这是一个有关什么能力的例子？

A. 操作能力　　　　B. 语言能力　　　　C. 社会能力　　　　D. 策略能力

4. 判断题：只有在尝试语言交流失败至少 1 年之后，才应该使用 AAC。

5. 判断题：纳入典型的同龄人可以鼓励使用 AAC 的孤独谱系障碍儿童产生更多的同伴导向的交流和增加同伴参与。

6. AAC 模式包括哪些?

A. SGD　　　　　　B. PECS　　　　　　C. 铅笔和纸　　　　D. 以上都是

7. AAC 是什么?

A. 替代性的增强沟通　　　　　　　　B. 补充替代交流

C. 替代性增强能力　　　　　　　　　D. 调整后的替代沟通

参考文献

[1] American Speech-Language-Hearing Association. (2018). *Facilitated Communication*. Rockville, MD: ASHA. doi:10. 1044/policy.PS2018-00352.

[2] Angelo, D. (2000). Impact of augmentative and alternative communication devices on families. *Augmentative and Alternative Communication* 16 (1): 37-47.

[3] Barokova, M., Hassan, S., Lee, C. et al. (2020). A comparison of natural language samples collected from minimally and low-verbal children and adolescents with autism by parents and examiners. *Journal of Speech, Language, and Hearing Research* 63 (12): 4018-4028.

[4] Bourque, K. and Goldstein, H. (2020). Expanding communication modalities and functions for preschoolers with autism Spectrum disorder: secondary analysis of a peer partner speech-generating device intervention. *Journal of Speech, Language, and Hearing Research* 63 (1): 190-205.

[5] Cress, C.J. and Marvin, C.A. (2003). Common questions about AAC services in early intervention.

AAC: Augmentative and Alternative Communication 19 (4): 254-272.

[6] DeCarlo, J., Bean, A., Lyle, S., and Cargill, L. (2019). The relationship between operational competency, buy-in, and augmentative and alternative communication use in school-age children with autism. *American Journal of Speech-Language Pathology* 28 (2): 469-484.

[7] Donaldson, A., Corbin, E., and McCoy, J. (2021). "Everyone deserves AAC": preliminary study of the experiences of speaking autistic adults who use augmentative and alternative communication. *Perspectives of the ASHA Special Interest Groups* 6 (2): 315-326.

[8] Douglas, S. and Gerde, H. (2019). A strategy to support the communication of students with autism Spectrum disorder. *Intervention in School and Clinic* 55 (1): 32-38.

[9] Douglas, S., Light, J., and McNaughton, D. (2013). Teaching paraeducators to support the communication of young children with complex communication needs. *Topics in Early Childhood Special Education* 33 (2): 27-37.

[10] Douglas, S., McNaughton, D., and Light, J. (2014). Online training for paraeducators to support the communication of young children. *Journal of Early Intervention* 35 (3): 223-242.

[11] Douglas, S., Biggs, E., Meadan, H., and Bagawan, A. (2021). The effects of Telepractice to support family members in modeling a speech-generating device in the home. *American Journal of Speech-Language Pathology* 30 (3): 1157-1169.

[12] Drager, K., Postal, V., Carrolus, L. et al. (2006). The effect of aided language modeling on symbol comprehension and production in 2 preschoolers with autism. *American Journal of Speech-Language Pathology* 15 (2): 112-125.

[13] Finke, E., Davis, J., Benedict, M. et al. (2017). Effects of a least-to-Most prompting procedure on multisymbol message production in children with autism spectrum disorder who use augmentative and alternative communication. *American Journal of Speech-Language Pathology* 26 (1): 81-98.

[14] Ganz, J. (2015). AAC interventions for individuals with autism spectrum disorders: state of the science and future research directions. *Augmentative and Alternative Communication* 31 (3): 203-214.

[15] Kasari, C., Kaiser, A., Goods, K. et al. (2014). Communication interventions for minimally verbal children with autism: sequential multiple assignment randomized trial. *Journal of the American Academy of Child and Adolescent Psychiatry* 53 (6): 635-646.

[16] Koegel, L., Bryan, K., Su, P. et al. (2020). Definitions of nonverbal and minimally verbal in research for autism: a systematic review of the literature. *Journal of Autism and Developmental Disorders* 50 (8): 2957-2972.

[17] Kovacs, T. (2021). A survey of American speech-language Pathologists' perspectives on augmentative and alternative communication assessment and intervention across language domains. *American Journal of Speech-Language Pathology* 30 (3): 1038-1048.

[18] Light, J. and Drager, K. (2007). AAC technologies for young children with complex communication needs: state of the science and future research directions. *Augmentative and Alternative Communication* 23 (3): 204-216.

[19] Light, J. and McNaughton, D. (2014). Communicative competence for individuals who require augmentative and alternative communication: a new definition for a new era of communication? *Augmentative and Alternative Communication* 30 (1): 1-18.

[20] Mandak, K., O'Neill, T., Light, J., and Fosco, G.M. (2017). Bridging the gap from values to actions: a family systems framework for family-centered AAC services. *Augmentative and Alternative Communication* 33 (1): 32-41.

[21] Meadan, H., Ostrosky, M., Triplett, B. et al. (2011). Using visual supports with young children with autism Spectrum disorder. *Teaching Exceptional Children* 43 (6): 28-35.

[22] Meer, L. and Rispoli, M. (2010). Communication interventions involving speech-generating devices for children with autism: a review of the literature. *Developmental Neurorehabilitation* 13 (4): 294-306.

[23] Nunes, D. (2008). AAC interventions for autism: a research summary. *International Journal of Special Education* 23 (2): 17-26.

[24] Parette, H.P., Brotherson, M.J., and Huer, M.B. (2000). Giving families a voice in augmentative and alternative communication decision-making. *Education and Training in Mental Retardation and Developmental Disabilities* 35 (2): 177-190.

[25] Parette, P., Huer, M., and Wyatt, T. (2002). Young African American children with disabilities and augmentative and alternative communication issues. *Early Childhood Special Education* 29 (3): 201-207.

[26] Quill, K. (1995). Visually cued instruction for children with autism and pervasive developmental disorders. *Focus on Autistic Behavior* 10 (3): 10-20.

[27] Romski, M., Sevcik, R., Barton-Hulsey, A., and Whitmore, A. (2015). Early intervention and AAC: what a difference 30 years makes. *Augmentative and Alternative Communication* 31 (3): 181-202.

[28] Sanders, E., Page, T., and Lesher, D. (2021). School-based speech-language pathologists: confidence in augmentative and alternative communication assessment. *Language, Speech, and Hearing Services in Schools* 52 (2): 512-528.

[29] Stiegler, L. (2007). Discovering communicative competencies in a nonspeaking child with autism. *Language, Speech, and Hearing Services in Schools* 38 (4): 400-413.

[30] Tager-Flusberg, H. and Kasari, C. (2013). Minimally verbal school-aged children with autism spectrum disorder: the neglected end of the Spectrum. *Autism Research: Official Journal of the International Society for Autism Research* 6 (6): 468-478.

[31] Thiemann-Bourque, K., Brady, N., McGuff, S. et al. (2016). Picture exchange communication system and pals: a peer-mediated augmentative and alternative communication intervention for minimally verbal preschoolers with autism. *Journal of Speech, Language, and Hearing Research* 59 (5): 1133-1145.

[32] Thiemann-Bourque, K., Guff, S., and Goldstein, H. (2017). Training peer partners to use a speech-generating device with classmates with autism Spectrum disorder: exploring communication outcomes across preschool contexts. *Journal of Speech, Language, and Hearing Research* 60 (9): 2648-2662.

[33] Thiemann-Bourque, K., Feldmiller, S., Hoffman, L., and Johner, S. (2018). Incorporating a peer-mediated approach into speech-generating device intervention: effects on communication of preschoolers with autism Spectrum disorder. *Journal of Speech, Language, and Hearing Research* 61 (8): 2045-2061.

[34] Trembath, D., Paynter, J., Keen, D., and Ecker, U. (2016). "Attention: myth follows!" facilitated communication, parent and professional attitudes towards evidence-based practice, and the power of misinformation. *Evidence-Based Communication Assessment and Intervention* 9 (3): 113-126.

[35] Trottier, N., Kamp, L., and Mirenda, P. (2011). Effects of peer-mediated instruction to teach use of speech-generating devices to students with autism in social game routines. *Augmentative and Alternative Communication* 27 (1): 26-39.

[36] White, E., Ayres, K., Snyder, S. et al. (2021). Augmentative and alternative communication and speech production for individuals with ASD: a systematic review. *Journal of Autism and Developmental Disorders* 51 (11): 4199-4212.

拓展阅读

[1] O'Neill, T., Light, J., and McNaughton, D. (2017). Videos with integrated AAC visual scene displays to enhance participation in community and vocational activities: pilot case study with an adolescent with autism Spectrum disorder. *Perspectives of the ASHA Special Interest Groups* 2 (12): 55-69.

第 11 章　实践范围考虑和服务提供模式

Scope of Practice Considerations and Service Delivery Models

闫文洁　**译**

学习目标

通过阅读本章，干预人员将能够达到以下目标。

1. 定义跨专业教育（interprofessional education，IPE）和跨专业实践（interprofessional practice，IPP）。

2. 描述与参与孤独谱系障碍（autism spectrum disorder，ASD）儿童治疗过程中的其他专业人员合作的方法。

3. 比较个体治疗和团体治疗对 ASD 患者的利弊。

4. 列举出至少两种不同的 ASD 患者干预模式。

5. 说明选择合适的干预模式对 ASD 患者及其家庭的重要性。

要成功、有效地为 ASD 患者及其家庭服务，关键在于理解合作的重要性。跨专业实践（interprofessional practice，IPP）是指联合多个健康领域的专业人员，为具有多领域功能需求的患者（如 ASD 患者）提供最佳服务（Johnson 等，2016；Morrison 等，2011）。跨专业教育（interprofessional education，IPE）是指相关学科领域的同事之间相互传授及学习知识，共同决策并为患者提供最佳服务（世界卫生组织，2010；Johnson 等，2016；Neubauer 等，2014）。对于具有复杂需求的学生，如 ASD 患者，跨专业教育明确定义了每个专业人员的职责范围，并强调与其他专业人员角色相重叠的地方，以减少重复冗余的治疗（Christopherson 等，2015；Neubauer 等，2014）。由于合作需要所有参与的专业人员具备共同的知识基础，跨专业教育为团队提供了共享的专业术语和语境，有助于促进团队决策和沟通（Christopherson 等，2015；Lytle 等，2003；Neubauer 等，

2014）。对于 ASD 学生，尤其是那些需要从多个专业人员那里接受不同服务的学生，寻求基于合作的干预，而不是传统的独立干预尤为重要。

主动学习任务

您是否熟悉与支持 ASD 患者相关的学科领域？联系以下领域的专业人员，并询问：您从事什么职业？您是如何为孤独谱系障碍患者提供支持的？

专业人员	这个人在这个行业工作了多长时间	这个人为孤独谱系障碍患者工作多久了	这个人是如何支持孤独谱系障碍患者的
言语语言病理学家			
体适能老师			
特殊教育老师			
专业治疗师			
心理学家			
应用行为分析治疗师			
学生示例			

反思：您对各种专业人员支持 ASD 患者的方式有什么了解？您之前了解了哪些内容，又在学习中收获了什么新知识？考虑到您目前或未来的工作环境，您可以设想与哪些专业人员合作，从而为 ASD 患者提供全面、协作的干预服务？

跨专业实践是指 2 个或以上的专业人员（无论专业级别如何）合作，从而改善患者结局和照护质量（世界卫生组织，2010）。可以有把握地说，跨专业教育是跨专业实践的基础。您需要了解其他专业人员在支持 ASD 患者方面的工作内容，才能确定您的专业知识在哪方面可以最好地满足患者的整体需求，以及您的专业领域和您同事的专业领域交叉的部分（图 11-1）。

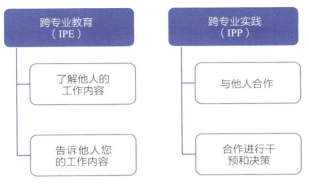

▲ 图 11-1 跨专业教育与跨专业实践的比较

主动学习任务

在第 1 章中，有一个主动学习任务要求思考您的专业实践范围。利用这些信息，制作一份与您的专业相关的演讲稿和（或）宣传资料，让其他领域的专业人员了解您在干预 ASD 患者过程中的角色。确保您使用适当的语言，避免使用专业术语，以便其他专业人员能够理解。

准备好后，与其他专业领域的同事分享您的作品，并请他们对您提供的信息进行 1~5 分的评分（1 分代表不清晰，5 分代表非常清晰）。为了更清晰地呈现这些信息，您有什么建议？

一、沟通时应考虑的因素

沟通是与专业人员合作时的关键。如何确保合作有意义且有效？

• 确认态度：您对待他人是否真正持合作态度，欢迎他人的参与？还是您认为自己是"负责人"，期望他人顺从您的意愿？您的态度非常重要！在合作中，每个人都扮演着关键的角色。请确保提醒自己，每个人都有价值，都能为团队做出贡献。大家的目标是一致的——成功地干预 ASD 患者。将这个目标置于首位。

- 少即是多：作为专业人员，您可能会有冲动分享您所了解的每一个细节。请避免这样做！通常情况下，过多的信息会让人感到不知所措，他们可能会关闭心扉。更多不一定意味着更好。相反，应该选择分享最有意义的（"活性成分"）、可以产生重要影响的信息。

- 分享胜利的喜悦：干预 ASD 患者可能具有挑战性，因此每一次胜利都需要庆祝，这是团队看到患者进步的时刻，有助于团队在干预的路上继续前进，尤其是在面对具有挑战性的案例时。

- 平衡学习和教学：同样重视学习其他领域知识的机会，就像您向他人介绍自己领域知识一样重要。通常情况下，了解他人的角色可以帮助您更好地发挥自己的作用。总的来说，为了建立良好的合作，既要做好学生，也要做好教师。

二、服务提供模式

（一）培训项目

尽管培训内容和评估方法各不相同，但这类项目的重点是培训 ASD 患者的照顾者，其目的是在儿童被诊断为 ASD 后，教育照顾者为儿童提供支持的方法，满足儿童的康复需求（Dawson-Squibb 等，2019）。有证据表明，这类培训项目可以减轻父母的压力，并使整个家庭受益（Kasari 等，2015）。

在为 ASD 学生的家长开发培训计划时，目标应该是提高家长对 ASD 和正常发育里程碑的认识，并提供策略，帮助家长更好地参与孩子的活动，以提升语言、游戏能力和活动参与度。以下是洛杉矶言语和语言治疗中心开发的家长专业合作培训课程中的一些单元主题的示例。

- 什么是 ASD ？
- 正常的言语和语言发展：您对孩子的期望是什么？
- 间接的语言刺激。
- 直接的语言刺激。
- 游戏的重要性。
- 了解个别化教育计划（individual education plan，IEP）的过程。

- 作为沟通工具的读写能力。

- 通过音乐和运动促进言语和语言发展。

- 行为管理方法。

- 增强交替交流促进疗法。

- 家长倡议。

（二）中介干预方法

中介干预方法可能适用于希望积极参与治疗并能够直接进行指导和培训的照顾者。这种方法涉及整个家庭，包括父母和兄弟姐妹，他们将接受基于循证的干预方法培训，这为技能训练的推广普及带来了希望（Pacia 等，2021）。这些照顾者随后成为干预者，而不仅仅是观察者。对于 ASD 幼儿，有证据表明，父母介导的干预方法可以积极促进家庭成员的共同参与，尤其是在父母的认同感、参与度和干预策略应用增加的情况下（Gulsrud 等，2015）。对于通过早期筛查工具被确定为有 ASD 风险的幼儿，研究表明每周指导父母并由父母介导的干预可以提高幼儿的社交沟通能力，减轻 ASD 症状的严重程度（Tanner 和 Dounavi，2020）。在对 ASD 儿童进行早期干预时，有多种可供选择的父母介导的干预方法，我们鼓励干预人员评估 ASD 的严重程度、亲子互动风格和父母压力等因素，以确定父母介导的干预是否合适和有效（Oono 等，2013）。

研究表明，对患有 ASD 的儿童和青少年进行父母介导的干预，可以对沟通、认知和社会情感技能产生积极影响，整体改善父母和儿童的技能水平（Koly 等，2021）。研究还表明，家长教育本身可以减轻家长的压力，而实践指导和家长介导的干预方法似乎可以改善儿童的社交发展（Kasari 等，2015）。考虑患者父母的需求是满足家庭需求并提供适当干预的一个重要方面。有时，家长教育可能意味着在课程结束时进行 5～10 分钟的详细说明。有时，它可能意味着提供一份资料或发送一段视频给家长，让他们在最适合自己时间安排的时候进行查阅。

那么，如何确定哪种方法是最好的？您必须对每个患者和家庭的具体情况进行评估，最重要的是满足他们的需求。请记住，您对同一个家庭的干预方法可能会随着情况的变化而改变。例如，请想象以下主动学习任务中的案例。

主动学习任务

    John 是一个 4 岁的 ASD 儿童，同时也是家里唯一的孩子。他接受了早期干预服务，干预的目标主要是增加联合注意、提升游戏能力和活动参与度。自从 John 在 4 个月前开始接受您的治疗以来，他在语言表达方面取得了巨大的进步，已经从使用单个单词发展到能够使用短语表达。他的母亲 Jackie 对他的进步感到非常高兴。作为一位全职家庭主妇，她积极地参与每一次治疗。

- 根据以上背景信息，最适合这个家庭的方法可能是什么，为什么？
- 在过去的 3 个月里，Jackie 开始异常地缺席治疗或迟到。您了解到她伴侣的父亲脑卒中了，她最近一直在帮忙照顾他。此外，她还计划在未来几个月内再生一个孩子。
- 根据上述情况的变化，最适合这个家庭的方法可能是什么，为什么？

    除父母介导的干预外，在某些情况下，兄弟姐妹介导的干预可能是更为理想的选择。根据患者的家庭情况和兄弟姐妹的年龄差异，兄弟姐妹可能可以成为 ASD 儿童乐意接触的同伴，这种干预方法在一些家庭环境中可能是必要的。类似的方法已经在其他疾病儿童（如注意缺陷多动障碍的儿童）中使用，以教授他们积极的行为和社交技能（Daffner 等，2019）。对正常发育的兄弟姐妹进行培训，教他们与家庭中的 ASD 患者进行互动，可以积极改善 ASD 患者的联合注意和社交行为（Tsao 和 Odom，2006）。兄弟姐妹介导的干预在训练 ASD 幼儿模仿技能方面取得了良好效果，父母和兄弟姐妹在训练后都报告了较高的满意度（Walton 和 Ingersoll，2012）。对于主动语言能力有限的 ASD 儿童，对正常发育的兄弟姐妹进行培训，以引导患者的语言行为，可以增加患者的语言输出，这表明兄弟姐妹介导的干预以及兄弟姐妹的参与可以对 ASD 儿童产生积极的影响（Spector 和 Charlop，2018）。通过成人录制的视频向兄弟姐妹展示适当的策略来促进患者的游戏行为，确实可以使正常发育的兄弟姐妹通过适当的游戏和参与行为促进与 ASD 患者的合作游戏（Neff 等，2017）。

如何判断是否适合让兄弟姐妹参与 ASD 儿童的干预？在考虑是否采用兄弟姐妹介导的方法时，需要考虑正常发育的兄弟姐妹是否有相应的气质、天性和耐心（图 11-2）。如果您认为兄弟姐妹具备相应的气质、天性和耐心，那么可以继续进行。如果他们不具备这些特质，考虑采用其他方式让正常发育的兄弟姐妹了解 ASD，例如将他们介绍给一个为有 ASD 兄弟姐妹的儿童提供支持和建议的小组，在小组中可以相互交流建立关系的方法，顺带学习（Lock 和 Finstein，2017）。此外，您可以偶尔向兄弟姐妹提供信息，解释如何更好地在家中进行干预或如何设定界限。

（三）个体或团体服务

为 ASD 学生提供的服务可以是个体服务，即只有患者和干预人员参与，也可以是团体服务，即干预人员同时为 2 个或 2 个以上的 ASD 和（或）其他障碍的学生提供治疗，这两种形式都有其优点。个体服务可以直接根据患者的独特需求提供定制治疗，而团体服务则为 ASD 学生提供了同伴交往和对话的机会，对于那些同伴交往能力有限的学生来说，这种形式的服务非常有帮助。

团体的人数可以为 2 人一组到 6 人一组，共同参与合作任务。确定团体人数时，需要考虑到学生们的个人情况。包括以下几个方面。

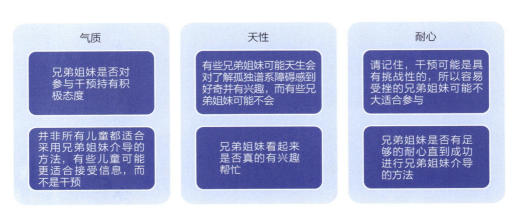

▲ 图 11-2　气质、天性和耐心

- 语言水平：理想情况下，学生的表达性和接受性语言能力应该相似。这有助于充分利用团体干预时间，并为同伴之间的社会交往创造最多机会。

- 行为需求：在考虑行为问题时，需要注意不要把几个有严重行为问题的孩子放在同一个团体里。或者，您可以减少团体的人数，例如只有两个学生，这样您有能更好地管理干预过程中的行为需求。

- 注意力：您还应该考虑学生的注意力水平。注意力不集中的学生可能在人数更少的团体中表现更好，因为他们等待轮到自己的时间变短了。

- 同伴的相处：最后，您必须牢记学生们之间是否能和谐相处。例如，要注意那些在课堂上可能有对抗性行为的学生，避免将他们放在同一个团体中进行干预。

最终，选择何种服务形式应该根据患者的需求来决定，不同的临床医生对最终的干预方式可能会有不同的观点，但您应该依据您的临床判断，并征求主要利益相关者的意见，对团体的安排做出适当的决策。

（四）干预的设定

治疗金语			
有效团体干预课程的实用技巧			
吸引人的任务	**轮流参与**	**同伴互为老师**	**环境安排**
• 确保您的课程活动有趣和有吸引力 • 如果可以的话，使用的材料要有吸引力——大尺寸的、色彩鲜艳的图像和（或）教具	• 让每个学生都有机会参与 • 随机选择学生轮流参与，但要保证每个学生参与的时间是相同的	• 在适当的时候让同龄人共同参与 • 让同龄人互相提问，互相指导，并互相回应	• 确保所有学生都能直接看到您和正在使用的课程材料 • 需要更多行为管理的患者应该离您更近，以便进行管理

团体环境可以有效吸引患者参与，既可以提高训练效率，又能适当满足患者的需求（图11-3）。对于ASD患者来说，有多种多样的干预环境和方式可供选择。

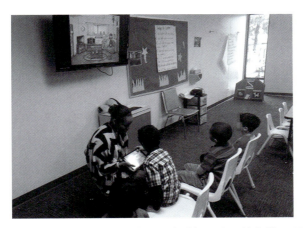

▲ 图 11-3 干预人员同时对 4 名孤独谱系障碍儿童进行训练，他们的干预目标相似，包括增加动词的使用、学习同伴间的轮替和遵循简单的指令

将行为需求更高的儿童安排在中间位置，这样可以防止他们离开位置，并提高参与度和积极性。团体环境可以有效吸引患者参与，既可以提高训练效率，又能适当满足患者的需求

1. 拉出式服务　拉出式个体服务通常是最常见的，并且对于新手临床医生来说尤为常见，他们通常在进行这种临床治疗方法的同时可以最大限度地接受监督和训练。这种服务方式将儿童从他们的日常环境中带到传统的临床办公室环境中进行干预。在这种环境中，干预人员通常具有最大限度的控制权——可以决定干预地点和使用的材料，而且通常不会受到太多干扰。这种环境允许干预人员根据患者的独特需求进行个性化的准备。

通常情况下，这种个性化的直接干预有助于干预人员在结构化的环境中引入和培养技能，然后再在患者日常的自然环境中评估这项技能的可推广性。例如，对于以社交技能为训练目标的 ASD 学生，您可以在一对一的诊所环境中进行目标明确的、按步骤进行的训练，然后进行角色扮演，让学生在安全的环境中练习技能并获得有针对性的反馈。随后，您可能会选择在诊所之外的环境中训练目标技能，以实现技能的泛化和熟练应用，从而确保学生能够在不同的环境中都掌握该技能。

2. 推入式服务　推入式服务通常是与教师、专业治疗师和资源专家等主要利益相关者进行合作。这种模式通常在学校的教室里进行（图 11-4）。干预人员会进入教室与孩子一起进行训练，而不是将孩子单独带出教室接受训练。这种选择为干预人员提供了与班级教师直接合作的理想机会，从而能够在学习环境中帮助学生。研究表明，经过有针对性的培训后，助教在学校环境中可以有效地对ASD学生进行干预（Walker等，2020）。这种培训特别适用于学校环境，因为整体干预措施直接在班级中进行。推入式服务还提供了观察同伴互动的机会，使同伴也有机会参与干预，在适当的情况下，还可以同时消除他们对服务于ASD患者的专业人员的偏见。

主动学习任务

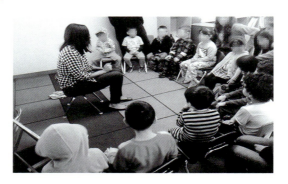

干预人员在整个团体环境中提供推入式服务

三、在学校环境中成功合作的七个步骤

合作从来都不是一件容易的事，特别是当您习惯于独立工作时。然而，对于ASD患者来说，我们要知道合作是有效且非常必要的。以下是一些步骤，可以帮助您创建一个经过精心规划和执行的合作方案。

①从小处着手：通常情况下，干预人员会制订一个大计划。但要记住，从每天要做的事情开始是很关键的。您需要评估进展情况，并在过程中进行修改。

②从近处着手：与拥有类似互补目标的人合作。在学校系统中，这个人可能是资源专家或班级老师，他们的主要职责是确保学生在学业上取得好成绩。

③共享目标：本书第4章讨论了闭门造车式工作方式。避免闭门造车式工作的一个方法是确保有一个共同的目标。可以在为学生举办的年度特殊教育会议上进行讨论，并根据您和合作伙伴的需求进行修改。

④创新精神：跳出常规思维，勇于尝试新的方法。经过深思熟虑并付诸实践后，您将会获得令人惊喜的结果。

⑤坚持并保持频率：一旦您开始合作达成一个共同的目标、活动或评估，记住要坚持不懈。改变从来都不是一件容易的事，而且往往需要时间。不要放弃，坚持下去直到您的努力得到回报。

⑥好奇探索：花时间去了解您的合作伙伴关注的重点。在与他们一起工作时，如果您对某项任务的目的不确定，请直接询问。更好地了解团队中其他人的角色，将有助于您接受各种可能性。

⑦尊重他人：简单地说，即使团队中没有"我"，每个成员都有其价值和贡献。

（一）居家服务

一些干预人员可能会进入 ASD 儿童及其家人的家中，这种服务方式被称为居家服务。可以将部分干预方法应用在自然环境中，在自然的环境中学习，这些干预方法包括在 ASD 行为干预中采用的一些策略（LeBlanc 等，2006）。居家服务对于实施家长辅导和（或）家长培训可能非常有帮助。此外，这种服务模式还可以让其他主要利益相关者，如兄弟姐妹、（外）祖父母和其他家庭成员，更多地参与并了解可以在家庭环境中实施的干预方法。

主动学习任务

将这些负面的陈述改为积极的陈述。在这种情况下，如何调整才能最好地服务您的患者和家庭？

居家"挑战"	居家优势
家里的狗总是在训练期间打扰我们	选择 1：我可以将狗作为奖励，通过努力训练来获得短暂休息，即"与狗玩耍的时间" 选择 2：我可以用狗的存在激励患者使用语言完成任务；例如，告诉狗你看到了什么
患者的孪生兄弟总是想参与治疗，但却"接管"了治疗	
患者的父母在一旁观察，但没有参与其中	
患者的家人总是在我过来时吃晚饭	
学生示例	

治疗金语
许多干预人员习惯携带自己的治疗包到孩子的家中，包里装满了玩具和吸引人的干预工具。从本质上讲，他们试图通过在一对一的环境中将儿童与外界隔离，以再现诊所的环境。然而，在家庭干预环境中，我们请您不要这样做！相反，请评估孩子所处的环境！并视"干扰因素"为宝贵的资源，在环境中开展干预，而非忽视环境。在家庭环境中，与主要照顾者合作至关重要。

提示：干预者可能只考虑到患者与临床医生之间关系。

在家庭环境中，可能发生包括兄弟姐妹在观看电视、父母在打扫和做饭以及外出等活动。拓宽家庭活动的范围，拓展更多的可能性（图 11-4）。如何利用家庭环境中的不确定因素，使其成为有利条件拓展（EXPAND）您的干预？

• E：鼓励（encourage）家庭成员参与。展现热情和亲和力，邀请家庭成员与您一起参与干预。为干预过程定下基调，即让他们意识到干预不只是您和患者共同参与的过程，而是患者、家庭成员和您共同参与的过程。

• X：期待（expect）意外事件的发生！家庭中发生的事情是不可预测的，所

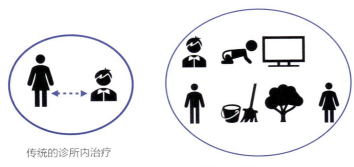

传统的诊所内治疗

▲ 图 11-4　居家治疗的考虑因素

以您的方法需要具备灵活性，而不要认为发生的事情会造成不便。如果一位家长需要走到街角去拿邮件，就和他／她一起去，并告诉他们即使是短暂的散步也可以成为丰富语言的机会。抓住机会，将您的干预融入环境中。

- P：关注（prioritize）进步而不是追求完美。干预过程中的状态可能会有起伏。帮助家庭认识到每一次小的进步，对于照顾者保持认同感并积极支持干预至关重要。

- A：利用（anticipate）自然环境中的物品，例如儿童自己的玩具、书籍或在日常任务中使用的常见的物品。充分利用丰富语言的机会，例如在叠衣服时进行交流。

- N：引导（navigate）解决遇到的问题。反复询问家长的担忧，并在示范您的方法时详细解释您的做法。

- D：在使用基于循证证据的干预方法时，减少（decrease）对完美复制干预方法的追求，而是考虑患者所处的自然环境，增加干预的灵活性，以便在您离开后，照顾者可以继续使用这种方法，实现更多目标。

（二）远程实践

远程实践或远程干预（表 11-1），不仅可以为那些居住在农村或资源匮乏地区、难以获得接触干预和专业人员机会的人提供了服务，而且还可以通过减少通勤时间、减少照顾者工作时间的损失，来节省成本并减轻照顾者的负担（Cason

和 Cohn，2014；Tindall 和 Huebner，2009；Meadan 等，2017）。研究结果显示，与面对面的治疗相比，远程治疗的失约次数明显减少，对于具有复杂需求的患者，如 ASD 患者，这一点尤为重要（Covert 等，2018）。研究还证明，在帮助培训干预人员使用针对性的方法治疗 ASD 方面，计算机技术发挥了特别的作用。例如，将传统的面对面培训与远程培训进行比较，干预人员之间的治疗质量或儿童的反应没有明显差异，这表明远程 ASD 培训可以与传统的面对面培训一样有效（Shire 等，2020）。

在评估方面，有证据表明，在学龄儿童中使用计算机技术进行测试不会使标准分数或行为表现产生明显差异（Alt 和 Moreno，2012）。对成人 ASD 的评估也取得了类似的效果（Parmanto 等，2013）。

研究表明，远程实践可以成功地将多个相关的学科同时纳入 ASD 患者及家庭的治疗中（Boisvert 等，2010）。研究结果显示，针对 ASD 患者的远程实践治疗与传统的面对面干预和咨询模式一样有效，甚至效果更好，同时也减轻了专业人员的压力（Baharav 和 Reiser，2010；Ellison 等，2021；Sutherland 等，2018；Boisvert 等，2012）。研究结果还表明，干预的成功与否更多地取决于干预的质量，而不是干预的模式（Hao 等，2021）。远程实践可以有效治疗 ASD 儿童，并且治疗效果可以长期保持（Neely 等，2016）。类似于早期语言和言语干预以及家长培训的治疗效果，有证据表明通过远程医疗进行针对行为的干预措施，例如应用行为分析，与面对面治疗一样有效（Marino 等，2020）。那么，您如何确定远程医疗是否是适合您的患者的治疗模式呢？

在考虑对 ASD 患者进行远程医疗时，需要评估以下几个方面。

- 该技术是否可行？您和您的患者是否有足够的照明、可工作的计算机或平板

表 11–1　远程实践的关键需求

1. 工作的设备
2. 稳定的网络
3. 可靠的助手

电脑，并且能够持续稳定地连接到互联网？

• 通勤是否成为负担？患者是否缺乏稳定的交通工具或者通勤时间超过实际的服务时间？

• 是否有一个可靠的远程助手？患者需要登录和浏览任务时，是否能得到照顾者的帮助？

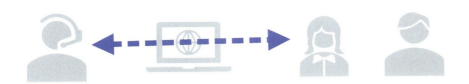

如果对于以上所有问题的答案都是"是"，那么该 ASD 患者可能是进行远程干预的理想人选。请记住，设备是连接您和患者的媒介，干预人员应遵循与通过远程实践提供服务相关的所有适用的法律和执业要求，以保持符合国家和行业的准则。在有效的文件记录中，我们建议在记录干预进度和评估时详细记录干预模式相关的信息。

治疗金语

请在书面文件中清楚地说明所使用的干预模式。

例如："本次评估 / 干预是在符合 HIPPA（美国 FDA 制定的严格的用户保密协议）标准的平台上使用实时、互动的视频会议进行的。双方均具备支持所需音频和视频质量的最低网络连接速度，评估 / 干预是在一个安静的空间进行的，有适当的照明，整个会议期间可以清晰地看到学生的全貌。一位成年人陪同学生，协助他们进行登录、设置相机和音频等操作，并在需要时提供基本的技术支持。（在评估时）成人被要求在没有明确指示的情况下避免向学生做任何提示或重复测试项目"。

在虚拟环境中，有许多现有的资源可以用于设计吸引人并且互动性强的治疗课程，干预人员可以使用现有的材料或自己创建材料来满足患者的个性化治疗需求（图 11-5）。

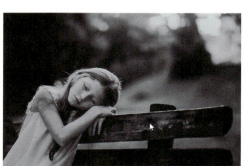
Matheus Bertelli/Pexels

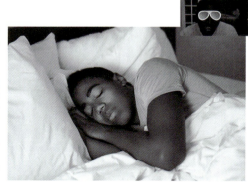
digitalskillet1/Adobe Stock

▲ 图 11-5　使用幻灯片中的材料对一名青少年孤独谱系障碍患者进行远程治疗的案例
根据上述材料，您认为目标是什么？您可以收集和（或）制作哪些材料来进一步实现干预目标

　　我们常常建议使用 YouTube 进行图书分享活动，使用幻灯片制作可视化日程表和游戏，还有各种网站和资源，如 Boom Cards（Boom Learning，wow.boomlearning.com）、Kahoot（https://kahoot.com），以及其他适合患者的互动应用程序或网站，以促进患者积极准备和参与干预。与面对面的干预一样，可能性是无限的，所以要有创造力！所有通过远程实践对患者进行干预的干预人员都应持续进行评估，以确认这种方式是否有效。

　　1. 在远程治疗中吸引孤独谱系障碍患者参与的技巧

- 积极主动管理行为：建立期望的行为，并经常在患者面前提及它们，从而建立清晰的指导准则。

- 设计有吸引力的任务：使用足够大且色彩丰富的任务来吸引患者的兴趣，特别是对于那些年龄较小或难以专注于结构化任务上的患者。

- 设定基调：确保您不会过于专注于教材，而忽视了自己作为干预人员的角色——您的工作是让课程生动起来，您的积极情绪是使课程变得有趣并吸引患者的关键。

- 留出总结时间：无论是与教师、助教还是家长合作，确保每次课程都留出时间进行总结，包括患者在哪些方面有改进，是否可以在自然环境中观察到这些变化，下次的会议计划是什么？您可以使用第 12 章中的总结指南来帮助您。

2. 更多实用的干预建议

- 对年龄较大的患者来说，"行为"是什么意思？行为不一定是指年幼的孩子乱发脾气。对年龄较大的孩子来说，它可能意味着期望他们在课程中尽力而为。我们曾对患者说："这是我们今天的日程安排，这个活动可能会很无聊，所以让我们在之后选择一些有趣的事情。"坦诚地与大年龄的患者沟通会让他们感受到新意，特别是当目标是针对更高级别的语言和社交互动技能，任务变得越来越学术化和复杂化时。

- 如果我的患者不关注我怎么办？尝试询问患者他们喜欢的任务或询问主要利益相关者，例如：孩子有最喜欢的漫威角色吗？可以在您的幻灯片中以动画方式添加这个角色，这样患者就必须专注于屏幕才能找到它。如果多次尝试都不成功，可能需要讨论远程医疗是否能满足患者的需求。

- 对于难以专注于结构化任务的患者怎么办？请使用计时器定时休息！让患者伸展一下身体，玩一会儿电脑游戏，或者分享他们的一天，这样可以在返回计划好的课程之前有固定的时间来休息。提前安排的短暂的"休息时间"可以提高患者的参与度。还可以考虑加入一些运动元素！有几款平板电脑应用程序可以将体育活动融入治疗过程中，其中许多都是免费提供的，您可以参考以下应用程序。

- Exercise buddy Professional（专为 iPad 设计）。

- Go Noodle（www.gonoodle.com）。

- Lazy Monster（https://www. f6s. com/lazymonster）。

- NFL Play 60（美国心脏协会 https://www.heart. org/en/professional/educator/nfl-play-60）。

- Sworkit（https://sworkit.com）/SworkitKids（https://www.educationalappstore. com/app/sworkit-kids）。

• Super Stretch Yoga（https://adventuresofsuperstretch.com）。

主动学习任务

    为一位10岁的口语流利的 ASD 患者设计一个30分钟的远程治疗课程，目标是培养他启动和保持与同伴对话的能力。您可以自己制作教材或使用在线可用的工具。在准备好您的课程后，请与您的同行交换教案和教材，完成一次同行互评。确保是否考虑到了行为需求，并评估任务和教材是否适合这个年龄，是否有吸引力。

（三）混合方法

    一些干预人员可能会考虑采取混合方法对 ASD 患者进行干预，即通过远程实践提供一部分干预课程，同时也提供面对面的服务。对于那些通勤不便但仍希望参加面对面干预课程的患者来说，这种混合方法可能是一个理想的折中方案。例如，干预人员可以安排每 2 周进行一次面对面课程，期间通过远程会议对家长进行辅导和培训。在 COVID-19 大流行期间，类似于混合方法这样的问题解决方法在 ASD 儿童的干预中得到成功应用，家长们对此反馈积极，同时儿童的辍学率也较低（Samadi 等，2020）。

四、总结

    在考虑对 ASD 患者进行干预时，应尽可能利用跨专业合作的机会。跨专业教育（IPE）和跨专业实践（IPP）可以提升为 ASD 患者提供服务的相关专业人员的服务水平。在选择合适的干预方法时，需要考虑到各种不同的干预环境和方式，以便以最有效的方式满足患者的复杂需求。干预人员应持续评估患者及其家庭的需求，从而确定符合所有相关人员独特需求的适当的照顾方式。

沿途反思

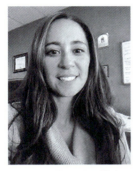

Melissa Bittner 博士

　　我 的 专 业 领 域 是 体 适 能 教 育（adapted physical education，APE），我 的 研 究 重 点 是 将 APE 作 为 一 种 针 对 ASD 学 生 的 循 证 实 践。文 献 表 明，与 跨 学 科 团 队 中 的 其 他 专 业 人 员 合 作 以 及 成 功 将 残 疾 学 生 纳 入 体 育 教 育 中，具 有 重 要 价 值（Bittner 等，2021；Lieberman 等，2017；Piletic 和 Davis，2010；Sato 等，2017；Tripp 等，2004）。例 如，在 学 校 环 境 中，体 适 能 老 师、言 语 - 语言病理学家和其他在学校中为 ASD 学生服务的专业人员之间进行跨专业合作，可以帮助学生将所学技能推广应用，从而有助于更好地实现言语、语言和沟通的目标，最终帮助学生掌握进入学校课程所需的技能。

实用的合作技巧

1. 在体育教育的过程中，可以使用有趣且适合儿童的工具！这些工具可以帮助学生更好地参与到对话中来（Bittner 等，2021）。

2. 残疾学生大多数的交流都是与成人（如教师、助教）进行的。帮助同事学习如何与同伴建立互动。

3. 帮助同事考虑学生能够同时处理的信息量。例如，教师可能在给学生传达指示时提供了过多的信息，学生无法完全应对。鼓励教师一次只提供一到两个信息，并根据学生的发展水平逐步调整（Winnick 和 Porretta，2022）。

4. 开放式问题对于一些 ASD 学生来说可能非常困难（例如，"你感觉如何？"）。相反，应协助提供一些解释并列举可供学生选择的答案（例如，"你感到快乐还是悲伤？"）

5. 帮助体适能老师为使用增强交替交流促进疗法的学生的平板电脑上添加体育教育的视觉支持；询问即将进行的单元内容，并根据内容准备平板电脑，以帮助学生做好准备。

6. 研究表明，计算机技术可以帮助残疾学生更积极地参与干预，尤其是结合体育活动进行干预时（Wong 等，2015）。技术的使用本身就是一种基于循证的实践，具有很强的激励和强化作用（Takeo 等，2007）。与不使用辅助技术相比，使用技术辅助教学时，残疾学生可能会参与更多的任务，并以更快的速度学习体育活动技能（Case 和 Yun，2015）。

Melissa Bittner 博士

加利福尼亚州立大学长滩分校体适能教育专业助理教授

测试题

1. 判断题：不同学科的同事相互传授和学习知识被称为跨专业实践。

2. 两个或以上的专业人员（无论专业级别如何）进行合作，从而改善患者的结局和照顾质量，这种方式的英文缩写为?

A. IPE   B. IPP   C. 两者都不是

3. 判断题：不同相关学科的同事相互传授和学习知识被称为跨专业教育。

4. 判断题：因为远程诊疗模式的治疗效果不佳，所以孤独谱系障碍患者不应采用。

5. 判断题：因为孤独谱系障碍具有异质性，所以团体干预并不是对孤独谱系障碍患者最佳的干预方式，干预人员应该针对每位患者设计个体化的训练课程。

6. _____ 涉及不同学科的同事进行合作，相互传授和学习知识。

A. 跨专业教育（IPE）　　　　　　　　B. 跨专业实践（IPP）

C. 两者都不是

7. 下列各项都是为孤独谱系障碍学生提供的可行的服务模式，除了哪个选项？

A. 推入式服务和咨询服务　　　　　　B. 拉出式个体和团体服务

C. 远程治疗　　　　　　　　　　　　D. 以上都可行

参考文献

[1] Alt, M. and Moreno, M. (2012). The effect of test presentation on children with autism spectrum disorders and neurotypical peers. *Language, Speech, and Hearing Services in Schools* 43 (2): 121-131.

[2] Baharav, E. and Reiser, C. (2010). Using telepractice in parent training in early autism. *Telemedicine Journal and E-Health* 16 (6): 727-731.

[3] Bittner, M., Daughrity, B., Ocampo, A. et al. (2021). Are adapted physical education teachers facilitating peer engagement and social communication? *Palaestra* 35 (1): 28-36.

[4] Boisvert, M., Lang, R., Andrianopoulos, M., and Boscardin, M. (2010). Telepractice in the assessment and treatment of individuals with autism spectrum disorders: a systematic review. *Developmental Neurorehabilitation* 13 (6): 423-432.

[5] Boisvert, M., Hall, N., Andrianopoulos, M., and Chaclas, J. (2012). The multi-faceted implementation of telepractice to service individuals with autism. *International Journal of Telerehabilitation* 4 (2): 11-24.

[6] Case, L. and Yun, J. (2015). Visual practices for children with autism spectrum disorders in physical activity. *Palaestra* 29 (3): 21-25.

[7] Cason, J. and Cohn, E. (2014). Telepractice: an overview and best practices. *Perspectives on Augmentative and Alternative Communication* 23 (1): 4-17.

[8] Christopherson, T., Troseth, M., and Clingerman, E. (2015). Informatics-enabled interprofessional education and collaborative practice: a framework-driven approach. *Journal of Interprofessional Education and Practice* 1 (1): 10-15.

[9] Covert, L., Slevin, J., and Hatterman, J. (2018). The effect of telerehabilitation on missed appointment rates. *International Journal of Telerehabilitation* 10 (2): 65-72.

[10] Daffner, M., DuPaul, G., Kern, L. et al. (2019). Enhancing social skills of young children with ADHD: effects of a sibling-mediated intervention. *Behavior Modification* 44 (5): 698-726.

[11] Dawson-Squibb, J., Davids, E., and Vries, P. (2019). Scoping the evidence for EarlyBird and EarlyBird plus, two United Kingdom-developed parent education training programmes for autism spectrum disorder. *Autism* 23 (3): 542-555.

[12] Ellison, K., Guidry, J., Picou, P. et al. (2021). Telehealth and autism prior to and in the age of COVID-19: a systematic and critical review of the last decade. *Clinical Child and Family Psychology Review* 24 (3): 599-630.

[13] Gulsrud, A., Hellemann, G., Shire, S., and Kasari, C. (2015). Isolating active ingredients in a parent-mediated social communication intervention for toddlers with autism spectrum disorder. *Journal of Child Psychology and Psychiatry* 57 (5): 606-613.

[14] Hao, Y., Franco, J., Sundarrajan, M., and Chen, Y. (2021). A pilot study comparing tele-therapy and in-person therapy: perspectives from parent-mediated interventions for children with autism spectrum disorders. *Journal of Autism and Developmental Disorders* 51 (1): 129-143.

[15] Johnson, A., Prelock, P., and Apel, K. (2016). IPE 101: introduction to interprofessional education and practice for speech-language pathology. In: *Interprofessional Education and Interprofessional Practice in Communication Sciences and Disorders: An Introduction and Case-Based Examples of Implementation in Education and Health Care Settings, 2e* (ed. A. Johnson). Rockville, MD: American Speech-Language-Hearing Association. Available at: http://www.asha.org/uploadedFiles/IPE-IPP-Reader-eBook.pdf (accessed 24 February 2022).

[16] Kasari, C., Gulsrud, A., Paparella, T. et al. (2015). Randomized comparative efficacy study of parent-mediated interventions for toddlers with autism. *Journal of Consulting and Clinical Psychology* 83 (3): 554-563.

[17] Koly, K., Martin-Hertz, S., Islam, S. et al. (2021). Parent mediated intervention programmes for children and adolescents with neurodevelopmental disorders in South Asia: a systematic review. *PLoS One* 16 (3): e0247432.

[18] LeBlanc, L., Esch, J., Sidener, T., and Firth, A. (2006). Behavioral language interventions for children with autism: comparing applied verbal behavior and naturalistic teaching approaches. *Analysis of Verbal Behavior* 22 (1): 49-60.

[19] Lieberman, L., Cavanaugh, L., Haegele, J. et al. (2017). The modified physical education class: an option for the least restrictive environment. *Journal of Physical Education, Recreation and Dance* 88 (7): 10-16.

[20] Lock, R. and Finstein, R. (2017). Examining the need for autism sibling support groups in rural areas. *Rural Special Education Quarterly* 28 (4): 21-30.

[21] Lytle, R., Lavay, B., Robinson, N., and Huettig, C. (2003). Teaching collaboration and consultation skills to preservice adapted physical education teachers. *Journal of Physical Education, Recreation and Dance* 74 (5): 49-53.

[22] Marino, F., Chilá, P., Failla, C. et al. (2020). Tele-assisted behavioral intervention for families with children with autism Spectrum disorders: a randomized control trial. *Brain Sciences* 10 (9): 649.

[23] Meadan, H., Meyer, L., Snodgrass, M., and Halle, J. (2017). Coaching parents of young children with autism in rural areas using internet-based technologies: a pilot program. *Rural Special Education Quarterly* 32 (3): 3-10.

[24] Morrison, S., Lincoln, M., and Reed, V. (2011). How experienced speech-language pathologists learn to work on teams. *International Journal of Speech-Language Pathology* 13 (4): 369-377.

[25] Neely, L., Rispoli, M., Gerow, S., and Hong, E. (2016). Preparing interventionists via telepractice in incidental teaching for children with autism. *Journal of Behavioral Education* 25: 393-416.

[26] Neff, E., Betz, A., Saini, V., and Henry, E. (2017). Using video modeling to teach siblings of children with autism how to prompt and reinforce appropriate play. *Behavioral Interventions* 32 (3): 193-205.

[27] Neubauer, N., Dayalu, V., Shulman, B., and Zipp, G. (2014). Interprofessional education at seton hall university. *Perspectives on Issues in Higher Education* 17 (2): 56.

[28] Oono, I., Honey, E., and McConachie, H. (2013). Parent-mediated early intervention for young children with autism spectrum disorders (ASD). *Evidence-Based Child Health* 8 (6): 2380-2479.

[29] Pacia, C., Holloway, J., Gunning, C., and Lee, H. (2021). A systematic review of family mediated

social communication interventions for young children with autism. *Review Journal of Autism and Developmental Disorders* https://doi.org/10.1007/s40489-021-00249-8.

[30] Parmanto, B., Pulantara, I., Schutte, J. et al. (2013). An integrated telehealth system for remote administration of an adult autism assessment. *Telemedicine and e-Health* 19 (2): 88-94.

[31] Piletic, C. and Davis, R. (2010). A profile of the introduction to adapted physical education course within undergraduate physical education teacher education programs. *JOPERD: Journal of Physical Education, Recreation and Dance* 5 (2): 26-32.

[32] Samadi, S., Bakhshalizadeh-Moradi, S., Khandani, F. et al. (2020). Using hybrid Telepractice for supporting parents of children with ASD during the COVID-19 lockdown: a feasibility study in Iran. *Brain Sciences* 10 (11): 892.

[33] Sato, T., Haegele, J., and Foot, R. (2017). In-service physical educators' experiences of online adapted physical education endorsement courses. *Adapted Physical Activity Quarterly* 34 (2): 162-178.

[34] Shire, S., Worthman, L., Shih, W., and Kasari, C. (2020). Comparison of face-to-face and remote support for interventionists learning to deliver JASPER intervention with children who have autism. *Journal of Behavioral Education* 29: 317-338.

[35] Spector, V. and Charlop, M. (2018). A sibling-mediated intervention for children with autism Spectrum disorder: using the natural language paradigm (NLP). *Journal of Autism and Developmental Disorders* 48: 1508-1522.

[36] Sutherland, R., Trembath, D., and Roberts, J. (2018). Telehealth and autism: a systematic search and review of the literature. *International Journal of Speech-Language Pathology* 20 (3): 324-336.

[37] Takeo, T., Toshitaka, N., Daisuke, K. (2007). Development application softwares on PDA for autistic disorder children, IPSJ SIG Technical Reports 12, 31-38.

[38] Tanner, A. and Dounavi, K. (2020). Maximizing the potential for infants at-risk for autism spectrum disorder through a parent-mediated verbal behavior intervention. *European Journal of Behavior Analysis* 21 (2): 271-291.

[39] Tindall, L. and Huebner, R. (2009). The impact of an application of telerehabilitation technology on caregiver burden. *International Journal of Telerehabilitation* 1 (1): 3-8.

[40] Tripp, A., Piletic, C., and Babcock, G. (2004). *A position statement on including students with disabilities in physical education.* Reston, VA: American Alliance for Health, Physical Education, Recreation and Dance.

[41] Tsao, L. and Odom, S. (2006). Sibling-mediated social interaction intervention for young children with autism. *Topics in Early Childhood Special Education* 26 (2): 106-123.

[42] Walker, V., Coogle, C., Lyon, K., and Turf, M. (2020). A meta-analytic review of paraprofessional-implemented interventions for students with autism spectrum disorder. *Psychology in the Schools* 58 (4): 686-701.

[43] Walton, K. and Ingersoll, B. (2012). Evaluation of a sibling-mediated imitation intervention for young children with autism. *Journal of Positive Behavior Interventions* 14 (4): 241-253.

[44] Winnick, J.P. and Porretta, D.L. (2022). *Adapted Physical Education and Sport*, 7e. Champaign, IL: Human Kinetics.

[45] Wong, C., Odom, S.L., Hume, K. et al. (2015). *Evidence-Based Practices for Children, Youth, and Young Adults with Autism Spectrum Disorder*. Chapel Hill, NC: University of North Carolina, Frank Porter Graham Child Development Institute, Autism Evidence-Based Practice Review Group.

[46] World Health Organization (2010). *Framework for Action on Interprofessional Education and Collaborative Practice*. Geneva: WHO.

拓展阅读

[1] Buckley, P., Murza, K., and Cassel, T. (2020). Perceptions of a collaborative professional learning program: seeing the "bigger picture". *Perspectives of the ASHA Special Interest Groups* 5 (1): 290-303.

[2] Denning, C. and Moody, A. (2013). Supporting students with autism Spectrum disorders in inclusive settings: rethinking instruction and design. *Electronic Journal for Inclusive Education* 3 (1).

[3] Donaldson, A. and Stahmer, A. (2014). Team collaboration: the use of behavior principles for serving students with ASD. *Language, Speech, and Hearing Services in Schools* 45 (4): 261-276.

[4] Friend, M., Cook, L., Hurley-Chamberlain, D., and Shamberger, C. (2010). Co-teaching: an illustration of the complexity of collaboration in special education. *Journal of Educational and Psychological Consultation* 20: 9-27.

第 12 章　孤独谱系障碍与父母：越过治疗桌对面

Autism and the Parent : Reaching Across the Table

翟天妤　译

学习目标

通过阅读本章，干预人员将能够达到以下目标。

1. 为 ASD 患者父母讲述自我效能、心理健康及 ASD 相关知识之间的关系。

2. 为 ASD 患者父母确定至少 3 个不同的贯穿一生的重要主题。

3. 在个体和群体治疗中制订最有效支持教导家庭成员的计划。

4. 表达对父母的意见及经历的理解。

一、不平等的作用

某天，一组父母在南加利福尼亚州的一项私立言语病理学实践项目中，参加了为期 12 周的"父母专业人员合作"训练。期间，父母们讨论了多种与支持父母成功养育有特殊需求孩子相关的话题。课程中，父母们在讨论"支持、个体教育计划和您的孩子"这一话题时，一位父母对其他父母们说道"请记住，你们是父母，是治疗桌前最重要的人。永远不要放弃你们的力量。"父母们用力点头表示同意。

干预人员可能会说，父母应该是治疗桌前最重要的人，这是理所当然的。然而，在全球范围内的许多学区、诊所及医疗公司中，情况通常并不是如此。许多父母都处在一种不得不为孩子争取可能的最佳服务而奋斗的境遇。或者，他们可能在医疗过程中感到完全迷失，并因为面临的障碍而早早脱离。特别是在为 ASD 患者做出涉及家庭事务处理、资格认证、诊断、服务提供等决定时，以上

293

问题显得尤为突出。

在为 ASD 患儿寻求并获取新的服务过程中，许多家庭可能遇到的一个障碍就是服务提供的不平等。出于本文的目的，我们参考了美国国家老龄化（2022）研究所健康不平等框架。其中不平等的定义是"影响人口健康不平等的生物、行为、社会文化、环境因素"（Hill 等，2015），通常受社会和经济不利因素影响。社会不利因素的最佳描述是由于某人的地位（如种族或性别）造成获取的机会减少。经济不利因素指的是由于低收入造成的购买服务或商品的机会有限（Dallman 等，2021）。

Dallman 等（2021）的研究发现，不平等及差异直接影响相关的健康服务，例如社会经济地位及受教育水平高的父母较受教育有限、社会经济地位更低的同龄父母更有可能获得干预（言语治疗、职业治疗、物理治疗及应用行为分析），提示对可用服务的认识及提供支持的能力是组间显著差异的潜在原因，表明干预人员可能处于一个特殊的位置，可以帮助提升父母的相关知识及对可行治疗的意识。

具体而言，来自低社会经济背景的孩子较来自高社会经济背景的学生每月接受治疗时间少了 13h（Rubenstein 和 Bishop-Fitzpatrick，2018；Dallman 等，2021）。在干预人员看来，这种情况可能表现为一位患者每周少接受一或两次治疗、某种服务根本没有开展或者在除了在某个场景中开展的服务之外患者未接受其他任何服务。来自社会经济地位更高家庭的 ASD 患儿确诊年龄更早，吃药更少。而来自社会经济地位更低家庭的患儿往往获得更少的资源且经常不能获得早期单独评估。最终，他们不得不等到开始在一贯制学前至高中的教育学校开始学习，浪费本应用于治疗的宝贵时间（Dallman 等，2021；Bishop-Fitzpatrick 等，2019；Wiley，2016）。

社会不利因素导致 ASD 患者被提供服务的不平等更加微妙或非常明显。例如，非洲裔美籍及拉美移民 ASD 患儿面临着诊断与治疗之间的滞后且相较于白种人享受到的针对 ASD 服务更少（Dallman 等，2021；Bishop-Fitzpatrick 等，

2019；Wiley，2016）。在干预方面，仅仅由于患者的少数族裔背景，就可能会导致诊断延迟，从而影响患者预后。

还有一些更加广泛影响 ASD 患者健康不平等的因素。研究显示，与其他发育迟滞的同龄人相比，ASD 患者的预期寿命较短，死亡率较高，并且难以满足的健康需求更多（Rubenstein 和 Bishop-Fitzpatrick，2018；Dallman 等，2021；Wiley，2016）。其背后的原因正逐渐水落石出，研究者们指出获得服务的途径有限、行为及语言问题带来的挑战及父母对支持患儿的方法知之甚少可能是造成健康不平等的原因（Dallman 等，2021；Wiley，2016）。

读到这些有关 ASD 患者在他们生活中可能经历的不平等待遇可能会引发您惊讶、气愤、失望和难以置信的感觉，对吗？那么请想象当患儿的父母目睹这些情况发生在他们无助的孩子身上时会有怎样的感受。或者，请您想象他们现在正在生活中经历着这些不平等时会有怎样的感受。

Angell 和 Solomon（2017）研究了患儿父母在寻求 ASD 诊断历程中的体验，总结发现一些父母报告称他们感觉自己像熊一样为保护孩子和他们的利益而战斗；另一些父母发现保障患儿得到必要的帮助需要与州、学区负责人进行一场小规模的斗争（Zarembo，2011；Angell 和 Solomon，2017）。当然，一些用正确的知识和支持将自己武装起来的父母认为患儿的 ASD 历程是积极的并感觉自己参与到了整个过程中。

无论个人的叙述和经历如何，许多父母都表达出的一个共同点是，他们可能余生都生活在孩子被诊断 ASD 及面对这个事实的阴影中。这种感受可以使父母很易进入"战斗或逃避"的模式。

考虑到训练像您这样的新手干预人员的重要性，我们非常重视在与患儿父母一起工作之前先了解不平等的重要性。当您准备得更好去理解父母与患者的经历时，您才有可能改变患者的人生轨迹和结局。因此，深入了解，花些时间站在父母的立场，您将会以更好的状态在未来服务患者和他的家庭。

主动学习任务

在干预中，不平等体现在与患者工作时的不同方面。为了做出最佳临床诊断最关键的是在做出回应前了解事件的全貌。请和同伴合作进行这项活动，分别独立完成以下表格。完成后和同伴对照答案。写一份小组反思，记录发现的差异或相似点，以及从这次活动中学到的内容。

差　距	患者表现	父母可能做何反应	干预人员的回应
诊断延迟		失望，寻求诊断结果，信任度有限	
	达到语言目标，社交孤立，害羞不愿在课堂上讲话	对现状不满意但寻找更多的问题，尽管患儿能够完全表达自己，但仍对患儿的进步不满意。最近的治疗机构位于 40 英里外的邻近大城市	
	严重的肠胃问题导致卫生间使用困难，使患者在治疗期间频繁想离开	认为一切正常；认为您可能在故意刁难孩子	
获取治疗		父母在 IEP 会谈中持续说老师是"种族主义者"，感到失望且想获得更多的服务，父母觉得自己没有被倾听	
	孩子成了您的个案，他们都接受了一些服务但还需要更多。您有一些相似的个案目前在接受个别化服务，但这个孩子没有	父母有两份工作，因为不能请假并及时赶上公交车，没有参加 IEP 会谈	您主持这个会谈并修订服务计划来反映患者的实际需求

IEP. 个别化教育计划

二、心理健康的作用

　　我知道我需要变得更强大，我知道我需要变得更坚强。我别无选择，不得不这么做……我曾经情绪低落了一个月，有一天我在想"我在这里做什么？"，我既没有做好准备帮助我的儿子，也没有准备为他做任何事。我忘记自己是怎么做到的，但我起身开始打电话，开始做很多事情。这全是我自己做到的。每次我做出努力，都是我独自一人……一直持续到接受治疗。所有的拉美裔患者家属都认为必须达到近乎疯狂才能去做这些事，而事实并非如此（Wiley，2016）。

　　对于孤独谱系障碍（ASD）患儿家庭来说，积极应对患儿目前的能力通常是一种挑战，也可能会带来很大的压力。研究结果显示，父母面临的一个主要挑战就是患儿的行为问题（Hall，2012）。这些行为通常具有挑战性，不仅在家中，在外部场所与家庭社区内的人互动时更是如此。尽管偶尔有易激惹和（或）自伤行为，ASD 患儿与其他残障患儿的一个区别是外表"正常"，这使得人们很难第一眼辨别出有 ASD 的孩子。对一些父母来说，由于缺少 ASD 相关知识及来自于外界的压力，他们通常经受责备和压力（Hall，2012；Bebbington 和 Beecham，2007）。

　　这些额外的压力及经历通常会造成 ASD 患儿的家庭生活质量下降（Hall，2012；Goin-Kochel 等，2009）。社区生活的很多方面受到影响。由于很难找到符合家庭生活要求的工作，父母失业或未充分就业的报道也屡见不鲜。父母们也报告由于人们对 ASD 患儿的需求认识有限及患儿与众不同的表现，他们在社区的社交能力受到限制（Hall，2012）。

　　当家庭中有一个孩子被确诊为 ASD，父母被诊断心理健康问题的风险将会很高，其中最常见的是抑郁障碍（Meltzer，2011）。许多 ASD 患儿父母的压力水平升高（Clifford 和 Minners，2013），尤其是在进行干预的前 5 年，因为这段时间被认为是"关键学习期"。Meltzer（2011）研究了 34 个家庭（17 个 ASD 患儿家庭，17 个典型发育儿童家庭），发现睡眠不足及患儿的行为问题造成了 ASD 患儿的父母抑郁程度更严重。

Meltzer（2011）发现与其他有特殊需求患儿（例如唐氏综合征，智能发育障碍，脆性 X 染色体综合征伴发育迟滞）的父母相比，ASD 患儿的父母报告的抑郁水平最高，这使得为此人群提供针对性的干预及资源变得十分紧迫。此外研究发现母亲的抑郁水平较父亲更高，主要是睡眠差异造成的（Meltzer，2011）。

更深入探讨 ASD 患儿父母的压力水平时，Cohen 等（2015）发现与感知压力水平较低的父母相比，许多压力水平较高的患儿父母在养育子女方面更严厉、控制欲更强、更反复无常。在干预人员与 ASD 患者的工作过程中，考虑到可能会造成父母这些行为的压力因素是很重要的，比如，您知道残障患儿的父母更有可能被专业人士或邻居报警吗？实际上，《时代》杂志 2020 年的一篇文章（Abrams，2020）报道：与非残障白种人相比，残障人士尤其是黑种人更有可能和警察打交道（Haas 和 Gibbs，2020）。作为干预人员，我们的责任是将患者的利益放在决策的首要位置，但我们也要考虑到父母围绕患儿的 ASD 诊断所面临的障碍。以下是干预人员在治疗过程中支持患儿父母心理健康可使用的 6 条策略。

- 为患儿父母提供相关学习机会以增长他们的信心。通常认为父母的信心水平，又称父母自我效能越高涨，父母的一致性更高、更能审时度势、更有威信（Cohen 等，2015；Alper 等，2021）且更适合在此过程中帮助他们的孩子克服困难。
- 在制订治疗目标时，考虑到减少父母体验的适应不良行为这一目标。当在治疗过程中向患儿教授更广泛的亲社会行为时，父母报告的应激水平就会更低（Huang 等，2014；Bishop-Fitzpatrick 等，2019）。
- 向 ASD 患儿父母提供支持性信息，例如他们可以进入的父母支持小组（parent support groups，PSG）及他们可获取的服务如临时看护服务。这些可以帮助提升患者及其家庭的生活质量。
- 对于在主流学校中就读的 ASD 学生的父母来说，干预人员可以帮助他们与其他非 ASD 学生的父母建立联系网络，以帮助他们的孩子在社交方面获得更多的机会（Daughrity，2018）。

- 在与父母正式访谈时，营造一个安全的空间并问出恰当详尽的问题，努力帮助他们在分享目前的挑战及庆祝成功时感到舒适。

- 花时间庆祝胜利。很多时候，在挑战与压力面前父母可能看不到微小的胜利。干预人员报告治疗中出现的挑战可能很容易，但更应关注治疗中的积极方面。这将帮助您正确看待所有的挑战，在与父母分享时，也将帮助他们正确看待这些挑战。

关于 PSG 的注释

PSG 是帮助父母更好帮助自己和孩子的重要组成部分。研究显示 PSG 在帮助父母建立支持性、有意义的友谊和汇总收集患儿障碍相关的关键信息方面有重要价值（Papageorgiou 和 Kalyva，2010）。而且参与 PSG 帮助父母减少应激水平，拥有更积极的情绪（Clifford 和 Minnes，2013；Papageorgiou 和 Kalyva，2010；Wiley，2016）。即使参与 PSG 的父母有限（Clifford 和 Minnes，2013），PSG 可提供安全、支持性的环境以供父母们学习处理问题，且可以恢复照护及支持有特殊需求患儿需要的积极自我效能（Wiley，2016）。

在 ASD 领域中，PSG 的应用可以有效帮助 ASD 患儿父母体验积极的患儿预后及更好管理应激水平（Clifford 和 Minnes，2013；Keen 等，2010；Keen，2010；Hall，2012）。Clifford 和 Minnes（2013）调查了 149 对 ASD 患儿父母对于 PSG、应对方式、社会支持、情绪及参与 PSG 的意见，发现在报告的适应性应对方式方面存在显著差异：相较于之前参加过但目前不在 PSG 和从未加入 PSG 的父母来说，PSG 内的父母使用更恰当的应对策略。他们还发现没有参加 PSG 的父母表示阻碍他们加入 PSG 的首要因素是缺乏参与的机会或条件。

2016 年的一项针对 30 位西班牙 ASD 患儿母亲的研究，探究了在 PSG 中自我效能及心理健康的关系。研究将母亲分成三组：参加 PSG5 年及以上的 ASD 患儿母亲、参加 PSG 少于 5 年的 ASD 患儿母亲及目前还未加入 PSG 的 ASD 患儿母亲。结果显示，与其他组相比，从未加入 PSG 的母亲存在显著心理健康危险因素。研究结果从基于各种心理健康及自我效能量表的得分分析得出，这些结果可能有更广泛的启示意义。启示我们：父母加入 PSG 后，不论时间长短，相较于未加入的父母都显示出更积极的心理健康状态（Wiley，2016）。

虽然在您的工作环境中可能无法建立一个支持小组，但对干预人员而言，了解可为家庭提供支持的资源，并尽我们所能告知父母这些信息是很重要的。美国 ASD 协会（2020）推荐使用《Wrightslaw 残疾儿童黄页》来查找所在州的 PSG 机构并向残疾患儿父母推荐。在您的工具箱中保存这些所在地区可用的支持资源是极有价值的，这样不仅便于向家庭分享，还可以改变一个患儿并强化他的家庭。

更多关于您所在州家庭可用资源的信息请访问《Wrightslaw 残疾儿童黄页》（www.yellowpagesforkids.com）。

三、文化考量

第一次收到 ASD 诊断证明书时我很害怕。我不知道这意味着什么或者还能期待些什么。我在一个有很多干预人员的房间里，这些干预人员不像我一样了解我的孩子，但他们告诉我孩子的余生将会度过一段艰难的时光。我回家找到了我的丈夫，关上门大哭了一场。

来自一位讲西班牙语、被诊断不足 5 年的 ASD 患儿的母亲。

（Wiley，2016）

日益增长的劳动力不平等持续成为许多相关健康领域的挑战。例如，通过美国言语语言听力协会认证的语言病理学家中只有不到 1% 的非洲裔美国人。而且整个成员群体中只有 6% 被认证可以使用双语并为不同语言的患者提供服务。同样，在 2016 年，美国社会调查发现，大约 84% 的心理学从业人员为白种人，显著高于 76% 的美国白种人人口比例（美国心理协会，2018；Pappas，2019）。

美国言语语言听力协会（ASHA）及美国心理协会（APA）都已将保持工作人员的多样性和支持有色人种从业人员立法作为优先事件。您可能会问为什么此事如此重要？根据美国政府问责局（2017）调查，更加多样的医疗卫生从业人员是很重要的，因为当医疗卫生专业人员看起来和患者相像且有相同的民族文化背景时，患者预后会更佳。使医疗卫生人员更多样化是件伟大的事，这要求所有干预人员在与有色人种学生互动时要重视花时间做出文化回应。当我们专注于确保干预人员具备文化回应能力时，就为患者未来开辟了一条通往成功的道路。

APA 呼吁干预人员具备文化回应能力，即要意识到家庭及个体对文化、背景、个人爱好及个人差距的信仰及价值观的差异（美国心理协会，2018）。在治疗场所与父母互动时，这些差异可表现在父母对于残疾的认识不同、抚养方式不同及可接受方法的不同。干预人员要查阅有关民族及种族差异的最新文献，以便理解发生在患者周围的事情。而且，干预人员要思考并理解在系统权力差异背景下对自身社会地位及身份位置的认识（Papoudi 等，2021；美国言语语言听力协会，2017；Perry 和 Evans，2021a，b）。

下面是与具有不同文化及语言背景的患者和家人互动时，干预人员应采用的一些合适的文化回应的做法。

• 熟悉文化差异和欣赏、赞美差异。

• 思考种族和民族文化规范如何影响您在实践中的行为。

• 评估自身民族或种族身份相关的价值观、规范和行为如何影响您的治疗过程。

• 通过询问父母的爱好、信仰及态度展示出文化谦备，以了解如何最好地与他们的孩子互动。

• 不要忽视而应认可文化、语言不同家庭担忧的问题。

• 了解种族内部的差异，避免对家庭和患儿的刻板印象。

孤独谱系障碍与文化体验

作为干预人员，我们知道每位患者处于不同的境况和技能水平。我们敦促从业人员不要把这些发现归纳并应用于所有此种族的来访父母中，而应该花时间学习社会趋势、新的发现及争议。将这些信息保存在工具箱中在需要时再取出。以下信息是关于不同少数族裔群体父母数据发现的简要总结。

1. 非洲裔美国人，黑种人 非洲裔美国人的育儿方式通常受到非洲中心主义信仰和文化传统的影响。奴隶制度的历史影响，在现代的非洲裔美籍父母的养育模式中仍有意义，从那时起，父母就非常重视保护孩子的安全并尽可能让孩子靠近自己来保护他们。当孩子患有 ASD 时，干预人员发现非洲裔美籍父母在与孩子互动时展现出更严厉及控制欲更强的特点（Keefe 等，2017）。

干预人员应该考虑到孩子出现发育问题时父亲特有的养育担忧。对于非洲裔美国人而言，这种担忧尤为严重，因为他们面临不成比例的就业、受教育和入狱率问题（Pearson 等，2021；Hannon 等，2017；Sue 等，2008）。在 Hanon 等（2018）的一项研究中，6 名黑种人 ASD 患儿的父亲分享了他们的养育经历，在应对养育一个 ASD 患儿的挑战过程中，他们的耐心与日俱增。在做出判断及假设前，需要意识到您可能并不了解父母正在经历着什么。在父母接受诊断的过程中，通过尽自己所能提供资料或资源的途径激励父母，并为他们提供支持。为了不让家庭陷入窘境，黑种人父母的养育风格十分注重孩子的行为。同等重要的还有孩子要有洁净整齐的外观。考虑到这些信息，可以更好地理解为什么对于黑种人父母来说，养育 ASD 患儿充满来挑战，这是因为行为问题和个人照护困难是他们普遍遇到的挑战。

Wiley Johnson 医生的治疗观点

在实际中，可能会观察到黑种人父母通过打孩子来避免公共场所的尴尬，或在孩子完成治疗课程蓬头垢面回到家中后表现出明显的困扰。

在询问或与患儿会谈时，父母可能会有较强的戒备心。记住，这不是因为这位父母不喜欢干预人员，而可能是父母希望时刻保护自己的孩子并维护他们安全。作为干预人员，我们曾多次见到对未知的恐惧使父母比他们真实情况看起来更加难以相处。为了获取信任并获得疗效，我们注意到随着时间的推移，互动关系获得了巨大改善。

2. **亚裔美国人** 亚洲文化比许多西方文化更加保守。他人的看法、交流方式及教育价值对亚裔美国 ASD 患儿父母都是很重要的。被诊断后的病耻感及大家庭中的被孤立感是此种文化成员常见的体验（Diep 等，2016；Seung，2013）。亚洲文化经常使用高语境交流模式，强调沉默、情感及暗示，同时存在权威性的等级制度，重视教育并尊重专业人员。

Wiley Johnson 医生的治疗观点

在实际中，这可能表现为父母在教育计划会谈中点头，并在您叙述为孩子做出计划时保持沉默（Diep 等，2016；Seung，2013）。

点头可能不意味着同意，这可能会被采用欧洲交流模式的干预人员误解。相反，这是尊重的表现也是交流的一种方式。亚洲父母也可能不会问很多问题，因为他们重视教育并尊重专业人士。对您而言，重要的是理解这些行为来使父母更能舒适地参与到此过程中。

治疗方面，一些亚洲父母可能投入额外的资源为患儿请家教而不是接受传统治疗，因为在亚洲文化中学业成绩的提高是很重要的方面。在治疗方式方面，亚洲患儿父母更倾向于结构化的治疗方法，例如应用行为分析疗法，而不是更多的定性方法如基于游戏的干预等（Diep 等，2016；Seung，2013，2017）。

3. **西班牙裔美国人** 在 ASD 患儿的父母当中，拉丁裔家庭通常有更高的心理健康问题风险。他们的自信水平通常也更低，因为外部因素增加了抚养及涉及患儿的挑战和困难。这些影响拉丁裔父母的额外因素包括但不限于社会经济地位、性别、家庭结构、移民身份、语言障碍及受教育史（Lopez 等，2019；Morales 等，2011）。在拉丁裔家庭中，母亲通常担负 ASD 患儿主要照护者的责任（Magaña 等，2013；Iland 等，2012）。干预人员应该对家庭的移民身份带来的潜在影响保持敏感。由于当前的移民身份问题或者家中可能只有一位负责照顾所有孩子的人，父母可能更加害怕分享信息。

Wiley Johnson 医生的治疗观点

在实际中，可能见到父母因为考虑到他们的孩子或对他们目前技能状况的了解有限，会影响到能否与你分享个人的信息。这不是因为这位母亲没有参与到孩子的抚养过程中。

历史上，西班牙裔 ASD 儿童接受特殊教育的比例极高，但较非西班牙裔同伴确诊 ASD 的时间更晚。加利福尼亚州发展体系显示出生于贫穷、非英语、单身西班牙母亲家庭的 ASD 患儿通过区域中心接受州政府基金的可能性最小（Iland 等，2012）。考虑到种族差异及额外因素的影响，拉丁裔的 ASD 患儿母亲被认为是高风险人群，在与 ASD 患儿一起工作过程中，应当特地帮助这些妈妈构建积极的自我效能和强大的心理健康技能支持来捍卫她们接受服务和支持的权利。花时间为母亲联系其所理解和使用的语言相关的资源对于她们获取尽可能多的信息至关重要。

虽然上述描述并不详尽，但在与文化、语言背景不同的家庭互动时一定要花时间提升文化能力和文化回应热情。当我们把这些习惯放在干预人员工具箱顶层的时候，您会发现父母将感到舒适并充满希望，将愿意在为患儿计划最佳照护方案时让您加入进来。在心中牢记文化群体不是单一的，所有的家庭都要个性化地考虑来恰当解决他们的需求。

四、创造提供知识的机会

您可以使用互联网来完成家庭作业，在与个性化教育计划团队见面时携带笔记本记些笔记。您会碰到未来要用到的很多信息和术语。

——洛杉矶言语和语言治疗中心，父母专业合作培训，Francis Gomez，2020。

当说起"教授知识"，您会想到哪种画面？您可能想到了一个人将书交给另一个人的画面，或者一位老师站在教室前面的画面。虽然这确实是一般意义上将知识传递给他人的画面，但在我们向 ASD 患者父母提供知识时，传递信息只是我们建议中的一部分。

数据显示，当与 ASD 幼儿的父母合作时，治疗模式已经从专业人员传授知识转变至培训父母，并通过家庭参与促进学生发展。

专家传授技术知识	积极的家庭训练及参与

研究者早已认识到，父母亲或家庭参与是 ASD 患者全面康复项目的一个关键要素，同样也认识到，在干预课程中用心进行父母培训，将会使干预人员获得以下信息（Siller 等，2018）。

• 患儿能力、面临的挑战及典型表现的详尽信息。

• 更加了解家庭的日常生活规律、环境及文化。

• 了解家庭想要实现的目标。

在使父母参与进来时首先要考虑的是花时间思考如何让您的常规沟通方式被

接受。即使每个人有自己独特的交流方式，我们却都需要建立一个不让父母感到威胁且觉得舒适可以分享的环境或场所。在父母参与进来时，要注意思考如何提出问题或做出陈述。帮助父母在交流时感到舒适，能够开放地接收您的信息且舒适地分享他们的优势与劣势，这是您首先要做的事。在创建这样的环境时，您将会开辟一条关键信息、知识的渠道，同时促进以家庭为中心的照护。

主动学习任务

请花时间完成下面的表格。完成后，和您的同事分享您的回答并加入他们一起讨论如何询问及引出问题。在小组讨论后，写下对于同事们差异的思考及关于如何向父母引出问题或者做出陈述可以学到或没有学到的的内容。

我需要知道什么	我需要问或说些什么	您预料这样会收到消极的、积极的、中性的回应？为什么
在家说的语言	您说西班牙语，对吗	消极的回应。假定患者的语言可能会引导你走入错误的道路
在家中孩子与兄弟姐妹相处如何		
分享上周照护者家庭任务情况		
	我观察到 Darrell 最近变得情绪有些激动。这与他之前很不一样！你注意到过类似的事情吗或者最近有发生什么变故吗	积极的回应
患者不再符合接受服务的资格。您希望父母能够认同并分享这种情绪		
学生示例		

（一）关键示例

我需要知道什么	我需要问或说些什么	您预料这样会收到消极的、积极的、中性的回应? 为什么
孩子还说任何别的语言吗	您说西班牙语，对吗	消极的回应
在家中孩子与兄弟姐妹相处如何	所以，告诉我更多 Johnny 与他的弟弟的事情吧！他是怎么与弟弟互动及交流的	积极的回应
分享上周的照护者家庭任务情况	您有时间完成上周的任务吗？能告诉我做得怎么样吗	积极的回应
确认是否在家中有促进患者变得易激惹的变故	我注意到 Darrell 最近变得情绪有些激动。这与他之前很不一样！你注意到过类似的事情吗或者最近有发生什么变故吗	积极的回应
患者不再符合接受服务的资格。您希望父母能够认同并分享这种情绪	哇！Johnny 已经完成了他的目标真是太棒了！我目前已经想不到其他可以努力的方向了，我想知道您觉得他在家里如何	中性的回应
学生示例		

　　即使父母培训被认为是让父母参与进来并培养其技能的一种可靠方法，但一些干预人员、科学家甚至父母可能对于它能否对所有父母都有效持怀疑态度（Siller 等，2018）。我们鼓励干预人员基于父母基础、环境及您可以采取的互动方式使用不同的方法。可能您不能够面对面分享治疗期间发生的故事，而只能在他们从一项治疗到另一项治疗的路上用几分钟做一个电话回访。无论任何境遇下有交流机会，首先要强调的都是分享及传递信息。分享信息将使得父母有机会倾听以下内容和（或）做出回应。

- 治疗方法。
- 帮助父母成为促进者的策略。
- 问题。
- 分享的成长或挑战经历。

（二）治疗方法

分享治疗中发生的事件可以增加父母对干预人员如何与孩子工作的了解。分享治疗方法时，提前准备并确保所用描述可以使专业人员和父母都能理解。某些治疗术语或概念对于非相关专业的照顾者来说可能很难理解。因此，一定要确保使用非专业人员可以理解的语言，而不是只使用专业术语。

主动学习任务

术语简单化

快速识别所有以下临床治疗中经常使用的缩略语。

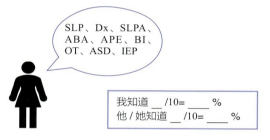

你能准确认出 10 个中的几个？现在问一位您专业 / 部门 / 职业领域以外的人。

他 / 她能答对多少呢？使用专业术语会对照护者带来什么影响呢？

在列举治疗方法的例子时，同等重要的是分享患者对治疗的反应。笔者推荐向父母列出治疗实绩（例如言语实绩或体力活动的实例）来帮助他们形象地理解干预人员想要描述的内容。另一种分享治疗方法的巧妙方式是使用视频。如今人们重度依赖计算机技术，我们可以使用计算机技术以一种有趣的互动性的方式与父母分享。

虽然复盘治疗的每一方面和患儿的回应可能具有挑战性且很花费时间，但是向父母全面提供治疗过程中的情况是很重要的。建议可以给出每一任务的简要介绍并描述患儿当天课程中的回应。

策略可以帮助父母成为促进者。当患者可以在自然环境中取得成功时他们已经最大限度地实现了目标。对大多数干预人员而言，很难确认患者在自然环境中的表现，因为许多针对 ASD 患者的支持性服务是在治疗环境中提供的，对患者在自然环境的了解有限你的支持就有限。因此，与父母进行分享时，分享在治疗环境中成功使用策略很重要。这样会帮助父母解决困难且能教会父母如何支持并激励自己的孩子。请记住，当来访者在任何地点都能展示出在治疗中学到的行为时，就会减轻父母与他们孩子互动时的压力（Huang 等，2014；Rubenstein 和 Bishop-Fitpatrick，2018）。

在分享策略时，推荐您给父母提供机会进行练习，见图 12-1 教授的技能，该方法可以培养父母通过采用共享策略增进他们的信心和能力。

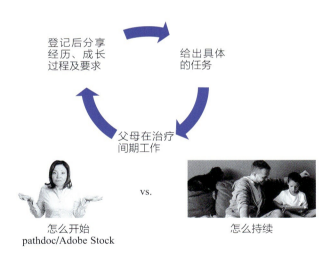

▲ 图 12-1 培养父母的信心

主动学习任务

确保在父母活动中教授以下策略。

• 建立眼神接触。

- 命名物品。

- 回答"什么、谁、为什么、哪里"开头的问题。

- 进行3～4轮对话。

- 玩一个简单的有规则的游戏。

- 表达愿望和需求。

请您花时间和同事们对比各自的父母活动，将大家的发言整理成父母手册，并编写一本包含各种策略的父母活动指南。思考父母在自然环境的要求，并考虑到他们可能面临的其他任务（工作、其他孩子、家务等），哪些活动对父母来说可能比较"简便"。

问题和分享成长经历 《残疾人教育促进法案》中规定，对处于早期干预年龄的患者，对他们的服务需要以家庭为中心。父母有权向服务提供者提问并获得解答，这不仅是他们的合法权利，而且有助于他们更好理解如何照护自己的孩子。然而，对许多家庭而言，受文化影响，他们可能不会向权威人士提问，因为他们可能将提问视作是不尊重或无知的表现（Seung，2017；Diep 等，2016；Seung，2013）。确保父母了解提问是受到鼓励和欢迎的是很重要的。其中一种方式是在每个分享的关键点后询问父母。

- 这听起来像是您的孩子吗？

- 您对我刚刚分享的信息有任何问题吗？

- 这对您来说有意义吗？

虽然这看起来有些反常，但当干预人员的任务是在一天内观察多个患者，或看管一个更大的团体时，很容易忘记停下来确认父母是否理解。因此要尽早养成且经常重复这个习惯！当父母有安全感和有被保障的感觉时，他们可能更愿意敞开心扉，分享他们遇到的挑战和既往的经历。理解父母的观点可以帮助干预人员决定治疗方向，获得患者在治疗场所外的表现中有价值的信息，并更好地理解对父母来说重要的事（Siller 等，2018）。

五、父母参与到治疗环境

社会技能的发育滞后是 ASD 的特征性损害。如同在之前各章讨论的那样，许多为 ASD 学生提供的服务被证实在团体环境中最有效。团体环境使学生针对以社交技能的目标进行学习。虽然进行基于团体的服务有些益处，但这不是一项简单的任务。可以预见主要的挑战会发生在以下方面。

- 一次性管理多个患者的需求与行为。
- 分派任务给支持人员。
- 同时为多个目标进行工作。
- 为整个团体提供足够的监督。
- 使照护者以最可能的方式加入而避免自己筋疲力尽。

主动学习任务

在团体环境中深入了解干预人员普遍面临的挑战。明确你在目前或将来的实践中可能遇到团体列举出的哪些缺点。花时间确认在已知或预想的挑战领域内你想要实现进步的两个目标。

出于本章的写作目的，我们需要进一步了解如何让照护者加入到团体环境中。美国言语语言听力协会（ASHA）及美国心理协会（APA）对于父母培训的立场是，尽可能地使照护者加入团体环境是最佳的策略（Tambyraja，2020；美国心理协会，2014）。然而，在多个学生的情况下，尽可能使这么多的父母加入是很有挑战性的。需要考虑到时间、效率及信息传递等因素。当您花时间充分地与父母交流时，就表明您是一位有想法且做了准备充分的干预人员。毕竟谁会不喜欢一个有头脑的人呢？

结构示例

父母任务报告

每周 2 小时的社交技能团体训练中抽出 10 分钟。

- 概述当天的议程（1～2 分钟）。
- 介绍一下每项活动的主线；分享这期治疗的感想（1 分钟）。
- 分享一些工作示例或治疗案例（1 分钟）。
- 检查上周的任务并让家庭成员分享对孩子的观察及感受（3～4 分钟）。
- 向父母布置本周的任务（1 分钟）。
- 分享本周所有的相关通知（1 分钟）。
- 倾听父母的问题（3～4 分钟）。

注意在父母任务报告结构示例中强调的动词。在此结构中最主要的动词是"分享"。分享信息是一个成功的父母报告的关键要素，这将使得父母有机会倾听并回应以下内容。

- 其他父母：简言之，父母之间会产生共鸣。听到成功与胜利的经验会鼓励那些因为孩子患有 ASD 的正在经历痛苦的父母。
- 在本次课程中向患者提供的工作案例。
- 个人经验（如果可行的话）帮助家人理解学生达成的成就。

一旦你与一个家庭建立了沟通，要确保花时间去倾听与他们分享及询问的内容。ASD 患儿的父母通常反映不被倾听且感到孤独（Wiley，2016）。作为干预人员，您可以通过让他们知道自己是被倾听、被关注的，以减少这样的感觉。使用关键句子如"我听到您的话了"或者"让我来理解一下您的问题，并复述一下您讲的话"将有利于从积极方向打开沟通的思路。

最后，花时间和父母庆祝一些小小的胜利。对于学生来说，小的胜利可能是父母在一段时间内所能体验到的全部。一个可采用的策略是：特别展示一个已经达到了最高水平的学生和另一个仍处于最低水平的学生。找到这两个学生表现的优势可以鼓励父母且帮助他们看到在众多困难中表现出的优点。

治疗金语		
父母及干预人员简要调查报告 患者姓名 / 小组：_____ 干预人员：_____　　日期：_____		

关键点	时间（分钟）	备　注
分享课程的每个项目	1～2	
汇报每项活动的主线；分享对于这些活动中小组及小组成员表现的印象	1～2	
展示一些工作样例，视频示例或治疗材料	1	
向家庭布置本周的任务来促进学以致用	1	
分享任何其他本周的相关通知	1	
询问并倾听父母的问题、评价或担忧	1～3	

六、以照护者为中心的循证方法

本章强调理解、参与并与 ASD 患儿照护者合作的重要性。公认的以照护者为中心的方法，是基于循证的方法得到了美国言语语言听力协会（ASHA）和美国心理协会（APA）等专业组织的认可。作为干预人员，如果决定治疗重点包括以父母为中心治疗方法，推荐您花额外的时间查阅相关方法及深入的专业进展。下面是一些干预人员可参考的常用来支持 ASD 患者父母的方法。

- 应用行为分析：父母培训是应用行为分析实施原则之一。培训父母学习如何促进和孩子的互动、使用什么策略并训练与干预人员实施这些策略。这为父母学习有效的行为管理和技能发展技巧创造了可能性。

- 行为父母训练：一种独立或作为补充的心理治疗方法，是通过直接与父母合作从而使他们成为改变孩子的介导方法（美国心理协会，2019）。目前已知父母培训有利于减少如睡觉困难、破坏性行为、大小便训练、食物敏感性、开小差及出走等行为的挑战。

- 父母介导或父母执行干预：父母和孩子一起进行直接的、个性化的干预实践来增加积极学习机会和技能的学习。
- More Than Words–a Hanen Program®：一项由哈宁计划提供的父母主导的方法，关注日常生活，利用日常活动帮助孩子改善交流及社交技能（Sussman，1999）。该计划主要应用于 ASD 幼儿的早期语言干预。
- Talkability™：针对会说话 ASD 患儿父母的一项哈宁计划。此项目教授父母实践方法来帮助孩子学习人际技能，例如通过关注非语言线索如肢体语言、面部表情及语调，来"接收"他人的感受及想法。考虑他人想法和共情的能力对于成功对话及交朋友至关重要（Sussman，2006）。

七、转变父母的态度：创造成功心态

从 9 年前儿子被诊断 ASD，妈妈就全职致力于为孩子寻找最好的可能的帮助。她雇用律师及专家推进她的案子，把自己变成了不会轻易放弃的母亲。最终，孩子得到了大量帮助，包括一位和孩子在家中工作并伴随孩子外出的行为干预人员、一位在学校的个人助教以及一位设计课程、改善他的语言及运动功能的专家。到目前为止，加利福尼亚州和洛杉矶联合学区已经花费了至少 30 万美元为孩子提供了特殊服务。

Angell 和 Solomon（2017）

本章的目的是帮助干预人员使父母加入干预过程并赢得支持。目前还没有确切的方法可以实现此目标，且每位父母都是独特的个体，我们希望传递的信息能教育并帮助干预人员关注父母参与中的关键要素。

抚育一个 ASD 患儿需要终身的奉献，专业人员通常只是家庭在此旅程中的旅伴。ASD 患儿父母反映，他们最初以"照护的逻辑"心态来寻求干预人员的帮助，但是学校和保险公司以"ASD 是一门生意"的观点来对待他们。这样通常使父母感到他们必须把我们当成敌人来对抗，而不是成为合作伙伴。因为我们不能站在家人的角度，无法完全理解和体验家庭每天发生的事情，作为干预人员我们唯一能真正专注的是努力做好自己的工作。

- 努力庆祝和分享小的胜利。
- 努力教育和通知。
- 努力获得信任。
- 努力去共情。
- 努力具有文化能力。

当我们为完成自己的工作而努力时，我们才会胜利。

八、总结

如果可以选择的话，将父母转换到提供服务机构也很重要。本章通过提供观察到的孩子在课程中的表现，并思考实践中使用的具体策略或基于循证的方法，重点介绍了在服务过程中加强父母参与性的策略。特别要强调的是文化谦卑、不平等的作用和对于文化和语言不同的特殊人群的重要思考。

沿途反思

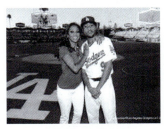

Holly Robinson Peete，名人，倡导者，RJ 的妈妈

　　祝贺您决定和 ASD 患者一起工作！我真诚地希望您的职业可以带给您快乐、希望且为未来遇到的不计其数的患者和他们的家人带来帮助。ASD 极大程度上是一个个人化的课题，因为我的儿子 RJ，今年 23 岁，患有孤独谱系障碍，如今他已苗壮成长为一名阳光的小伙子，回首过去，我希望我们能收到一个

"欢迎来到 ASD 世界" 的信息包，然而事与愿违，我们踏上了 ASD 的自助旅程。

2000 年，3 岁的 RJ 被诊断 ASD 时，是我们生命中最难熬的日子。我把它叫作 "再也不能" 的日子。发育儿科医生告诉我们，他可能再也不能做许多事情，可能再也不能独自生活，再也不能找到有意义的工作。他们甚至说他再也不能说 "我爱你"。你能想象我们那时的痛苦和迷茫吗？这对我们整个家庭来说，甚至说是至暗的，尤其是我丈夫，Rodney Peete。

我们第一次得知这个消息时，我的丈夫，前职业橄榄球大联盟四分卫，超级爸爸，我们自己的英雄，不愿接受他的儿子和其他孩子有任何不同。他不愿相信他的儿子患有 ASD，无论如何他相信自己可以训练孩子摆脱 ASD。我希望他可以咨询别人或阅读一些有关 ASD 的文章，以便更多地了解它。尽管我尝试过，他仍然很难接受这个事实。作为一个整体，我们不得不经历一个 "来到耶稣面前" 的时刻。我问他 "你是站在 RJ 这边的吗？现在要做出抉择了，因为我们所有人都要参与进来！"

他的伤感，很多爸爸（和妈妈）都有，我相信所有干预人员都应该意识到这一点。如果我可以回到过去，我希望对 Rodney 再多些耐心。我希望您有耐心并记住许多爸爸对他们的孩子有很高的期待，尤其是对他们的儿子。因为不能看到孩子的所有潜能，他们可能感到迷茫、失落或怒不可遏。这都没关系，幸运的是，随着时光的流逝，我们在这条路上遇到了不同的天使。像 Pamela Wiley 医生和 Tim Lee 女士这样的人，给了我们希望并帮助我们坚持度过了筋疲力尽的时期。我鼓励您成为遇到的人生命中 "路过的天使"，做一个传播希望的人！

我们非常感激，从 2000 年开始我们已经走过了很长一段路程。我想告诉人们 ASD 就像孩子身边的围墙。一定要像 Foxy Brown（我最喜欢的电影演员之一）一样，踢倒这堵墙并在墙上凿出裂缝穿过去，去找到你的孩子！你一定会变得很忙。您凿出的裂缝越多，将他们带回到我们的世界的机会就越大！现在，20年过去了，我可以信心满满地说告诉您，连续不断地去踢倒这堵墙是值得的！

在娱乐业工作数十年后，我知道自己的平台可以帮助更多正在苦苦挣扎的家庭。这是我和 Rodney 创立 HollyRod 基金的原因，目标是向患有ASD、像我爸爸患有帕金森病的人们带来帮助与希望。

我强烈地感受到我们有责任分享学到的知识，帮助 ASD 家庭让他们知道隧道尽头还有光。我们最初并没有获得这样的支持。

今天我们可能"再也不能"做许多事的儿子 RJ 是世界大赛冠军洛杉矶道奇队的会所服务员、司机，并攒下了自己辛苦挣得的钱！谁能想到呢？我总是说，我不愿意因为这个世界改变 RJ，但我愿意为了 RJ 改变这个世界。我希望您成为这个改变中的一员。

让我们一起努力去改变许多家庭经历的"再也不能"的日子。我们需要这么做。

我满怀感激之情。

Holly Robinson Peete

更多有关 Holly 和 Robinson Peets 努力的相关信息，

请访问 https://www.hollyrod.org.

最终反馈

您已经读完了这本书！在开始的时候，您被要求思考以下的问题。您的回答改变了吗？

- 我对 ASD 了解些什么?
- 我第一次是怎么了解到 ASD 的?
- 我想对 ASD 再了解些什么?

测试题

1. 用自己的话讨论通过与文化语言不同的 ASD 患儿父母一起工作时观察到的文化谦卑。确保在本测验中找到至少 3 个可以在实践中使用的真实策略。

2. 记录在团体环境中提供的父母报告结构示例。为真实团体治疗课程编写示例脚本或之前您编写过的模拟课程脚本。

3. 在父母报告会中，干预人员与父母确认分享具体的策略、成长过程或需要后，干预人员接下来的任务是 _____ 。

A. 给父母时间思考说过的内容

B. 在课程中间给父母布置具体的任务

C. 给父母空间分享他们的忧虑

4. 应用行为分析是基于循证的策略，应用于 _____ ?

A. 患者
B. 父母
C. 以上都是
D. 以上都不是

5. 许多家庭在为 ASD 患儿寻找获取新的服务时可能遇到的一个障碍是?

A. 服务提供的差异
B. 难以接受诊断
C. 孩子不想接受治疗
D. 以上全部或其中之一

6. 家中有孩子患有 ASD，父母有很大的风险被诊断为?

A. 也是 ASD
B. 抑郁症
C. 双相障碍
D. 以上所有

7. 完成下面详细描述来访者及其父母差异和表现的表格

差　距	患者表现	父母可能做何回应	干预人员的回应
诊断延迟	显著行为问题的出现、语言技能受限、很难恰当地玩玩具		

（续表）

差 距	患者表现	父母可能做何回应	干预人员的回应
	达到语言目标，社交孤立，害羞不愿在课堂上讲话	对现状不满意但寻找更多的问题，尽管患儿能够完全表达自己，但仍对患儿的进步不满意。最近的治疗机构位于 40 英里外的邻近大城市	
	严重的肠胃问题导致卫生间使用困难，使患者在治疗期间频繁想离开	认为一切正常，认为您可能在故意刁难孩子	
获取治疗		父母持续在 IEP 会谈中说老师是"种族主义者"，感到失望且想获得更多的服务，父母觉得自己没有被倾听	

参考文献

[1] Abrams, A. (2020). Black, disabled people at higher risk in police encounters. *Time*, 6 July. Available at https://time.com/5857438/police-violence-black-disabled (accessed 4 February 2022).

[2] Alper, R.M., Beiting, M., Luo, R. et al. (2021). Change the things you can: modifiable parent characteristics predict high-quality early language interaction within socioeconomic status. *Journal of Speech, Language, and Hearing Research* 64 (6): 1992-2004.

[3] American Psychological Association (2018). APA adopts new multicultural guidelines. *Monitor on Psychology* 49 (1): 47.

[4] American Psychological Association. (2014). Parent engagement in schools. Available from https://www.apa.org/pi/lgbt/programs/safe-supportive/parentalengagement (accessed 24 February 2022).

[5] American Speech-Language-Hearing Association. (2017). Issues in ethics: Cultural and linguistic competence. Available from www.asha.org/Practice/ethics/Cultural-and-Linguistic-Competence (accessed 24 February 2022).

[6] Angell, A.M. and Solomon, O. (2017). 'If I was a different ethnicity, would she treat me the same?': Latino parents' experiences obtaining autism services. *Disability and Society* 32 (8): 1142-1164.

[7] Bebbington, A. and Beecham, J. (2007). Social services support and expenditure for children with autism. *Autism* 11 (1): 43-61.

[8] Bishop-Fitzpatrick, L., Dababnah, S., Baker-Ericzén, M.J. et al. (2019). Autism spectrum disorder and the science of social work: A grand challenge for social work research. *Social Work in Mental Health* 17 (1): 73-92.

[9] Clifford, T. and Minnes, P. (2013). Logging on: evaluating an online support group for parents of

children with autism spectrum disorders. *Journal of Autism and Developmental Disorders* 43 (7): 1662-1675.

[10] Cohen, S.R., Holloway, S.D., Domínguez-Pareto, I., and Kuppermann, M. (2015). Support and self-efficacy among Latino and white parents of children with ID. *American Journal on Intellectual and Developmental Disabilities* 120 (1): 16-31.

[11] Dallman, A.R., Artis, J., Watson, L. et al. (2021). Systematic review of disparities and differences in the access and use of allied health services amongst children with autism spectrum disorders. *Journal of Autism and Developmental Disorders* 51: 1316-1330.

[12] Daughrity, B.L. (2018). Parent perceptions of barriers to friendship development for children with autism spectrum disorders. *Communication Disorders Quarterly* 40 (3): 142-151.

[13] Goin-Kochel, R.P., Mackintosh, V.H., and Myers, B.J. (2009). Parental reports on the efficacy of treatments and therapies for their children with autism spectrum disorders. *Research in Autism Spectrum Disorders* 3 (2): 528-537.

[14] Haas, K. and Gibbs, V. (2020). Does a Person's AUTISM play a role in their interactions WITH police: the perceptions of autistic adults and parent/xarers. *Journal of Autism and Developmental Disorders* 51 (5): 1628-1640.

[15] Hall, H.R. (2012). Families of children with autism: behaviors of children, community support and coping. *Issues in Comprehensive Pediatric Nursing* 35 (2): 111-132.

[16] Hannon, M.D., White, E.E., and Nadrich, T. (2017). Influence of autism on fathering style among Black American fathers: a narrative inquiry. *Journal of Family Therapy* 40 (2): 224-246.

[17] Hill, C.V., Pérez-Stable, E.J., Anderson, N.A., and Bernard, M.A. (2015). The national institute on AGING health disparities research framework. *Ethnicity and Disease* 25 (3): 245-254.

[18] Huang, C.Y., Yen, H.C., Tseng, M.H. et al. (2014). Impacts of autistic behaviors, emotional and behavioral problems on parenting stress in caregivers of children with autism. *Journal of Autism and Developmental Disorders* 44 (6): 1383-1390.

[19] Iland, E.D., Weiner, I., and Murawski, W.W. (2012). Obstacles faced by Latina mothers of children with autism. *Californian Journal of. Health Promotion* 10 (SI-Latino): 25-36.

[20] Keen, D., Couzens, D., Muspratt, S., and Rodger, S. (2010). The effects of a parent-focused intervention for children with a recent diagnosis of autism spectrum disorder on parenting stress and competence. *Research in Autism Spectrum Disorders* 4 (2): 229-241.

[21] Keefe, R.H., Lane, S.D., Rubinstein, R.A. et al. (2017). African American fathers: Disproportionate incarceration and the meaning of involvement. *Families in Society* 98 (2): 89-96.

[22] Lopez, K., Magaña, S., Morales, M., and Iland, E. (2019). Parents taking ACTION: reducing DISPARITIES through a culturally informed intervention for LATINX parents of children with autism. *Journal of Ethnic and Cultural Diversity in Social Work* 28 (1): 31-49.

[23] Magaña, S., Lopez, K., Aguinaga, A., and Morton, H. (2013). Access to diagnosis and treatment services among Latino children with autism spectrum disorders. *Intellectual and Developmental Disabilities* 51 (3): 141-153.

[24] Meltzer, L.J. (2011). Factors associated with depressive symptoms in parents of children with autism spectrum disorders. *Research in Autism Spectrum Disorders* 5 (1): 361-367.

[25] Morales, A., Yakushko, O.F., and Castro, A.J. (2011). Language brokering among Mexicanimmigrant families in the Midwest. *The Counseling Psychologist* 40 (4): 520-553.

[26] National Institute of Aging. (2022). Health Disparities Framework. Available at https://www.nia.nih.gov/research/osp/framework (accessed 3 February 2022).

[27] Papageorgiou, V. and Kalyva, E. (2010). Self-reported needs and expectations of parents of children with autism spectrum disorders who participate in support groups. *Research in Autism Spectrum*

Disorders 4 (4): 653-660.

[28] Papoudi, D., Jørgensen, C.R., Guldberg, K., and Meadan, H. (2021). Perceptions, experiences, and needs of parents of culturally and linguistically diverse children with autism: a SCOPING review. *Review Journal of Autism and Developmental Disorders* 8: 195-212.

[29] Pappas, S. (2019). New guidance on race and ethnicity for psychologists. *Monitor on Psychology* 50 (11): 38.

[30] Pearson, J.N. and Meadan, H. (2021). FACES: An advocacy intervention for African American parents of children with autism. *Intellectual and Developmental Disabilities* 59 (2): 155-171.

[31] Perry, V., and Evans, M. (2021a). Expanding our views on behavior and black students: A call to action. *LeaderLive*, 22 February. Available from https://leader.pubs.asha.org/do/10.1044/2021-0222-expanding-views-black-students/full (accessed 4 February 2022).

[32] Perry, V., and Evans, M. (2021b). Shifting the paradigm from disciplining black students to cultural responsiveness. *LeaderLive*, February 24. Available from https://leader.pubs.asha.org/do/10.1044/2021-0223-cultural-responsiveness (accessed 4 February 2022).

[33] Rubenstein, E. and Bishop-Fitzpatrick, L. (2018). A matter of time: the necessity of temporal language in research on health conditions that present with autism spectrum disorder. *Autism Research* 12 (1): 20-25.

[34] Seung, H. (2013). Cultural considerations in serving children with asd and their families: Asian american perspective. *Perspectives on Language Learning and Education* 20 (1): 14-19.

[35] Seung, H.K. (2017). How to handle bilingual children with autism spectrum disorder. *CSHA Magazine* 46 (3): 10-13.

[36] Siller, M., Hotez, E., Swanson, M. et al. (2018). Parent coaching increases the parents' capacity for reflection and self-evaluation: results from a clinical trial in autism. *Attachment & Human Development* 20 (3): 287-308.

[37] Sue, D.W., Capodilupo, C.M., and Holder, A. (2008). Racial microaggressions in the life experience of Black Americans. *Professional Psychology Research and Practice* 39 (3): 329.

[38] Sussman, F. (2006). *TalkAbility: People skills for verbal children on the autism spectrum; a guide for parents*. Toronto, ON: Hanen Centre.

[39] Sussman, F. and Lewis, R.B. (1999). *More Than Words: A guide to helping parents promote communication and social skills in children with autism spectrum disorder*. Toronto, ON: Hanen Centre.

[40] Tambyraja, S.R. (2020). Facilitating parental involvement in speech therapy for children with speech sound disorders: a survey of speech-language pathologists' practices, perspectives, and strategies. *American Journal of Speech-Language Pathology* 29 (4): 1987-1996.

[41] US Government Office of Accountability. (2017). *Health Care Workforce: Comprehensive planning by HSS needed to meet national needs*. GAO Report GAO-16-17. Washington, DC: USGAO.

[42] Wiley, A.D. (2016). Unlocking disparity of services for Latino children with autism spectrum disorder: Are mothers the answer? Doctoral dissertation, Claremont Graduate University. Emeryville, CA: ProQuest Dissertations. doi:10143608.

[43] Zarembo, A. (2011). Warrior parents fare best in securing autism services. *Los Angeles Times*, 13 December. Available at https://www.latimes.com/local/autism/lame-autism-day-two-html-htmlstory.html (accessed 4 February 2022).

拓展阅读

[1] Corcoran, J., Berry, A., and Hill, S. (2015). The lived experience of us parents of children with autism spectrum disorders. *Journal of Intellectual Disabilities* 19 (4): 356-366.
[2] Gallagher, S., Phillips, A.C., and Carroll, D. (2009). Parental stress is associated with poor sleep quality in parents caring for children with developmental disabilities. *Journal of Pediatric Psychology* 35 (7): 728-737.
[3] Shorey, S., Ng, E.D., Haugan, G., and Law, E. (2019). The parenting experiences and needs of Asian primary caregivers of children with autism: a meta-synthesis. *Autism* 24 (3): 591-604.

附录 A 术语简介
Glossary

李德欣 译

术　语	定　义
残障主义	歧视和贬低残疾人士的态度
Asperger 综合征	在 DSM-Ⅳ 中用于轻微症状孤独谱系障碍患者的诊断
伪装	掩盖孤独谱系障碍行为使其表现为正常
共病	除主要诊断外的其他疾病
基于社区的外出活动	为患者提供在社区环境中应用干预目标的机会
社区整合任务	让患者参与社区的任务，在自然环境中整合技能
关键学习期	儿童幼年时期极有能力掌握接近母语水平的新语言的阶段
文化谦逊	在不同的文化群体中，致力于自我评价和批判
文化响应	应用包含患者的文化价值观和信仰的评估和（或）干预方法
日常生活技能	美国劳工部的 O*NET 数据库
差异性	在经济、社会和（或）健康方面的显著差异
双重共情问题	尽管群体间存在挑战，但孤独谱系障碍患者彼此之间的关系与正常人群之间的关系大致相同
脱落者	在干预期间离开或脱落的患者
情绪调节	冷静和调节应对压力和焦虑反应的能力
人种学访谈	包括以正确的方式提出正确的问题，以获得准确的信息
执行功能	促进目标实现所需的认知技能，包括计划、组织、注意力和记忆等技能
功能性游戏	早期游戏的里程碑，包括简单的游戏行为，如使用玩具进行预定目的的游戏，如拼图和汽车；这个阶段通常与第一个单词相关
以身份为先的语言	包括使用"孤独谱系障碍患者"而不是"患有孤独谱系障碍的人"

术　语	定　义
综合就业机会	残疾个体与其中大多数被认为是正常的个体一起工作和互动
相互依存的以群体为导向的突发事件	团体的成功取决于每个人的一种奖励系统
口译人员	一个训练有素并在临床医生和说不同语言的来访者 / 家庭之间架起沟通和（或）文化的桥梁的人
跨专业实践（IPP）	跨相关学科的卫生专业人员共同努力，为具有多个功能领域需求的来访者提供服务
跨专业教育（IPE）	跨相关学科的同事相互教育和学习，以产生共同的决策
共同注意	与另一个人同时关注一个物体或事件
语言使用	语用学
掩饰	参见伪装；包括隐藏孤独谱系障碍行为以显示为神经正常型
掌握	包括获得一项技能的量化标记，例如在至少 80% 的必要场合中展示该技能
残疾医疗模式	将残疾视为一个需要帮助才能变得更“正常”的个体问题
神经多样性运动	主张在神经功能方面有一系列的多样性，而没有给个体神经型正常或孤独谱系障碍或其他疾病的等级
神经正常型	没有表现出任何神经系统上非典型的思维或行为模式
哦，天哪！计划	如果你发现你的原始计划不起作用，你在治疗工具包中可以快速使用的计划
旁观者行为	一个孩子看着其他孩子玩耍，自己却不参与其中
平行游戏	一个孩子和另一个孩子一起玩，并参与类似的活动，但不涉及直接的社交动作
家长介导干预	直接通过父母而不是干预者进行的干预
家长支持小组（PSG）	家长为神经多样性儿童的照顾者提供情感和（或）其他支持的团体
以人为本的语言	包括将人放在残疾之前，比如使用“患有孤独谱系障碍的人”而不是“孤独谱系障碍患者”
停滞期	当患者在观察技能上不再有可观的进展时期

术　语	定　义
拉出式服务	将患者从自然环境中带到临床环境中由临床医生进行私人干预的服务
推入式服务	临床医生与患者一起进入自然环境并在该环境中提供干预服务
退化	包括以前获得的技能的丧失
RIASEC 测试脚本	一种以解决社会场景的有计划的反应和（或）行为的排练方法
隔离工作环境	雇员与其他残疾人士一起工作的就业环境
自我决定	一个人控制自己生活的过程
自我刺激行为	限制性和（或）重复的行为，作为自我安慰的镇静功能
自我报告	包括患者对自己的功能水平和（或）困难领域的直接报告
社会技能步骤	教授与他人有效沟通所需的语言和非语言能力的干预方法
社会目标	针对社会行为某一方面的干预目标
软技能	硬技能包括关于信息的具体事实，而软技能包括情商和适当的咨询技巧，以反映在自然环境中应用所学技能的灵活性
独玩	孩子独自玩耍或只与成人玩耍
象征性游戏	涉及使用一个对象来表示其他东西的游戏
超音段	包括带有意义的单词、短语和句子的语调、时间和重音
裁缝日工	协助孤独谱系障碍和（或）其他残疾的学生掌握日常生活技能和需求
心理理论	辨别他人心理状态的能力
代币经济	用于积极行为支持，当孩子表现出期望的行为时，给予代币作为回应，这些代币可以换取奖励
典型发育常模	包括大多数正常发育的孩子掌握特定技能 / 里程碑的时间范围
口头训斥	关于不良行为的口头警告
视频示范	一种基于证据的实践，使用视频记录来提供一个目标技能或行为的视觉示范
职业准备	可能是孤独谱系障碍的一个判别要素
重复刻板语言	患者以独特和（或）重复的方式使用声音特征

附录 B　各章测试题答案

Answers to Test Questions

李德欣　译

第 1 章

1.（B）3
2.（C）社交互动
3.（A）2
4.（A）男孩的诊断比女孩多
5.（D）1943
6.（D）难以保持眼睛的凝视
7. 正确
8.（A）掩饰

第 2 章

1.（C）存在限制性和（或）重复性行为
2. 正确
3.（D）以上都是
4. 错误
5. 正确
6. 正确
7. 错误
8. 错误
9.（B）具体的、可测量的、可实现的、有意义的、有时间限制的
10.（D）只有 A 和 B

第 3 章

1.（B）传统手势
2.（A）描述性手势
3. 错误
4. 正确
5.（C）Facebook 集团
6.（C）4 岁
7.（A、B、C、D）
8. 个人回答
9. 正确
10. 正确

第 4 章

1. 正确
2. 错误
3. 正确
4. 错误
5. 错误
6. 正确
7. 错误
8.（C）退化
9.（B）象征性游戏
10.（B）旁观游戏

第5章

1.（D）以上都是
2. 错误
3. 正确
4. 错误
5. 正确
6.（A）课间休息
7. 错误
8. 错误

第6章

1. 正确
2. 错误
3. 正确
4. 正确

第7章

1. 错误
2.（D）以上都是
3. 错误
4.（C）
5. 正确
6.（A、B、C、D）所有答案都适用

第8章

1. 个人回答
2. 个人回答
3. 个人回答
4.（B）格式塔语言
5.（A）"wh..."问题
6.（A）85%
7.（E）以上全都是
8.（A）在交流的2个对话回合中
9. 见下表

关键策略	治疗报告
促进语言提升	关注患者发起语言的机会，而不是回答问题和提示
引起仔细和持续的观察	确保追踪非语言的理解指标，如凝视、肢体语言和面部表情的变化。记录模仿语言的类型和频率的变化，以确定进步
促进低约束互动	避免使用高约束话语，如问题或命令
将语言内容映射到已知的上下文中	使用孩子已经使用的语言，并改变一些方面来增加语言的多样性
建立有用的格式塔模型	为患者精心挑选个性化的、适合年龄的、高频的社交表达，以增加他们当前的技能。在治疗中，以更小更灵活的单位为目标，作为帮助患者产生更有创意和有意义的话语的手段
提供实践机会	提供多次重复练习的机会帮助患者学习所需的技能

（续表）

关键策略	治疗报告
识别、保持和加强社会亲密关系的模式	促进社会参与的机会
创造机会在特定的环境中教授保持安静的行为	在某些情况下，使用模仿语言是高度破坏性的或不合适的。教患者暂停或保持安静，以最好地应对环境的要求。这是一个有用的成功培养社交技能的技巧

第 9 章

1. 个人回答
2. 个人回答
3. 个人回答
4. 个人回答
5. 个人回答

第 10 章

1. 错误
2. （A）操作能力
3. （D）策略能力
4. 错误
5. 正确
6. （D）以上都是
7. （B）补充替代交流

第 11 章

1. 错误
2. （B）IPP
3. 正确
4. 错误
5. 错误
6. （A）跨专业教育（IPE）
7. （D）以上都可行

第 12 章

1. 个人回答
2. 个人回答
3. （B）在课程中间给父母布置具体的任务
4. （A）患者
5. （D）以上全部或其中之一
6. （B）抑郁症
7. 见下表

差异性	患者表现	家长如何回应	干预反应
差异导致诊断延迟	存在严重的行为挑战，有限的语言技能，难以恰当地接触玩具		联系家长利用资源，评估患者，后续跟进，确定PSG
在提供服务方面的差异	达到语言目标，社交孤僻，在课堂上回避说话	不满足但寻求更多，几个问题，尽管有能力充分表达，但对孩子的进步不满意	
在获取诊断相关知识方面的差异	严重的胃肠道问题导致如厕困难，这导致患者在整个治疗过程中经常想要离开	认为一切都很好；觉得你可能只是在挑孩子的毛病	
在获得称职的服务提供方面的差距		• 家长持续在IEP会谈中说老师是"种族主义者"，非常沮丧，想要更多的服务 • 家长感觉自己没有被倾听	• 修改目标，以确保它反映高但现实的期望 • 继续与家人建立信任，打破障碍

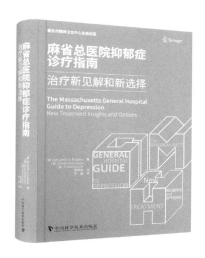

原著　[美] Benjamin G.Shapero 等

主译　黄明贵

定价　168.00 元

　　本书引进自世界知名的 Springer 出版社，就重度抑郁症和并发症、特殊人群的抑郁症、精神药物治疗、心理治疗和替代疗法等进行了详细阐述，为不同种族、年龄及合并其他疾病的难治性抑郁症等提供了最先进、最前沿的药物治疗、非药物治疗、躯体治疗和心理治疗等干预措施，且治疗方法新颖、多样。相信即使是经验最丰富的精神科医师也能从中获益，本书特别适合各年资临床精神科医师学习参考。

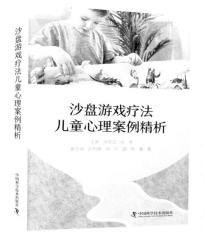

主编　余文玉　肖　农

定价　89.00 元

　　著者参考了新近的国内外儿童青少年心理研究资料，全面阐述了沙盘游戏疗法在治疗儿童心理疾病方面的应用。全书共 5 章，简要介绍了儿童心理健康的主要内容，阐述了儿童青少年心理健康问题及常见疾病，描述了儿童青少年心理障碍的心理治疗，叙述了儿童青少年沙盘游戏心理治疗，并通过真实的临床经典案例还原了完整的沙盘游戏治疗过程。书末还设有附录，简明介绍了沙盘游戏相关的诊断与评估量表。本书理论与实际案例相结合，视角新颖，内容全面，叙述清晰，深入浅出，通俗易懂，可为从事儿童心理健康教育和心理治疗工作的学者、精神科医生、儿童保健医生等提供有益参考，也可作为儿童社会活动家、教师及家长们的实用指导手册。